純粹中醫

书中所有处方及剂量都是作者在行医中针对不
同病患辨证后所开，请勿盲目使用！

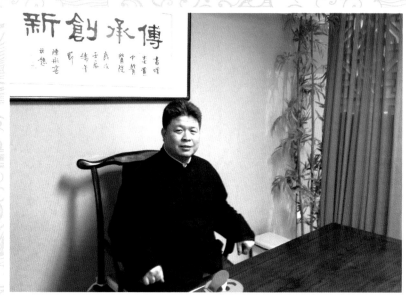

白粹昭

纯粹中医

——中医内求内证实录

白粹昭 著

学苑出版社

图书在版编目（CIP）数据

纯粹中医/白粹昭著.—北京：学苑出版社，2016.6（2021.5 重印）

ISBN 978 - 7 - 5077 - 4982 - 3

Ⅰ.①纯…　Ⅱ.①白…　Ⅲ.①中医学 - 临床医学 - 经验 - 中国 - 现代　Ⅳ.①R249.7

中国版本图书馆 CIP 数据核字（2016）第 067374 号

责任编辑：黄小龙

出版发行：学苑出版社

社　　址：北京市丰台区南方庄 2 号院 1 号楼

邮政编码：100079

网　　址：www.book001.com

电子邮箱：xueyuanpress@163.com

销售电话：010 - 67601101（销售部）67603091（总编室）

印 刷 厂：北京兰星球彩色印刷有限公司

开本尺寸：787 × 1092　1/16

印　　张：20.75　　彩：0.25

字　　数：428 千字

版　　次：2016 年 6 月第 1 版

印　　次：2021 年 5 月第 4 次印刷

定　　价：68.00 元

中医太美，做一个中医大夫需要太多的勤奋、毅力和天赋。

《史记·扁鹊仓公列传》曰"扁鹊以其言饮药三十日，视见垣一方人。以此视病，尽见五藏症结，特以诊脉为名耳"。"饮上池之水"是练功的方法，口腔中津液暗喻为"上池之水"。30 天后，扁鹊具备了"以此视病，尽见五藏症结"的本事。

民国中医大家张锡纯提倡医师用静坐之功，来洞悉自身气化，明了经络、脏腑，体验气血循环。诚意、凝神，自然会神气充足，丹田温暖，寿命的根本就自然壮固。

"一个中医大夫，阅读经典是必由之路；练气、守神是内求的功夫！"这句话在作者书中最是秉承古意。

《内经·素问·异法方宜论篇第十二》："故圣人杂合以治，各得其所宜，故治所以异而病皆愈者，得病之情，知治之大体也。"

高明的医师治病，杂合各种方法，治愈疾病，能得大体，洞于要会。

今与古同，人们一样忧患缘于内，苦形伤于外。内服汤剂，外用砭石针灸推拿。祛病的过程，去宛陈莝，身心净化，有霍然而愈，有备历重难。

作为医师，亲历服药、用针、用灸的过程，且翔实记录，展示了医者的境地和情怀！

纯粹中医，纯为大，粹为白，用大体、直白的方法，介绍作者治学、行医的路径。

《纯粹中医》出版之际，为之作序，开卷有益，信夫！

梁冬于北京

2015 年 11 月 15 日

梁
冬
序

徐文兵序

古人学问无遗力，今人亦然！学不可以已，用心一也！

与白粹昭大夫相识于中医网络论坛，神交已久。2006 年冬，一群铁杆中医，有徐文波、刘杰、李辛、林飒、杨永晓等，相会于北京龙头公寓，讨论中医学问，转瞬已是多年。

白大夫有家传、师承，有学院教育的背景。"集腋成裘"，《纯粹中医》一书，集其 10 年医案、医话及讲座文稿。其中《古中医溯源》《静坐、站庄①与养生》《灸法课程讲义》等，是早期在厚朴中医学堂的讲义。

从书中可以看出，作者对仲景乌梅丸法有深入的理解和实践。民国经方家刘有余先生善用其治杂病，曾答疑于任应秋教授，"凡阳衰于下，火盛于上，气逆于中诸证，都可以随证施用"。清代医家叶天士和陈修园对乌梅丸法亦擅长使用，且有详尽描述。

作者用意深处，是直接灸法，对经络的传感、身心内在的感受有详细的记录，古今之书不多也！成语"灼艾分痛"出自《宋史·太祖纪》，可见灼灸之痛治病强身，皇帝也亲自用的。

临床之余，白大夫勤于笔耕，撰写中医科普文章，已收入书中。医学论述，兼具文采！

《纯粹中医》意在表述中医源于"内求、内明"之法。作者曾语："纯其本源，源在内求，求其粹白，昭然洞明，可以卫生，可以延年……以此谙熟医道也！"

中医学问贵于实践，此书对后学会多有裨益。坐而论道，莫如起而行之，文兵为之序。

徐文兵
乙未年丁亥月于北京

---

① 站庄：现常写作"站桩"。在中国传统武术中，"站庄"的"庄"有端庄、轻灵的意思。如 1986 年上海翻译出版公司出版的《峨眉十二庄》也用"庄"。本书中统一用"站庄"，下文不再出注。

目　录

纯粹中医

目
录

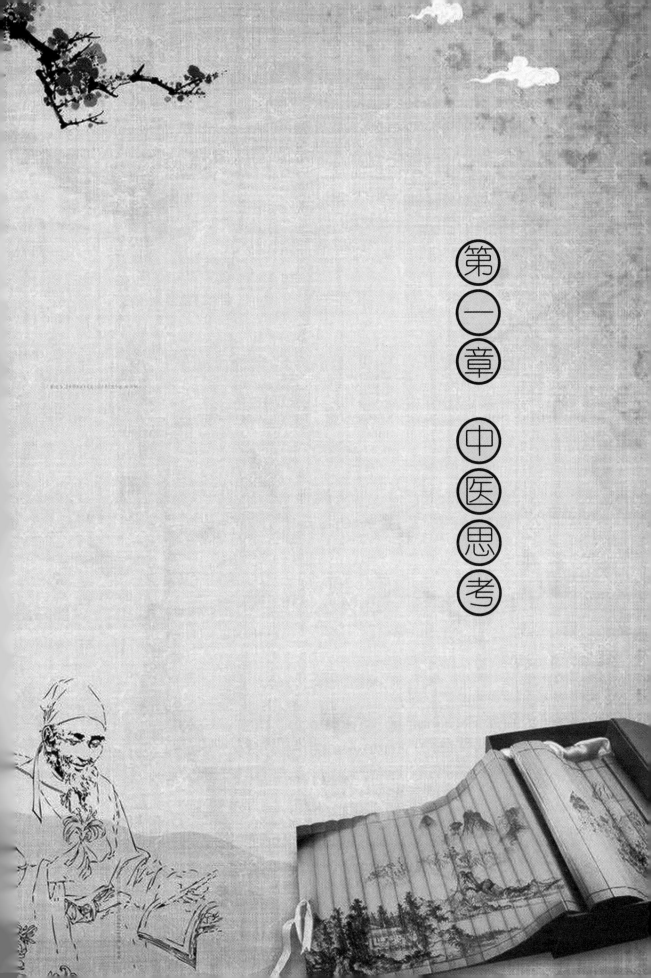

第一章 中医思考

上海记事

几处旧游重载酒，十年往事一凭阑。

2006 年 9 月下旬，朋友约我到上海小住。第一次来上海是 1993 年，当时曾给上海翻译家协会主席草樱及家人治病，后来只是匆匆路过。而今的上海高楼林立，中心城区已是"曼哈顿化"，百年来江南文化和现代西洋的综合化建筑风格似乎荡然无存。西学猛进，传统中医学也如我们居住的环境，千百年的格局已是支离破碎。高楼大厦，通讯快捷，人类在享受现代文明的同时，也要承受环境的污染，人文的冷漠。一如抗生素、激素在给人类的健康做出贡献的同时，中国某些西医的滥用也大伤国人的阳气。战争中发展起来的西医，在急救中做出贡献，但其在机械唯物论的指导下，动辄切除更换器官，对很多疾病未免技穷，与中华文明"天人合一"的人文精神和医学理念渐行渐远，背道而驰。

友人陪同参观了上海针灸研究所和上海气功研究所。在四周的高楼中，针灸研究所和气功研究所愈显陈旧矮小，满目沧桑。针灸所一楼是疼痛科，一进走廊就闻到艾绒燃烧的香味，患者大多是老年人。一个头发斑白的老医生在给病人换艾绒，把一小团艾绒撮在针柄，细心点燃。针还通着电，也算是中西合璧了。多数医院，包括省市级的，大多只针不灸了，或只是通电针。医生针盒里的毫针已被艾绒烤黑，这是消毒后重复使用的。针灸的收费标准贴在墙上，按病种收费，24~36 元，腰椎间盘突出症是 36 元。在大上海，这低廉的收费，简陋的诊室，由此可窥见当今中医的境况。气功研究所内开了一个瑜伽馆，装修一新，想来收费不菲。我们的中医医院已多是西医的内容，中医的环境是内忧外患啊！

新朋旧友会面，与其清谈，不如实践活泼，这是几个病案，请方家指正。（附灸法说明，用苏州产艾条，截寸余，竹签在截面插洞，套在针柄，点燃。）

1. 九载不嗅，一朝开窍

张公，男，64 岁，素喜饮酒，1997 中风（脑血栓），后又复发一次，经中西医治疗，今病情稳定。右侧肢体不便，言语不利。舌淡白胖嫩，舌面滑湿，舌两侧淡红无苔，脉弦，血压略高，口服硝苯地平。脾肾阳虚之象。

端坐，针刺瞳子髎、天柱、风池、翳风（各双侧）、患侧（右）肩贞、曲垣、曲池、列缺。其中肩贞、曲垣、曲池，同时用灸法。留针 90 分钟。再平卧，针肓俞、天枢、建里、气海，嘱我友戴氏手持艾条灸腹部诸穴 1 小时，治毕，患者自觉胳膊腿脚轻灵，舌头灵活、变小。阳虚水泛，舌头胖大，故在腹部施灸，温煦肾经、任脉。观察此时舌象，舌苔由白变微有黄意，且在舌两侧无舌苔处生有微苔。气脉通畅，肾恢复收摄功能，把多余的"水"管住了，舌头自觉灵活、变小（是主观感受，不是用尺子量）。因针灸前给两位友人讲解了舌象，所以观察到了这些变化。此后，再刺舌系带两侧的金津玉液及舌底瘀血点。

友人为我沏碗花茶，张公曰："闻到茶香。"自中风以来九年不闻香臭矣！嘱其灸后 1 小时再饮水。灸是火，马上喝水，水灭火啊。这只是传统理念，不必追究细理。再告张公，嗅觉恢复是你的嗅神经系统得到调整。

说这些只是个心理暗示，脑窍通了，病就可以治好。《灵枢·师传》中讲"人之情，莫不恶死而乐生，告之以其败，语之以其善，导之以其所便，开之以其所苦，虽无道之人，恶有不听者乎"。西学已入人心，此时讲神经学说比"肺开窍于鼻"更方便些，鼓其勇气，增强自信。

又治疗 3 次，每次近 3 小时。每次灸腹部，把艾条套在针柄，燃毕再换，患者觉腰腹部温暖舒适。几天以来，感觉似乎有股风从印堂吹到小腹部。这是经络气化现象，张公曾练习静坐疗病，对气有感受。如此者，在临床也属少见。

在《后汉书·郭玉传》讲"医之为言意也。腠理至微，随针用巧，针至之间，毫芒即乖，神存乎于心手之际"。《针灸大成》中，要求在针灸前沐浴、更衣、焚香、敬神，这些形式都是在调整医患精神状态。中医强调"守神"，条件允许时，医患都要平心静气。医者不但要调整患者的气脉，更要调整患者的神意，这对医者提出了更高的要求。

给张公处方，用调理肝肾之品收功。

2. 未雨绸缪，调理肾经

友张××，多年挚友，久未谋面。为其父疗病间歇，为其腹诊，脐两旁（肓俞穴）有条索状物，筷子粗细，两寸余长，左侧略硬，以手拊之，痛不可忍。肾气不能运转也。张××喜静默，不多问。针肓俞、天枢（各双侧）、建里、气海，灸肓俞、天枢（各双侧）。半小时，针灸毕。手拊脐两侧，已散为片状。

第二次针灸，脐周已柔软如常，全无憋痛，身心舒畅。其妻告曰：去年张××，曾扭腰，一周不便动身。表象是扭腰，实则脏腑气血失衡也！正值盛年，两次消散积滞，疾患得除，未雨绸缪，嘱内服桂附地黄丸收功。

3. 重灸取功，畅通耳窍

雷××，女，74岁，退休教师。右膝关节炎，关节微变形，行走不便。耳听力减退，久治不效。

针右内外膝眼、足三里、阳陵泉、伏兔、血海，用艾条套针炳灸诸穴。近3小时，右腿内外温热舒适。已是宿疾，此次针灸并用取效。

雷氏双耳听力减退数载，为其针风池、天柱、翳风醒脑，再刺听宫，未留针。自觉耳窍开，听力大增。处方五子地黄汤，嘱内服，充养肾之阴阳，以防窍闭。

熟地40克，山萸肉20克，山药20克，泽泻15克，丹皮15克，茯苓15克，枸杞子10克，菟丝子10克，女贞子10克，覆盆子10克，车前子10克（包煎）。

去年，我在新加坡，曾为一老妇治耳聋，用食指插入耳道内，内力震颤复聪，患者惊喜。当时未能嘱其用药物添精补髓，疗效能否持久，未随访，不得而知。1995年，访河北民间术士刘××，用毫针刺诸穴复聪，隔年再访，听力尚好。今忆当时，若用药剂填补肾精，听力可持久，且可延年益寿。今每逢老年性肾虚耳聋，针灸方药并用，以之取功。

4. 肓俞、天枢、大横，一以贯之

肓俞、天枢、大横，这三个穴位，平脐，位于人体上下的中。肓俞属肾经，天枢、大横属胃经、脾经，先天、后天皆在这一条横线上。神阙居中，天地之气在此交接。这条线疏导畅通，许多内科杂证可以取显效。

穴位释名

肓俞，属足少阴肾经，脐旁开0.5寸。肓指肓膜，与肓门前后相对，肾脉由此深入肓膜，才能上络于心，循喉咙，挟舌本，故名肓俞。

天枢，属阳明胃经，脐旁开两寸，大肠暮穴。《素问·六微旨大论》讲"天枢之上，天气主之；天枢之下，地气主之"。马蒔注："气交者，天地二气之交接，以人之身半天枢为界。"天枢有分清理浊，司升降之力，为中焦气化的枢纽。

大横，足太阴脾经，在脐旁开4寸。《千金方》曰其治惊恐，心悸少力。《会元针灸学》（作者焦会元，成书于1937年）中说"大横者，是腹部肠膜横结，足太阴之膏泽，横贯肠胃以助消化，对人体健康有伟大之功，故名大横"。

五脏有五志，每个脏腑都和情志相关，脾主意。《甲乙经》里讲大横穴"主治大风逆气，多寒善悲"，针灸大横穴，可对情志病有所调节。

腹诊及针灸心法

内科杂病在腹部总会找到迹象。腹部切诊，可以辨疼痛、痞满、积聚等等。在现代人群中，内科杂症患者多可以在脐周找到条索状物、痞块，或片状痛处。如男科、妇科病、脾胃病、肾病、心脑血管病，腰椎间盘突出症等等。肓俞，属肾经。肾，先天之本。大横、天枢，属脾胃两经。脾胃，后天之本。这三对穴位，处在天地二气交接的部位。人体的疾病，多是脏腑经脉气血阻滞，当人与天地沟通，疾病多能自然减轻消散。

我们看看肾经的输注，讲一以贯之。《灵枢·经脉》曰："足少阴之脉，起于小指之下，斜走向足心，出然谷之下，循内踝之后，别入跟中……出腘内廉，上股内后廉，贯脊，属肾，络膀胱。其支者，从肾上贯肝隔，入肺中，循喉咙，挟舌本。其支者，从肺络心，注胸中。"

针灸临床中，效果大小，多和医者内力相关。如腹部针灸，一以贯之。专一心念，能贯通整条经脉，能深入影响患者身心。前面讲的中风病人，点刺金津、玉液，舌头变灵活，而肾经挟舌本，针肓俞也起一定作用。

针刺的手法，初学者翻阅典籍，不免眼花缭乱。近代针灸家朱琏把补泻的手法分为兴奋法（弱刺激，补法）和抑制法（强刺激，泻法）。朱琏先生在 50 年代出的一本针灸著作，装订精美，有一部分铜版纸彩图。同学谢恒强送我阅读过他爷爷的这本藏书。那是 1986 年的事了，对我学习针灸有莫大的帮助。

后世针刺手法足以眼花缭乱。其根本，为医者能练习内功，平心静气为上。

推拿按摩的手法和针刺手法是相通的，要能"触于外，巧生于内；法从手出，手随心转"。针是手的延伸，针刺病所，要细心体会其间的变化，同时和患者及时做语言沟通。腹部取肓俞、天枢、大横诸穴，虚且气血阻滞者，宜由浅渐深，找到病所。腹部诸穴，多气多血，更易体会其间变化。

穴位空间，分天、人、地；病所本身，也有它的上中下。治疗需要次第，或猛攻或缓图，因人因地而用之。有深透病所，感受强烈，针后或用手法后，数日腰部、腹部有痛。针灸同时宜配合药物，帮助扫除病邪，畅通经脉。若患者是实证为主，且是盛年，或体健壮肥硕，可深刺，久留针。这样才可以有调整脏腑，涤荡肠胃之功效。

下面是应用肓俞、天枢、大横诸穴的几个医案。

1. 气一动志，净化意识

程××，男，42 岁，教授，多年好友。1999 年始，患肝病，多次长时间住院治疗。后练习静坐，恢复正常工作。为其诊，舌淡胖，齿痕多，脉弦、沉；腹诊，中腹部闷、胀痛，右侧明显，左轻微。大便虽成形，软散，有时前硬后溏。属肝气郁滞，肾阳虚。

初诊，针肓俞、天枢、大横（各双）、建里、气海，且用艾条温灸诸穴。其体格硕大，针刺肓俞、天枢时，直透病所，入针有 75mm。直透不是快速，而是针入皮肤后，要舒缓，慢慢找针下的感觉，再深入病灶。古人云"前面（指腹部）深似井，后面（指背部）薄似饼"，在腹部进针也要舒缓自然，让腹内的血管和肠腔有一个自然适应回避的过程。

入针后，患者口内嗷嗷，述说针感好强。刺右侧大横穴时，医患都有以往不曾有过的体会，针刺入八分，再向内透，针被弹回。好似用手指捅在一张绷紧的尼龙膜布上，面积有成人手掌大小。告患者曰：病在此处。旋转进针，边快速捻转，边向内透入。这层膜布均为一个小米粒直径的厚度，透过这层膜布时，针感很强，患者有不能忍。此时不再深入，掌握好分寸火候，不可猛浪。这层膜是肝经气血阴寒凝滞在腹部肌腱、肌膜处而形成，这就是个"病"，不必详追生理解剖，消除这个膜布阻滞的感觉，身体的"病"就好了。在肓俞（双）、建里、气海诸穴，插嵌寸许艾条用灸法，约40分钟许。患者问：心中有一种恐怖的感觉，好像许多年前生病时的感觉。为什么呢？这时拿身边一本中英文对照版针灸书，翻到大横穴的主治，有"惊恐善怖"四个字。思索一会儿答曰：这个穴位，可以疗情志的病。针灸中，经络的调整，有气化的过程，"气一动志"，气机的变化，可以牵动情志。你就挨过去吧！1小时后，患者讲腹内一阵一阵的痛，如"翻江倒海"。是正邪相争也！我把两拇指按在患者右侧血海穴。患者问：怎么知道气从腹部胀到这里？答曰：知道。患者再说：有气通到脚大拇指内侧端。是"隐白"穴，和大横、血海同属足太阴脾经。用手法通一通脾经，腹部就会好受些。两个小时后，腹内渐平静。起针，患者周身舒泰。第二天，告我，大便从头至尾，成形很好。

第二次，第三次，第四次针灸，程兄讲中腹部、下腹部似有白云朵朵飘过，身心舒畅。他说应把我的感受写下来，告诉大家。

第五次针灸，前两个小时，很平静，针感也很轻；在两个半小时时，忽然程兄告诉我，小腹内疼痛难忍，让其妻为其导引腹部，慢慢平息。我告程兄，大功告成矣（其实不是本人的功劳，是好友有智慧，遵医嘱）。

其间，程兄内服汤剂逍遥散加减疏肝解郁，养血健脾以助收功。

2. 温通脾肾，头清心喜，腹内暖如春

杨××，女，40岁，已婚，有子。附件炎，脉沉，舌质稍暗，下腹部左侧拒按。月经先期。自述小腹鼓胀，婚前就有阴道炎。头如顶着一床棉被，腰酸，手脚常发凉。前做西医妇科巴氏涂片检查，疑虑重重。脾肾阳虚也。

针刺：取肓俞（双）、天枢（双）、建里、气海、足三里（双）。手持点燃艾条灸腹部诸穴。针左侧肓俞、天枢寸许，得气，已中病所。觉憋痛，不再深入，略作左右捻转，用平补平泻手法。针右侧肓俞、天枢，虽得气，针下无阻滞感觉。腹部诸穴，有病所处，得气的感觉和健侧多有不同，细心体会，自有收获。阻滞在下腹，亦取肚脐上建里穴、小腿足三里穴配伍，给病邪一个出路，不要关门打狗。

针灸毕，其自觉腹内已通畅。告患者，如回家腹内作痛，不必担心，是正常反应，经络脏腑内正气复原，正要胜邪的过程。

汤剂处方：用柴胡、当归、熟地、茯苓、白术、炙甘草、薄荷、附子、干姜。嘱其内服，调补气血。

3天后，杨××复诊，告腹内痛3天，因已提前告知，心中有数，今天才平息。我问：没有吃汤药吧？回答：没有。针灸疏通了阻滞的经络，需要充养气血，补充正气，以驱病邪。没有汤药，正气恢复慢些，多些痛苦。

再腹诊，已无上次的憋痛难忍。针肓俞（双）、天枢（双）、建里诸穴。进针较深，针柄嵌寸许艾条灸之，一小时许。杨××告我，头部清亮，头部如压着棉被的感觉消失了；心中也觉愉快，小腹内温暖如春，暖到腰部，总觉鼓出的小腹部好像收回去了。针灸毕，其曰：今天一定按医嘱服药。

3. 给同仁诊病

陈××，女，60岁，中医主治医师，现从商。修习功夫20余年，有特异功能，可以查病，治病。友人作陪，会面于锦江饭店。其有"飞蚊症"，中医叫"挂影"，就是总感觉眼前有蚊虫飞舞，乃肝血不足证。

为其针刺，取肓俞、天枢、建里、关元、阳陵泉、三阴交诸穴。针后，患者觉身心畅通。自述针刺的感受，针其肓俞穴时，自觉有一股气从头顶射出，打在和头对着的阳台玻璃上，好像还感到玻璃在振动。临床中，多数患者针灸时，多是有体内气机的变化，气流的感觉从体内透出，还是少见。可能和陈女士多年练习气功，且是敏感体质有关。这只是一种主观感觉，在此记录，见仁见智。

浅论得气

《内经·灵枢》中说："刺之要，气至而有效，若风吹云，明乎若见苍天。"典籍教材中到处都是"气"的概念，中医教育如何去体会"气"呢？遇新西兰来岳阳医院学习针灸的年轻小伙子Jason，23岁。为其用剑指点右小臂列缺穴，Jason讲感觉到有风进去，沿手臂上去了。Jason自述有腰痛病，观其神色，以双手一前一后抚Jason腰腹，凝神一按一松，瞬间，Jason觉腰部松快。良久，Jason指着小腹，说还有感觉。这感觉就是"气"的感觉，"气至而有效，若风吹云"。

谈晕针

患者第一次接受针灸，最好是躺下，这样会放松，不易晕针。我友杨××，有颈椎不适，为其针，坐位，取风池，天柱及颈椎旁开痛点，不留针。最后一针，她有点晕，躺下休息，过会儿就平静了。

再刺背部膏肓穴，端坐，进针寸余，针柄嵌艾条用灸。约半小时，杨曰：我要晕针了！口中发出"哦"的一声。赶快取针，她的先生把全身瘫软的她抱住，躺在沙发上，一会儿就缓过劲来了。问是何感受，答什么也不知道，恍恍惚惚的。

此时，想起一个案例：2000年夏在香港，遇新加坡商人傅××，1971年生人，告其胸闷已三载。他坐在凳子上，我取手臂列缺穴，针刺，手法运针，也就几秒钟，忽默然扑入我怀中。旁边友人吃惊。我说这是晕针，不要慌。扶傅××躺在床上，一两分钟，傅××坐起，惊呼："啊！我的胸3年没这么舒服了。"仅取列缺一穴，会有如此效果呢!？

南昌府医家喻昌有"大气论"，认为大气因位居胸中，能统摄营卫、经络及脏腑之

纯粹中医

气，为诸气之主持。并援引《金匮要略·水气篇》"大气一转，其气乃散"，说胸中阳气充沛，统摄有权，布达周身，则凝聚之阴邪得散，疾病自除。列缺是八脉交会穴之一，通于任脉。任脉居胸中。至于刺列缺，影响任脉、肺经力量大小，要看医者的修为和内力。

谈膏肓、肓门、胞肓的运用

师曰：皮肤是膜，黏膜是膜，皮下组织也是膜，肌肉外面的也是膜，腹膜，胸膜，内脏的膜，细胞的膜，细胞核的膜……人体无处没有膜。在《易筋经》里讲，练筋易而练膜难。要把解剖学认真研究一番，看四肢、内脏、躯体的筋膜彼此之间是怎么联系、交换的……肚脐和浅筋膜、深筋膜、腹部筋膜连得比较紧密，不像上腹部那儿和里面的筋膜隔着好多层。

人得病多是在膜的层次。关于三焦，有人说是网膜，有人说是系膜，有人说是腹腔膜。我们认为三焦包括胸、腹腔所有的膜和膜上的血管，淋巴，神经。三焦主膜，统管胸腹腔，而且联系到周身的元气。三焦的元气统属于周身十二经的元气，它是从膜上走的。《会元针灸学》："胞肓者，与膏肓、肓门、同胞穴属于三焦上中下三隔也，故名胞肓"。我们再看膏肓俞、肓门俞、胞肓俞3个穴位的内容。

【膏肓俞】膏肓，指心膈之间处，其膏生于脾，肓生于肾，两者皆发于四椎之旁，穴当其处，因名膏肓。《左传》中谓"心下为膏"。

定位：第四胸椎下，督脉旁开3寸，于肩胛骨脊柱缘取穴。

《图翼》：治百病，无所不疗，虚羸瘦损，五劳七伤，诸病梦遗矢精，上气咳逆。古籍载本穴灸多则千壮，但须灸足三里引火下行，以免虚火上泛，上焦作热。

近代研究证明，针刺本穴可使血红蛋白增加，红细胞数上升，有提前纠正贫血状态的效果。

师曰：医学上很重视膏肓穴，找准穴位后，用灸不用针，要灸300～500壮（一个米粒大的艾绒团叫壮）。有些很重的慢性病是胸、腹腔里面的淋巴有很多障碍。灸这个穴位时间长了，感觉胸腹部一股热流下去，病就好了。估计这是淋巴循环的障碍被清除，所以好多慢性病都灸膏肓穴，而且灸得好都会有这种感觉。这从膜的道理来讲，是非常有意义的。

【肓门穴】出入之处为门，穴在三焦之旁，内连三焦，上有膏肓，前有肓俞，此穴犹肓穴之门户，为三焦之气往来出入之处。考肓之原根于肾，上生肝系，在十三椎旁，穴当其处，主治三焦诸疾，因名肓门。《会元针灸学》："肓门者，膈之门也。"

定位：在第一腰椎棘突下，悬枢（督脉）旁开3寸处。

《甲乙经》：用治妇人乳疾。《千金方》：主心下大坚。

【胞肓俞】胞指膀胱，肓指膜言。考膀胱与胞膜相连，胞膜连着腰下十九椎旁，穴当其处，主治癃闭下重，不得小便。针灸利膀胱，通小便，故名胞肓。

定位：在第二骶后空，督脉旁开3寸。

《甲乙经》："腰脊痛，恶风，少腹满坚，癃闭下重，不得小便。"

上面的文字，用膜的理念阐述三焦，引出三焦上中下三隔对应的膏肓、肓门、胞肓三穴。整体包容局部，在针灸中，是从局部入手，来调整整体。在临床中，在穴位的应用中要有整体观念，"牵一发而动全身"也！这需理论的修养，内在的功夫。厚朴中医药论坛的徐文兵兄在留言中，讲还是针灸并用效果好，知音难求！

此时，有片刻沉浸文字中，恍然不知身处何处。文以载道，中医文化必将复兴！

纯粹中医

厦门记事

受友人之托，为南普陀印圣老和尚治病。印圣，浙江人，近70岁，出家前经商，际遇因缘，皈依佛门20余载。其体格素健，近年余，双膝疼痛，屈伸不便，行走困难。

第一次，用针，再加灸法。我手持艾条，取伏兔、梁丘、三里诸穴。传统练功有一句行话叫"凝神入室"，是讲在入静内求时观照自身窍穴，对生命活动达到一定的认知。而在针灸治疗中，是要对患者的窍穴，能"凝神入室"，改善它的病理状态。

针灸毕，印圣老和尚自觉轻爽，大悦。

第二次治疗前，印圣老和尚主持在家人皈依仪式，我静静等候。许多在家人皈依佛门，是因印圣老和尚为其治好病的缘故。

礼毕，老和尚热情接待我吃茶。闲聊他得病的缘故，他讲他得的是因果病。他颂大悲咒为人疗病，致病气从双膝侵入。厦门各大医院都看了，效果不佳。老和尚给我看他的X光片，膝部轻度骨质增生，按理不至于步履艰难。老和尚五脏尚好，面色温润，只是苦于双腿行走不便。

印圣老和尚，为人念大悲咒疗病，确有疗效。小和尚讲，师父治病很灵。老和尚说念咒治病，要靠念力。佛家早课、晚课诵经，若身心俱忘，是修行的功夫，自然也有了念力。

念力治病或许是一种信息与能量的沟通。有宗教信仰，有清静心最为难得！

我友人徐先生，现居澳门，曾从崂山派师父修习点穴法，每天寅时（3点～5点）练功，师父讲是采天地毒气，为自身所有。以此在给病人治疗时，以毒攻毒也。这是人家门派的说法。或曰此毒气亦为正气，是采天地正气，正气存内，邪不可干！我想师门是借此说法让后学起敬畏之心，以利于精进。等你达到一个层次，取穴、点穴就有了觉悟，有了指力、念力，不用扬鞭自奋蹄了。

前段时间，给堂嫂陈氏治病。陈氏，某中医院主任医师，自述腰椎间盘突出，为其脉诊、腹诊，问其是否有子宫肌瘤？她很诧异，问我怎能知道？答：尺脉弦紧、小腹寒凉，且有癥结也！

取建里、肓俞（双）、关元四穴，针刺，用1寸艾条插嵌针柄，点燃，换3次。针灸并用，陈氏感觉温暖舒适。起针，拊其腰部，知气机条畅（用指腹部触腰肌、肌腱、韧带感知）。用拇指点腰阳关（腰椎第四棘突下凹陷中），凝神静气，忽听一声轻响，堂嫂顿现喜色。针法、灸法、手法配合，效力彰显！

堂兄、堂嫂走后，我自觉左臀疼痛，不由感叹，感应病邪之气也！

六月的厦门，阴雨连绵，我服了些温暖下元的中药，静坐室内，默运精神，数日方复原。堂嫂腰痛病是肾阳不足，为寒湿所困。起因应是行医20余年，妇科临床，积累许多病气，自身未有修行化解的缘故。年轻气盛，不以为然，中年气衰，腰痛发作。为医者，无论中西，临床着实辛苦也！

过些日子，再次为印圣老和尚针灸治疗，请其默念大悲咒，以求增进疗效。

咒语治病，可以激发人的潜能，形成一个能量场。能感应者，有时病是可豁然而愈的。

绠短汲深，或许是一派胡言！

2006－09－17

北大对话刘力红先生

2006 年 11 月 6 日刘力红先生在北大百年大讲堂中医讲座，与友人李辛、杨永晓、金亮同往。

在答问环节，我问："刘老师，您在《思考中医》中的点睛之笔，我认为是第一章中'理性思考与内证试验'，您及您的师父（指李阳波）对内证是如何认识的呢？"

刘先生回答："内证是中华文明前进的一只脚！"

多么振聋发聩的声音。见仁见智，中医的传承之所以式微力衰，正是缺少了前进中的一只脚，蒙昧者甚至不知道是缺少一只脚。一只脚是不能走路的，站都站不稳，这就是中医的现状。

刘先生在《思考中医》中引用了李时珍的话，经络隧道，若非返观内视者，是难以说出道道的。我想，李时珍对奇经八脉的考证，就是内证的试验，当时李时珍是具备了内证的素养和能力的。明代杨继洲在《针灸大成》中，也讲了任督小周天运行的锻炼，想必是有感而发。经络、气、气化是中医学的核心内容，明代李梴曾说，医者不明经络，犹人夜行无烛。经络是人体能量的路径，而经络中流动的是气。这个"气"通过内求才能体会到。我们不妨去看看在传统文化和传统医学中有多少关于"气"的字眼！

我们怎么去察证经络，怎么去体验到这个"气"呢？民国医家张锡纯在其《医学衷中参西录》中提倡医士应参读《丹经》及用静坐之功以悟哲学，可以体会到"气"的运行感受，可以卫生，能沦我灵性，益我神志。张氏身体力行，谙熟此道。且在著述中引用山西中医改进研究会阎百川先生之言："中医源出道家，初皆注重修养。功候既深，能明了自身之脏腑，使能得生人气血循行。"张锡纯评其为"此开天辟地之名论也"。自此可看出，阎百川也谙熟医道，或许是其退隐台湾后得以长寿的缘由。

静坐悟道，其觉在通。前一段时间我曾指导一患者静坐，同时可默念"恬淡虚无"。来收摄心神，辅助治疗。"恬淡虚无"一词出自《内经》，默念"恬淡虚无"就是一个练功的方法。舌头在口腔的运动，及其这个口形，就是一个交通任督二脉的过程。思想其内涵，也可收摄心神，逐渐体会到"真气从之"的感和受，领悟生命活动的些许奥秘。恬淡虚无是一种精神状态，在这中精神状态下能更好地体验生命活动，主宰生命活动。孙思邈要求"凡大医治病，必当安神定志，无欲无求，先发大慈恻隐之心……"安神定志需要有内在修养，是一种境界，不是轻易能做到的。

中医是本土文化，是讲精气神的文化。治病先是调心调神的过程。医者诊治，需要心神之灵明，患者亦需要恢复心神之灵明。三教圣人治人心病，心不病则身不病。这些都是在形而上的层次提出要求。我们当今的中医教育，一些所谓"师者"多是提供形而下的教导。在形而下的层次也是残缺不全，因为是我们的文化传承出现了断层。

古老中"毉"溯源

（厚朴中医学堂讲稿）

从巫谈起

"曾经沧海难为水，除却巫山不是云。"这是诗人元稹的凄婉绝唱。楚国宋玉在《高唐赋序》中讲述楚怀王游巫山高唐遇神女"愿荐枕席"，天亮分手时，神女曰："妾在巫山之阳，高丘之阴，旦为朝云，暮为行雨。朝朝暮暮，阳台之下。"神女幻化巫山云雨，令人心驰神往。

巫文化源远流长，什么是"巫"呢？《说文》曰："巫，祝也。女能事无形，以舞降神者也。"巫是个象形字，据甲骨文，像古代女巫所用的道具，小篆像女巫两袖舞动的形状。在《初刻拍案惊奇》中有这样的话："男觋女巫，自古有之。汉时谓之'下神'，唐世呼为'见鬼人'。觋（音习），繁体为'覡'，指男巫师。巫从旁望空。巫医乐师百工之人。"商代，巫地位较高。周时，分男巫、女巫，司职各异，同属司巫。春秋以后，医道渐从巫术中分出。

《吕氏春秋·古乐篇》中说："昔陶唐氏之世……民气郁阏而滞着，筋骨瑟缩不达，故作舞以宣导之。"这是祖先的原始舞，也叫巫舞。巫舞关系到一个文化起源的问题。

英国学者詹姆斯·乔治·弗雷泽在其著述《金枝》中，论述巫术和宗教的研究，认为巫术早于宗教。世界各地，在远古时代都有巫术、巫舞。巫舞类似于原始的自发动功。在他们身上自发呈现的特殊现象，古人不好理解，今人也是一样。

巫，以舞降神。祈祷对生产、生活、战争有所指导。在"舞蹈"时，舞者进入特殊的状态。古人纯真,思维意识易于同步。在"巫"的领导下,群体"宣导以舞之"是可以想象的,这就是"巫舞"。"巫舞"在某种程度上促进了人类智慧的开发,世界各地都有这个现象。

上古的圣人,如燧人氏、伏羲氏、女娲氏、神农氏、轩辕氏等,可能就是这一类"巫"或"大巫",他们是具备更高层面智慧的人类代表。

《书经·伊训》曰:"敢有恒舞于宫,酣歌于室,时谓巫风。"巫是在跳舞和歌唱中来"交通人神"的。舞蹈中的叫、喊、唱,可以使其进入特殊的状态,为人诊治疾病。后世的巫师跳神治病是一脉相承。在入静专一的状态下,可以产生幻觉,听到各种声音和"启示",使之产生超自然力量。在原始自发功的状态下,"巫"就被看作交通人与超自然力量的媒介。

《国语·楚语》记载:"非此之谓也。古者民神不杂。民之精爽不携贰者,而又能齐肃衷正,其智能上下比义,其圣能光远宣朗,其明能光照之,其聪能听彻之,如是则明神降之,在男曰觋,在女曰巫。"

上面是讲做巫的条件,"精爽不携贰者,而又能齐肃衷正",要精明、专一、虔诚,达到"智"、"圣"、"明"、"聪",还要懂得祭祀的礼仪,生产、生活的知识等等。

《吕氏春秋·勿躬》:"巫彭作医,巫咸作筮。"我们先看这个"筮"字,shì,四声,是个会意字,从竹,从巫。"竹"表草木,"巫"表占卜者。古代用蓍草占卜的一种活动称"筮"。在《说文》中:"筮,易卦用蓍也。"古人初次做官,必先筮占吉凶,因之后来出来做官称为出仕,可见古人对"筮"是很重视的。

而医更是重要的生活内容。"毉"是最初的医字,后来演变为"醫"。这曾记录了古人巫医合一的史实,也记录了巫术治病逐渐演变为用酒或汤液来治病的过程。"醫"字底下的"酉",是个象形字,金文里像个酒坛子的形状。酉是地支的第十位。酉鸡,旧式记时法指下午5点到7点的时间就是平常我们说"鸡上架"的时间,这在农村更容易观察到。酉在五行里是和金对应的。"金鸡报晓",是这么来的。酉在醫里是不是也代表金石,指医疗中要用到金属的针具和砭石呢?这个有待考证。

巫治病的实质是什么呢?巫医在舞之蹈之时,形成一个气场。巫知道病的所在和原因,在这个气场里通过"神"的作用,可以使疾病变化消失。"神"这个意识活动的是有其物质性的。

部分巫医可能有透视的特异功能,能一目了然。巫有大小,限于当时的认识水平,或许是"尽见五脏症结",或许只是看到人体模糊的气。昏暗、晦浊是病态,明亮、光泽是健康。病人体内昏暗、晦浊的气,限于巫头脑中的参照系背景,或许就幻化为妖魔鬼怪。用意念把他们驱赶走,因之成了治病的主要内容。

在正统的中华文明史中,巫和巫舞的记载很少,是因为中华民族很快进入一个朴素的、主动修炼的时期,超越了巫舞——原始自发功阶段,官方的卜和祝代替了巫。

在商以后,对巫与类似巫的活动予以抨击,列为"国必亡"的内容。春秋孔子修史，儒家思想不断发展，巫早已被赶出政治舞台，被视为"方技"之流进入民间，使之失去了历史中应有的地位。

古代的神医

文挚是齐泯王时的名医，《吕氏·春秋仲冬纪》有这样的记载：

"齐王疾痏，使人之宋迎文挚。文挚至，视王之疾，谓太子曰：'王之疾必可已也。虽然，王之疾已，则必杀挚也。'太子曰：'何故？'文挚对曰：'非怒王则疾不可治，怒王则挚必死。'

太子顿首强请：'苟已王之疾，臣与臣之母以死争之于王，王必幸臣与臣之母，愿先生之勿患也。'文挚曰：'诺。请以死为王。'与太子期，而将往不当者三，齐王固已怒矣。文挚至，不解履登床，履玉衣，问王之疾，王怒而不与言。文挚因出辞以重怒王，王叱而起，疾乃遂已。

王大怒不说，将生烹文挚。太子与王后急争之而不能得，果以鼎生烹文挚。爨（音'窜'）之三日三夜，颜色不变。文挚曰：'诚欲杀我，则胡不覆之，以绝阴阳之气。'王使覆之，文挚乃死。夫忠于治世易，忠于浊世难。文挚非不知活（治）王之疾而身获死也，为太子行难以成其义也。"

文挚医术高明，一见齐王就知道其病，他能预知自己必死，且烹三日三夜不死。

在《列子·仲尼》中也有文挚的记载：

"龙叔谓文挚曰：子之数微矣，吾有疾，子能已乎？文挚曰：唯命所听。……文挚乃命龙叔背明而立，文挚自后向明而望。既而曰：吾见子之心矣，方寸之地虚矣，几圣人也。子心六孔流通，一孔不达。今以圣智为疾者，或由此乎！非吾浅术所能已也。"说明文挚有一定的透视功能。

我们看《史记·扁鹊仓公列传》中的扁鹊。

"扁鹊者，渤海郡郑人也，姓秦氏，名越人，少时为人舍长。舍客长桑君过，扁鹊独奇之，常谨遇之。长桑君亦知扁鹊非常人也。

出入十余年，乃呼扁鹊私坐，闲与语曰：'我有禁方，年老，欲传与公，公毋泄。'扁鹊曰：'敬诺。'乃出其怀中药予扁鹊：'饮是以上池之水，三十日当知物矣。'乃悉取其禁方书尽与扁鹊。忽然不见，殆非人也。扁鹊以其言饮药三十日，视见垣一方人。以此视病，尽见五藏症结，特以诊脉为名耳。"

"扁鹊独奇之，常谨遇之。"扁鹊是认可长桑君的，态度诚恳。长桑君知道扁鹊非常人，不一般，有一定的身心素质。"道可传不可受"，长桑君给扁鹊传授的形而上的道，唯能虚其心志者方可接受。

"饮是以上池之水，三十日当知物矣。"这个"药"，或许是个隐喻，是练功的方法。"上池水"有多种解释，应理解为口腔中的唾液为妥。在舌下舌系带两侧有两个穴位，称之为"金津"、"玉液"。舌下多生津液故名之。在小周天的习练中，津液的产生更有其微妙的作用。

扁鹊应是按一定的方法练习30日，"视垣一方人"，能隔墙看到人。看病，能看见五脏哪里有病，"尽见五藏症结"，诊脉自然就省略了。

两千多年过去了，今天的人一样怀疑。透视人体的功能不相信，摸脉也不相信。

2007年6月27日，科技部副部长尚勇在罗马召开的中欧中医中药大会开幕式上致辞说"中医不但能够通过脉搏诊断妇女是否怀孕，而且能判断男女"，并称"这是系统生物学最好的一种应用与实践"。尚勇的发言发表在6月28日的《科技日报》上，当时并未引起反响。何祚庥及河南中医学院三附院的两位名中医刘永业教授、庞玉琴教授公开质疑、否定。

我们再看扁鹊救治虢国太子的事例。

"其后扁鹊过虢。虢太子死，扁鹊至虢宫门下……'先生之方能若是，则太子可生也；不能若是而欲生之，曾不可以告咳婴之儿。'终日，扁鹊仰天叹曰：'夫子之为方也，若以管窥天，以郄视文。越人之为方也，不待切脉望色听声写形，言病之所在。闻病之阳，论得其阴；闻病之阴，论得其阳。病应见于大表，不出千里，决者至众，不可曲止也。子以吾言为不诚，试入诊太子，当闻其耳鸣而鼻张，循其两股以至于阴，当尚温也。'"

扁鹊和中庶子费了许多口舌，他未入宫，能把"死"了近半日的虢国太子的身体状况描述准确，说明扁鹊有"遥诊"的功能。

说祝由

《素问·移精变气论》："黄帝问曰：余闻古之治病，惟其移精变气，可祝由而已。今世治病，毒药治其内，针石治其外，或愈或不愈，何也？"（王冰注：移谓移易，变谓变改，皆使邪不伤正，精神复强而内守也。）岐伯对曰："往古人居禽兽之间，动作以避寒，阴居以避暑，内无眷暮之累，外无伸官之形，此恬淡之世，邪不能深入也。故毒药不能治其内，针石不能治其外，故可移精祝由而已。"

"当今之世不然，忧患缘其内，苦形伤其外，又失四时之从，逆寒暑之宜。贼风数至，虚邪朝夕，内至五脏骨髓，外伤空窍肌肤，所以小病必甚，大病必死。故祝由不能已也。"

上古时代，祖先已经有了祝由的方法。唐代时，医学十三科中，设有"祝由科"。1949年前出版的《医部全录》中有祝由科，再版就删除了。祝由科里有画符、念咒。画符，都是几个字拼在一起。其实不是符或咒治病，而是要用符咒的人慢慢练功夫、吃斋、语布，关键还是一点内在功夫。

《万法归宗》是本关于掐诀念咒的书，讲了其中的道理。"一点灵光既是符，人间错会墨和朱；古仙不肯分明说，迷却多罗大丈夫。"

讲的是练功要练出一点灵光的功夫，就是符，不要错认朱砂、墨汁画的是符。灵光一点动，就是符，就有作用。灵光就是"气"或说"能量"。古人在画符时，一般还要喷口正气，先"嘎"的一声，然后画符，一口气画下来。要把精气神贯注到里面去。形象、形状里也有一定的信息量，关键是功夫。

气论与经络

气论是传统文化与中医理论的核心与精髓。在东汉的《太平经》中指出："夫天地人本同一元气。"

何祚麻教授否定阴阳五行学说，但对元气论却大加赞扬："元气论是一种天才的猜测，闪耀着思想的光辉！如果说古希腊的原子论曾经预示着道尔顿原子学说的出现的话，那么元气学说就是现代量子场的滥觞"。陈独秀在1915年《新青年》创刊号上发表《警告青年》一文中也对中医进行抨击："……其想象之最神奇者，莫如'气'之一说。其说且通于力士羽流之术。试遍索宇宙间，诚不知此'气'之为何物也！"

何祚麻对元气论的赞扬和陈独秀高呼"气"为何物？都是在形而下的层面看待宇宙时空。何祚麻虽在赞扬，但他认为元气论是在猜测。像否认经络存在一样，一定要在实体解剖中用眼睛看到才能是存在的。李时珍说："经络隧道，唯返观内视者可照察之"。古人的世界观和方法论，根本的内容是通过对人自身的内求来认识人自身和世界的。人自身气的运行和宇宙气的运行，是古人亲身体会到的。曹操的诗句："绝人事，游浑元"，就是讲在修炼中，感悟天地之间的浑元气。

刘力红教授在《思考中医》里提到"内证"。2006年11月6日刘教授在北京大学讲到内证实验可以说是产生中国文化的"一只脚"，缺了它中国文化无法产生，无法形成，另外一只脚是理性思维。当代名医朱良春（1917—2015）在其《经典是基础　师承是关键》中呼应刘力红："他提出'内证实验'的论点，是非常重要的认识，我完全赞同。因为中医许多理论、许多事实，光凭一个思考是不行的，例如经络、穴位等，绝对不是思考能出来的。我有一个朋友，50多岁，他长期打坐练功，近10年来出现了'返观内视'功能。他能清楚地看到经络路线及内脏，能用针灸治好不少疑难杂症，这充分说明'内证实验'的存在，关键是我们如何坚持锻炼和体悟。希望有志之士下一番苦功，多出几个具有'内证实验'功能的医家，必能解决更多的疑难杂症，为人类造福，为弘扬中医学术多做贡献。"

对外气的研究，国内早已进行。1978年，上海的顾涵森利用红外线辐射装置，接收到林厚省发放外气的红外辐射效应，与常人的红外效应不同点在于有一种特殊的低频涨数调制。1979年，北京测出中医师赵光发放的外气有低频磁信息效应、次声效应、超声效应、紫外效应、激光效应等。普通人可能肉眼看不到，手摸不到，但外气的物质性却是真实存在的。

　　赵光老在北京西苑医院工作，曾对我说，开始他是给人用按摩治病的，后来遇到一个商店的售货员，有心肌炎，他开始不接触患者身体，用外气治疗。2006 年徐文兵老师谈到，赵光老给一个病人治疗腰痛，他就问这个病人家里的大衣柜玻璃是不是破了。病人的病因是家里大衣柜玻璃破了，受了惊吓引起腰痛。赵光老怎么知道是这个原因呢？应是他感觉到了，这也是人在修行后出现的感知功能。我们知道香河老人周凤臣在晚年能治病，还能预知一些事情，都是人的超常感知的能力。

说李时珍

　　李时珍自号"濒湖山人"，以神仙自命，每晚打坐练功，修神仙术。他在《奇经八脉考》中说："医不知此，罔探病机，仙不知此，难安炉鼎。""医而知八脉，则十二经十五络之大旨得矣；仙而知乎八脉，则虎龙升降，玄牝幽微窍妙得矣。"

　　清代学者顾景星（1621—1687）写的《李时珍传》中有这样的描述："年七十六，预定死期，为遗表，授其子建元。"他知道自己什么时候死，这和他自身的修炼有关。如背部督脉的穴位有至阳、灵台、神道等等。修炼者对自身气的规律是清楚的，比如气循行不到至阳了，可能是要死了。当然也有觉得活够了，自己走了。

　　李时珍历时 27 年修《本草纲目》和《濒湖脉学》等著作，修炼中获得的智慧是他力量的源泉。为《本草纲目》作序的王世贞评价其"性理之精微，格物之通典，帝王之秘录，臣民之重宝"，称赞李时珍"真北斗以南第一人"。

　　1981 年，考古发现汉代度量衡及衡器中的"权"，以此推算古方剂量，解决了历史上古方剂量的一大疑案。上海中医学院柯雪帆教授归纳整理，反复核实后，得出结果：汉代，1 斤 = 250 克（或液体 250 毫升），1 两 = 15.625 克，1 升 = 液体 200 毫升等。

　　明代李时珍对古方作过一番研究，认为古今度量衡变化不太清楚，最后他来个折中，说："古之一两，今用一钱可也。"这样伤寒论古方的药量缩减为原方的四分之一。老中医李可说："这样等于把伤寒论给阉割了。"明代到民国，中医药在松散自由的环境中生存，而 1949 年后国家的药典规定的剂量参考明代以后及近代用量，中医的疗效自然大打折扣。面对急症、重症，临床医生必需参考药典，无法顺利按原方剂量用药，真是无奈！这或许是李时珍对中医药的一大负面影响。

遗落的古法

一、论按摩推拿口诀释义

　　西医从解剖学、生理学、力学手法的角度来解释骨伤推拿按摩，某种程度上可以

纯粹中医

量化，易于表达，而传统手法口诀，"机触于外，巧生于内，法从手出，手随心转"，能悟出其中道理，却是不易。

当手触及患部，医者的"心"要感知到患者体内的状态。这种"巧"是用医者的心感觉到的，"巧"是灵敏的意识状态下的体会。医者处理病情的"法"（动作）用手表达出来，手是听从心指挥的。

现在有 X 光、CT 等等，如此多的西医诊断方法，给医者提供了方便。这对中医的冲击很大，使某些传统诊断能力不断弱化，多借助西医的检查结果诊疗。在媒体盛赞某位老名中医给病人在 X 光下正骨时，难道不是诊断技艺在减退吗？老医生是菩萨心肠，追求完美，在此也要表达崇高敬意。

二、名医郑怀贤

1964 年 2 月初，周恩来总理访问埃塞俄比亚，在下台阶时，摔倒伤及有旧伤的右手，再次负伤，疼痛不已，严重影响睡眠和工作。返回北京后，解放军 301 医院会诊结论：伤势严重，没有形成骨折，治疗至少得两个月。

毛泽东建议中医治疗。贺龙推荐了成都体育学院郑怀贤教授。

郑怀贤，河北安新人，是闻名中外的武林高手，精通接骨。贺龙在成都曾请郑怀贤先生治疗有旧伤的手指，后又介绍董必武、徐特立、李先念等前往成都请郑怀贤治疗伤痛，无不奏效。

周恩来、邓颖超飞抵成都，下榻于金牛招待所后即提出：请郑怀贤先生过来。

郑怀贤直到进了门才知道是给总理治疗，心中激动，朝周恩来鞠躬行礼。

周恩来站起来，迎上前，忍痛和郑怀贤握手："不敢当！不敢当！郑老师好！"

郑怀贤连连点头："总理好！总理好！"郑怀贤没有看 X 光片，告诉周恩来，骨头没问题，是筋受了伤。这就是医者"一触即觉"，握手间，完成了诊断。

郑怀贤运用精湛的内家功夫，按摩、捏拿后，周恩来惊奇地说："哎！给郑老师这样一弄，疼痛马上减轻不少呢！"

郑怀贤当场调制中药敷在伤处，交代饮食禁忌后说："这药在 24 小时内可以明显见效。"

治疗确有奇效，次日早上，手上消肿了。

1964 年 2 月 7 日到 2 月 12 日，6 次治疗，周恩来的手伤基本痊愈。

2 月 12 日是除夕，下午最后一次治疗后，郑怀贤把中国擒拿术中的一个姿势教给周恩来。这样握手，别人握不痛您。周恩来试了试，果真如此！

周恩来、邓颖超夫妇热情邀请郑怀贤共进除夕晚餐。

郑怀贤为周恩来治疗手伤获得成功，毛泽东高兴地说："中国确实有许多外国所没有的优秀绝技，应该好好挖掘，造福全人类。"

郑怀贤给周恩来治疗，握手间完成诊断，一触即觉！他的手就是个灵敏的仪器。

其实西医也一样，中国外科之父裘法祖讲自己做手术时，要在瞬间决定是不是切除这个部位，如何处理神经血管，不是用眼睛看，他更相信自己手指的触觉。中医、西医在高的境界都是相通的，全靠心意用功夫。

三、童年的赵炳南

赵炳南（1899—1984），回族，生于河北宛平，家境贫寒，念过6年私塾，14岁学徒，行医65载，曾任北京中医医院副院长。

自述其7岁那年，患了场疟疾，闹了近1年，家乡泊岸边有块长条石。发烧时，就躺到条石上冰身子；发冷了，就去晒太阳。不少人出偏方没治好，母亲央求老邻居王二大妈说："您别瞧着孩子受罪了，干脆死马当活马治吧。"王大妈说："有个单方试试看，好了就好，不好就了。"她找了块绿豆大小的信石，布包砸碎，白开水送服。服药后，他觉得全身发热，如同登云驾雾。恍惚之中，仿佛有个天梯，爬呀爬呀，一不留神，撒手摔下来，吓得出了身冷汗，病也就逐渐好了。

四、谈信石和雄黄

什么是信石？也叫"砒石"，始载于宋《开宝本草》。信石分红信石和白信石两种，白信石极少见，主要为红信石。红信石就是三氧化二砷的一种天然矿物，加工后就是砒霜，也有用毒砂或雄黄加工制造而成的。

《本草纲目》载砒石辛酸，大热，有大毒，除齁喘、积痢、烂肉、蚀瘀腐、瘰疬。《本草汇言》：砒石，祛时疟，除响喘，化瘀肉之药也。凡时行疟疾，因暑热外受，生冷内伤，寒热不均，相因病疟，内蓄痰涎，伏于营分，故发则寒热往来，头眩胸闷，少服一厘，冷水吞下，伏涎顷消，故疟疾可止。

这大热大毒的药，其实有很多功效。古代，用时要慎之又慎；现在，很少用了。前一段，有个老医生给我讲，他用蜂蜜配红矾（红信石）治疗骨癌一例，确有显效。骨癌应是阴寒凝滞，红信石的大热、大毒，可以攻其阴凝，只是要把握好用量和火候。

信石是阳性的，雄黄也是阳性的，其性温，味苦辛，有毒，主要用做解毒、杀虫药。《清嘉录》记载："研雄黄末，屑蒲根，和酒饮之，谓之雄黄酒。"雄黄酒是端午节的美酒。旧时江南几乎家家酿雄黄酒，多为男人饮，有些会喝酒的女人也饮些。小孩是稚阳之体，不能喝，大人就用手蘸酒，在小孩面庞耳鼻手心足心涂抹一番。

白蛇传里的白娘子不慎喝下雄黄酒，显出了原形。蛇精是阴物，雄黄酒是阳性，自然要现原形。

古代阿拉伯，女子出嫁前一段时间要服一种药，叫阿拉伯丸，里面就含有砒霜，当然是极少量，这样可以美容。以前有个老中医，面色很好。问他怎么保养，他回答，他每天吃点砒霜。中医讲"三阳荣于面"，阳经的气荣养面部，阳性的药物主升发，可以使面部容光焕发。女孩脸上的粉刺，中年女性的暗斑等，是阳气不足引起的。清热解毒，往往是错的。

五、正与邪

"邪之所凑，其气必虚；外邪不得独伤人。"对病的诊断，要综合症状、舌苔、脉象、神色等等，整体上把握变化，把握正气和邪气的态势。

中医治病，不管西医说你是什么病，只要符合中医的证（包括症状和体征），对症下药就行了。我学习古典经方派，重视唐以前的方法，宋代以后中医的东西不太重视。

比如发烧的病人，从西医来看可以是感冒、气管炎、咽喉炎、扁桃体炎、肺炎、膀胱炎、肾炎等等。中医，发烧怕冷汗不出，苔薄白，脉浮紧，不管什么病，用麻黄汤，吃了药，一出汗就好。这是正邪相争，外寒邪气闭塞毛窍腠理，辛温发散，毛窍腠理打开，就好了。如果一看发烧40℃，就用银翘散、桑菊饮清凉退烧，烧退了。出现腹胀，食欲不好，周身无力沉紧。过半个月再检查，转氨酶升高了，诊断为肝炎。寒邪闭塞于外，再用清凉解毒药退烧，伤了肠胃阳气，从而出现系列不适症状，生化指标转氨酶异常，肝炎等等就是被这么被"治"出来的。

此时，不要去治肝炎，还是麻黄汤加葛根、芍药，一发汗就好了。

还讲感冒，发烧40℃，用解表药，汗出后不再发冷，但烧不退，还是40℃，口干舌燥，大便不通。同样是感冒，情况变了，这时要用大承气汤（大黄、厚朴、枳实、芒硝）往下泻，一拉肚子就好了。如开始用金银花、石膏，就不对，会变症百出。解表发汗后，外面的汗解了，里面还有热，变热证，就要清热。这就是辨证论治。

辨证论治是中医的灵魂，最大的不足是变数太多。人复杂，人群复杂，变化也复杂，跟不上这个变，就学不好。开方用药，同一个病，不同派别的医生，都能治好。同一派别的医生，用不同的药方，都治好了病。中医活，活在这个地方，没有一定之规，真正学通很难。如摸脉，浮沉迟数，每个医生的感受不同，有相当的模糊性、神秘性、主观性。中医有它的缺点，现代化不好搞，或者说搞不成。

六、腹诊、腹针及灸法并用

我和徐文兵大夫都在治疗中强调腹诊、腹针和灸法并用。为什么要腹诊呢？这样可以使诊断更明确，直指根本。

肚脐在腹部的中心，是先天气场的原点，是后天生长及摄取能量的汇聚中心。以肚脐为中心，进行诊断、治疗，都是直指根本。这需要有真正的师承，口传心授。腹诊、腹针及灸法并用，畅通，充实腹部气的运行，上下影响周身的气机，其间多有古法奥妙。

2008－01－26

从《伤寒论》原序看儒家的文化传承

张仲景《伤寒论》原序中写到："孔子云：生而知之者上，学则亚之。多闻博识，知之次也。余宿尚方术。请事斯语。"

张仲景引用孔子的话，讲生而知之者上。真的有生而知之者吗？在《论语·季氏第十六》中，"孔子曰：生而知之者，上也；学而知之者，次也"。后人在理解这句话时，往往一带而过，不去深究。孔子的学问来自哪里呢？在《卫灵公第十五》中，"子曰：赐也，女以予为多学而识之者与？对曰：然，非与？曰：非也。予一以贯之。"孔子问端木赐，你以为我是因广泛的学习而认识宇宙人生的吗？端木赐答道，是啊，难道不对吗？孔子说，不对的。我的学问是用"一"来贯通的。什么是"一"呢？现代的学者把"一"说成是"忠恕"。连曾国藩也去说，夫子之道无他，忠恕而亦。这可不是孔子讲的，是曾参说的，是曾参解释得不准确，或者说是误解。在《论语·里仁第四》里，"子曰：参乎！吾道一以贯。曾子曰：唯。子出，门人问曰：何为也？曾子曰：忠恕而已矣。"孔子告诉曾参，他的道是用"一"来贯通的。曾参回答是啊，是啊。孔子出门了，其他的门人还不理解，就问曾参，曾参回答，夫子的"道"，是忠恕罢了。这里讲的"道"不能理解为"学问"两个字。这里的"道"和《老子》里的"道可道，非常道"是相通的。讲解成为具体的语言和整理为文字，表现的"学问"，是"德"，是去说明"道"的。文以载道，具体的文字是表达传递"道"的。

孔子的这个"一"是精神的一种状态。孔子反复告诉学生，我的"识之"，我的"道"是"一以贯之"的。就是说，他整理的古代的文献，他讲解的宇宙人生的知与识，是在"一"的状态中来表达的。这个"一"就相当于佛家禅宗的"明心见性"和静土宗的"一心不乱"。这个"一"是人类最高智慧的一种状态，中外莫不如是。老子《道德经》，释迦牟尼的佛经，耶稣的《圣经》，穆罕默德的《古兰经》都是在"一"的状态下的表达。为什么读这些圣贤先德的著述会常读常新，因为我们是在凡俗的心境不断跃迁时获得新知。我想达到了"一"的层面，就会以平常心去理解圣贤了。朱熹主张半日静坐，半日读书，是要在静坐中启迪智慧，更好地理解儒家的精神。可惜能在"一"的层面理解的人似乎不多，更不用说后世的一些腐儒。孔子反复讲"一"，在"一"的状态下去"韦编三绝"，才可以更好地对文化进行传承。文以载道，文，理解得单纯一些，是文字，文是承载道，表达道的，不是道本身。道是"一"，名可名，非常名。名需要文字来"名"，但常态的文字，又说不清楚。

人的悟性三六九等，先哲的教化，真是"言者谆谆，听者藐藐"。《心经》中有这样的经文："是大神咒，是大明咒，是无上咒，是无等等咒，能除一切苦，真实不虚。"经文阐释的是智慧的宇宙观，让后学能在吟诵中用身心去体会"一"的精神。释迦牟尼强调真实不虚，应该是因为当时的弟子悟性参差不齐。

生而知之，是极为少数者。他们能保持了人类"一"的智慧状态，来洞察宇宙人生。中医的学习亦是如此。中国中医药报在2006年9月25日刊登了"星星之火，可以燎原"的文章，介绍了北京的医生到藏区义诊。朋友告诉我当时他教小活佛白玛才昂学习中医针灸。白玛才昂给当地一位藏民扎完针，告诉我的朋友病已经好了。"你怎么知道的?"朋友问他。白玛才昂答道：我看到有一缕黑色的气从病人体内跑出去了，我觉得就是好了。多么颖悟的小活佛啊！他是用视觉观察到病的信息。我在以前的文字里曾例举一国外的外科医生在做手术时，可以观察到病人体内各个组织不同的颜色和光泽。正常的组织明润，不正常的组织晦暗。我们可以理解为信息，不是鬼神，这也是20世纪70年代信息论出现后给人类的启示。扁鹊是"饮上池水"后获得"尽见五脏症结"的本领，扁鹊有特异的素质能够开启此类功能，具备了"神医"的条件。

张仲景"余素尚方术，请事斯语"。方术包括哪些内容呢？古代的辟谷、服食、行气、房中术、炼丹、符咒、星相等等都包含在方术中。有医家在解释《伤寒论》原序时，把方术解释为医术是不准确的。医圣告诉后学，他崇尚这些内容，请按照我的话去做吧！我们的确要弃其糟粕，但其间亦有精髓。

一元初始　感悟大同

（2007 年元旦，我与徐文兵、孙贵安两位仁兄有了大同之行，2008 年元旦，感慨往事，写了一篇文字。）

"滴翠流霞，川原欲媚。坡草茂盛，群羊点缀……挹其芳澜，郁葱可冷。"这是清代知府胡文烨编撰的《云中郡志》中，描述大同的草木丰盛、风景秀丽的句子。提到大同，脑海中浮现的多是云冈石窟的佛像，北岳恒山和优质的煤矿。

2007 年元旦，应友人徐文兵先生之约，同去大同。前一天北京刚下了场小雪，迤逦北上，出了八达岭，远山上还有一层薄雪。天气晴朗，越接近这个"北方锁钥"的古城，越觉清冷。路旁的积雪被风吹起，心情似乎也随着雪花徜徉，融入旧时的边塞风光。从先秦到明清，大同的长城，边堡累代修筑，从未间断。长城是农业民族和游牧民族的分野，多民族在这里不断地冲突融合、边塞的环境造就了历代以来山西的诸多名将。

百余年来，中西文化冲突和交融，何尝不是没有硝烟的战场。而医学领域，或许是其中的一个排头兵。中医是中华文明的一个重要堡垒，欧美人为什么也要下功夫研究中医呢？因为西医的医疗体系和保障制度，使其也不堪重负。欧美也要找到一个既能解决问题又省钱的方法，中医是个很好的途径。中国的医疗改革，广大的农民逐渐纳入医保体系。即使制度运转良好，不久问题也会接踵而来。一是经济负担的沉重，二是疑难病，甚至常见病不能解决。此时，必然回头重拾被我们淡漠的中医。

徐文兵先生，学贯中西，家学渊源。母亲魏妈妈是本地名医，轻抚其家中一册册医学藏书，心中颇为感慨，更增强了自己从医生涯中锤炼的信念。

魏妈妈笃信佛教，家中独辟一室供佛，念经修行。佛教是外来宗教，在中华大地发扬光大，曾参在《大学》中讲"自天子以至于庶民，一是皆以修身为本"。儒释道都有其修持的方法和内容，儒家的伦理，佛家的心性，道家的气，千百年来，国人早已是互参互学。

民国时北京名医汪逢春就是佛教徒，他每早五点起床，静坐、读经，临终静坐圆寂，一笑而归。去年夏季，魏妈妈在山西应县瞻仰释迦塔真身佛牙舍利，喜极而泣，泪如泉涌。她对佛教的信仰，何尝不是一种人生的智慧。修养内求，可卫生，可益神智。而今，我们远离了治学的根本，对传统文化的精髓不能理解印证。

此次元旦假期，和孙贵安师兄一起瞻仰应县木塔。我对孙师兄讲，今天参观佛宫寺和木塔，自觉身心愉悦轻灵。孙师兄学养深厚，讲了一些掌故。塞北平原，同朔众多县区，唯一没有煤炭资源的就是应县，这给木塔提供了稳定的地质环境。先人的智慧今人难以探究，近千年来，应县人才辈出，是不是地灵人杰呢？

北岳恒山，山脉祖于阴山，横跨塞外。恒山以其险峻的自然山势和独特的地理位置，自古是兵家必争之地。春秋时的代国，战国时的燕赵，两汉的匈奴，东晋的慕容氏，北魏的拓跋氏以及后来的辽和金都是凭恒山立足，以鞭天下。

恒山脚下的悬空寺属浑源县，距大同市区 65 公里。悬空寺始建于北魏后期，距今1400 多年，是国内仅存的儒释道三教合一的寺庙，北魏王朝曾将道家的道坛从平城（今大同南）移此。

浑源河从恒山脚下流过，浑源河发源于县境之唐峪，唐代时从云中县分置，故名浑源县。浑源河，浑源县。我的脑海中浮现出曹操在《陌上行》的诗句"绝人事，游浑元"。颜师古曾曰："浑元，天地之气。"浑源会不会通浑元呢？尚不可知。或者说是长久以来，多个民族在此形成浑同融合之源呢？道家，儒家，释家在对宇宙时空的本原层面是相通的。

恒山是道教重要的道场，据《云笈七笺·卷二十七》记载为道教三十六小洞天中的第五洞天。茅山道的祖师大茅真君茅盈曾于汉时入恒山隐居，修炼数载。

我们平常说"得道"，什么是"道"呢？在《道德经》中说："孔德之容，唯道是从。道之为物，惟恍惟惚。恍兮惚兮，其中有象；恍兮惚兮，其中有物；窈兮冥兮，其中有精。其精甚真，其中有信。"

修炼有成的人，其身心能遵循道的规律。能感知到道的状态，道之为物是恍恍惚惚的一种物质状态，是极度均匀的，是无物之象，无状之状。很寂静，无动静区分，很冥漠，常人难以清楚。其中有精，这个精，是这个恍惚元气的精华，这个精里有信和信节的变化。

古人认为修炼后对道有了体认和感知，达到一定水平，是可以体现德的"生而不有，为而不恃，长而不宰"的胸怀。就具有了这样的境界："载营魄抱一，能无离乎？专气致柔，能婴儿乎？涤除玄览，能无疵乎？爱民治国，能无知乎？天门开阖，能为雌乎？明白四达，能无为乎？生之畜之，生而不有，为而不恃，长而不宰，是为玄德。"

营魄指魂魄，抱一是状态。魂魄能达到抱一守中，不离开这个中吗？气不在刚而在柔，能做到婴儿那样吗？玄览指玄况深邃的境界，就是在精神很深邃的境界，能够很明净，一点瑕疵都没有吗？民和国是古代对气和身体的比喻。对与气和身体，能够无为而无不为，达到自自然然的和谐状态吗？天门，指人的头顶，是和虚空的"道"（元气或信息和能量）之间的主要通路。天门开阖，还可以包括人的行为，也是和自然社会的交流，能够做到处事纯阳而没有阴行吗？对很多事非常明了，而无意去分辨他吗？能够做到了，就达到了"生而不有，为而不恃，长而不宰"的玄德境界。

秘静克是近代武学家王芗斋先生的弟子，她记述1954年在北京中山公园练站庄时，芗斋老让她睁眼练习时要与树帽的大气相衔接。她很不理解，当时她得了视神经萎缩，左眼视力0.01，右眼0.3。北京各大医院治疗无效，还逐渐加重。她想我本来视力很差，树帽上有什么大气？但她还是按照老师所教之法练习。四个月后，她的视力，左眼恢复到0.4，右眼恢复到0.9，能看书写字。这时也隐约看见了树帽上的一层大气。这里是说公园古树有形体之外，还有平常肉眼视力之外的气。在站庄、静坐和拳术中，习练者到一定阶段，也可以体会到自身周围恍惚的气。我们讲的道和气有许多层面。江河湖海，山川大地，在视力所及之外，还有"形而上为之道"的内容，不要只局限在"形而下为之器"的境界。广阔的虚空，还有更多的未知。

在《圣经·马可福音》"少女复苏"的故事中，有这样的记述："At once Jesus was aware that power had gone out from him."注意一个词"power"。我们先看这个故事的来龙去脉，有一个叫Jairus的会堂主持请求耶稣给他的女儿治病。这时已经有许多人聚在耶稣周围。众人中有一个女人，患漏血十二年，受了很多苦。多方求医，钱花尽了，病毫无起色，反而日渐加重。她听说了耶稣的神迹，便从众人后面挤了上来摸摸耶稣的衣服。心想："只要我摸摸他的衣服，病也肯定会好的。"她的血漏竟当时就停了，她感觉身上的病霍然而愈。这时，"At the same time, Jesus aware that power had gone out of him."耶稣感到自己身上有一股能量放了出去。"power"，翻译为中文的意思，可以为"力量，动力，（生理）机能"等等。其实这也是我们讲的"道"或者说"气"。"同气相求"也，耶稣强大的气场，影响了得血漏病的女人，使她有了一个良性的转化。

耶稣对这个女人说："My daughter, your faith has cured you. Go in peace, free for ever from this trouble."（女儿，你的真诚信仰救了你，安心回去吧，你的病不再犯了。）耶稣说出了这个女人病好的缘由。在《易经》中讲："君子敬以直内，义以方外。"这是修养身心的手段又是内容。用"敬"，用"义"时，又借助外在力量，身心同时便发生了良性的变化。

我们看耶稣怎么去救治会堂主持女儿的。此时，有人来向会堂主持报信："你的女儿已经死了，用不着麻烦耶稣了。"耶稣对会堂的主持说："不要怕，要诚心坚信。"耶稣带着彼得、雅各、约翰前去。主持的家中嚎哭声乱成一片。耶稣对他们说："乱哭乱喊什么？孩子没死，她只是睡着了。"众人嗤笑他，耶稣把他们全都推到屋外。把孩子的父母和他的门徒领进女孩躺的屋子，他握住女孩的手，对她说："Talitha cum"（大利大古米。这是阿拉姆语，意思是：起来，孩子）。那个 12 岁的女孩马上站起来了，可以在屋里走动了。旁边的人惊奇万分。耶稣殷切嘱咐他们，不要把此事告诉任何人，然后拿东西给女孩吃。

相信这是真实的记载，我们来分析一下。有人报信，但耶稣是知道女孩没有真死的。不受时空的阻隔，耶稣可以知道真相。前面我们讲到"……其精甚真，其中有信"。扁鹊救虢国太子，"非能生死人，此人当自生者，越人能使之起耳"。扁鹊也有先知能力，提出"信巫不信医者"不治，那么耶稣的治病应属巫的形式，很高明。扁鹊也具有巫的能力，但春秋时期，社会环境激荡变化，一定有很多胡吹乱侃的人，用巫的方式来坑蒙拐骗。巫重于无形，而医有形可寻，针灸方药，推拿按摩，效果会更准确实际。有个学长，多日不大便，西医诊断为肠易激综合征。学长说用西医治疗后，有所改善，但觉得头脑中的神（思维的状态）有些乱，西药很厉害。他说的厉害，是指副作用很大。因为他练内功，神意明，前后有所对比。我为其针右侧天枢、肓俞两穴，留针 1 小时，其间痛不可忍，豁然大效，这是术的应用。医师用道来指导医术，术的具体运用，会事半功倍。

巫，是靠动念来治病，什么对巫的治疗有影响呢？还是他人的"念"，就是精神活动。这涉及一个哲学的根本问题。恩格斯在《自然辩证法》中谈到物质运动时说："物质的运动，不仅是粗糙的机械运动，单纯的位置移动，而且还是热和光，电压和磁压，化学的化合和分解，生命和意识。"苏联的《辩证唯物主义与历史唯物主义》一书中说："意识是具有大脑这种特殊物质结构的物质的内部状态。"毛泽东在《辩证法唯物论提纲》中说："用彻底的唯物主义论来看意识这种东西，那么意识不是别的，它是物质运动的一种形态。"意识本是佛学中的名词，上面哲学中的意识一词，应大致包括中医学的神魂意魄志等精神活动。

耶稣为什么把嗤笑他的人推到屋外呢？因这些人的意识活动会干扰治疗。而他的门徒是相信耶稣的，或者说几个门徒也在发挥作用，女孩父母的心情一定是良性互动。耶稣很低调，殷切嘱咐看到的人不要告诉任何人，免得麻烦，使人迷误。但他和扁鹊一样都遇害身亡，不禁使人反思。

《论语·述而》中提到："子不语怪力乱神。"《论语·先进》中，季路问事鬼神。"子曰：未能事人，焉能事鬼？敢问死。曰：未知生，焉知死？"自古至今，社会生活中总有许多神秘现象，不好解释。如巫的治病、占卜，有许多不确定性。语言不好表达，常人难以理解。孔子以平常的态度，存而不论，以道德教育来超越宗教鬼神的束缚。孔子的学问，更主要的是在《易经·系辞》里，这是他韦编三绝的果实，解释宇宙时空的规律，充满了理性的光芒。

《史记·孔子世家》："孔子以诗书礼乐教，弟子盖三千焉，身通六艺者七十二人。"孔子时代的六艺是指礼乐射御书数，这在《周礼》中说得清楚。

"礼"是指吉凶军宾嘉五礼的具体礼仪；

"乐"指云门、大咸、大韶、大夏、大获、大武等具体的乐曲；

"射"指射箭。有军事之射，有平时之礼射。是体育、军事、劳动、礼仪的结合。

子曰："射不主皮，为力不同科，古之道也。"射不主皮，是指礼射。到春秋末期，主射穿其皮，尚力不尚德。孔子便有叙故之叹。军事之射，自然要稳准狠。

在同朔大地，今天还可以看到许多长城、古堡的遗迹。登临应县木塔，礼佛拜佛时，仿佛还能感受辽国契丹，金国女真，宋的汉人，金戈铁马之声。金元时期，武术有了大发展。在各个民族冲突融合中，在作战中，克敌制胜，要真本领，不能靠神佛的佑护。这在一定程度上，打破了神佛思想的束缚。春秋末期，诸侯争战，是以射御为急。自古世事变化，国家民族，内用黄老，外用儒术，富国强兵，不可缺一。国之富，财力之富是其一；思想之富，更为首要。国学之中，医学是其重镇，不可自毁长城。中医学人，能在临床中克敌制胜最为关键。

"御"，是驾车，包括驾驭战车。

"书"是识字，是书法教育。

"数"包含数学等自然科学技术和礼教内容。

"六艺"的教育特点是文武并重，知能兼求，其中"礼、乐、射、御"称为"大艺"，"书"与"数"称为"小艺"。自周代起，贵族子弟能接受完整的六艺教育，庶民子弟只给小艺的教育。

把"六艺"指为《诗经》《尚书》《乐经》《易经》《周礼》《春秋》是不妥的。那是西汉废百家，尊儒学，对儒学改造的结果，六经、六艺混同是始于西汉。

顾颉刚在《史林杂记初编·武士与文士之蜕化》中说："自孔子殁，门弟子辗转相传，渐倾向于内心之修养，而不以武事为急，浸假（始见于《庄子》，原是两个单音字的临时组合。'浸'为副词，表逐渐义；'假'为动词，表假借义。凝固成词表逐渐义。——李先华注释）而羞言兵，而唯尚外表。"孔子生前的学生多从事政治，而后来弟子多从事文化教育。

唐代画家吴道子画的孔子像，身材魁梧，腰挎佩剑。文武双全的孔子是真实的。季亢子问冉有："子之于军旅，学之乎，性之乎？"冉有回答："学之于孔子。"（《史记·孔子世家》）可见孔子知兵，懂军事，其弟子冉有、子路、公良都知兵尚勇。

"辛苦遭逢起一经"，南宋的文天祥也是精通一经而考试得官。在《明史·选举志》中："生员专治一经，以礼、乐、射、御、书，数设科分教，务求实才，顽不率者黜之。"

学界把曾国藩评为近代大儒，曾国藩有修身十二款：敬，静坐，早起，读书不二，读史，谨言，养气，保身，日知所亡，月无亡不能，作字、夜不出门。这成就了曾氏的果敢和坚毅。毛泽东曾说："吾于近人独服曾文正。"杨昌济在《达化斋日记》中提到毛泽东："而资质俊秀若此，余因以农家多异材，因以曾涤生（国藩），梁任功（启超）之例勉之。"毛泽东在曾国藩的治军精华中汲取了营养，悟出自己的道理。在带部队上井冈山的路上制定"三大纪律，八项注意"，其基本精神和主要内容多来自曾国藩在江西的《爱民歌》。曾国藩建议清政府用"内圣外王"的儒家思想来恢复国家，但清政府积重难返。近来兴起的国学热，评出的国学大师，按规矩，是不能称之为国学大师的。国学的定义是什么？不单单是儒家的内容。单论儒家，是要能文能武，还有一个内明的过程。儒释道医武都有一个内明的过程，只是在文字里打圈圈，远远不够。

"子曰：'赐，尔以予为多学而识之者与？'曰：'然。非与？'子曰：'非也。予一以贯之。'"这个"一"，曾参理解为"忠恕"，曾国藩也沿用这个理解。近有学者，把"一"作为数词。在以前的文字里，我曾阐释自己的观点："一"是高度智慧的状态，合于道的境界。与禅宗的"明心见性"和净土宗的"一心不乱"相通。儒释道及耶稣和穆罕默德都达到了如此的境地，是用不同的方式来教化众生。

曾子著《大学》，开明宗义，"大学之道，在明明德，在亲民，在止于至善。知止而后定，定而后能静，静而后能安，安而后能虑，虑而后能得。物有本末，事有终始，知有先后，则近道矣。"

"明明德"，"亲民"，"至善"为其纲。"德"，从彳（chi），悳声。左步为彳，右步为丁，合则为行。（《字汇》）。直心为德，直心，是纯真，不杂。而"彳"和行走有关，我解释为心的灵动。德，升也（《说文》），纯真不杂的心的灵动是一种内在的升华。止—定—静—安—虑—得，是精神的变化和感悟。

明代的王阳明主张"半日静坐，半日读书"。湛若水在其书院，早晨进堂先是督令弟子静坐默养多时，再来教读，这都是在开启智慧。文字是思想文化的载体，以文教化。"汗牛充栋"对有些人也不能"化"，"目不识丁"的人或许已入"化境"，禅宗六祖惠能就是个例子。

康有为早年求学，觉悟陷于故纸堆中，究复何用？于是"绝学捐书"，静坐默想，格物观心，"忽见天地万物皆我一体，大放光明。自以为圣人则欣喜而笑；忽思苍生困苦，则闷然而哭"。他自己称是"飞魔入心，求道心切"。这是他自己讲的，不知是否真实。

明代心学宗师陈白沙也自述有"天地万物皆我一体"的感受。这是入门后的风景，而不是"道"。像道家讲的哪个"圆陀陀，光烁烁"是另外的境界，不可同日而语。

不要以为儒家只是读书，也有个"形、气、神"的修养。儒家讲止、定、静、安，不只是死读书。

山西大同历来为北方重镇，大同一词出自《礼记·礼运》："大道之行也，天下为公。选贤与能，讲信修睦，故人不独亲其亲，不独子其子，使老有所终，壮有所用，幼有所长，鳏寡孤独废疾者，皆有所养。男有分，女有归。货恶其弃于地也，不必藏于己；力恶其不出于身也，不必为己。是故，谋闭不兴，盗窃乱贼而不作，故外户而不闭，是为大同。"康有为在《大同书》中又论述"据乱世"到"升平世"（小康）再到"太平世"（大同）的理念。

物质的有形财富是不会极大丰富的，煤炭、石油不可再生。《大学》中"明明德、亲民、至善"，是讲人内在的觉悟可无限挖掘，"亲民，至善"，是自然结果。马克思说："人的类特性恰恰就是自由自觉的活动。"（《1844年经济哲学手稿》）人的这种类特性在远古社会或许是一种低水平的体现。而今，物质发达的同时，人的类本质还是被扭曲和异化的。儒家讲的"明明德"，应是对宇宙时空在智慧层面的理解。"货恶其弃于地也，不必藏于己"，在满足基本生存条件后，更重要的是内在的觉悟。比如，佛学中禅定的初禅——欢喜禅，内心愉悦欢喜，对外部世界的有形的物质享乐就会淡漠。我们把这个感受也称之为"内材"，人就可能从私有的桎梏中解放出来。

毛泽东说："世界到了全人类都自觉地改造自己和改造世界的时候，那就是世界的共产主义时代。"（《实践论》，见《毛泽东选集》第2版第1卷第296页）多么精辟的见解。

云冈石窟位于大同市区以西16公里的五周山南麓，依山而凿，气势恢弘，东西绵延约1公里。石窟大部分完成于北魏迁都洛阳（494年）之前，艺术成就上承秦汉之现实，下开隋唐之浪漫。2006年余秋雨参观云冈石窟，曾题词："北魏雄风犹拂面，万里铁骑归佛山"。

农历四月初八是释迦牟尼诞辰。恒山乃道教圣地，北魏文成帝拓跋濬即位后，为纪念释迦牟尼，提出"三教合一"的思想。有诗云："音亦可观，方信聪明无二用，佛能称士，须知儒释本同源。"自此，在恒山举行"四月初八"的庙会，佛道信徒都到恒山添香。明清两朝，北岳大庙香火达到鼎盛，真是"社当四月轮蹄集，朝罢三更士女班（清代，张应薇《四月八恒山会》诗）"。

佛教博大精深！今天，对佛道的学习是要用出世的精神，来开启智慧，来做入世的学问。

怀着景仰的心情参观云冈佛窟，当年的工匠，用智慧和虔诚雕刻的同时，身心一定也得到了洗礼和升华。

北岳恒山位于浑源境内，浑源物华天宝，钟灵毓秀，为"中国黄芪之乡"。顶级黄芪——正北芪就出于此，为《本经》上品，《本草纲目》称其为"补药之长"。在悬空寺脚下，我看到有出售黄芪的摊点，感叹治病还是要道地药材。

清末民初，北京名医陆仲安（1882—1949）以擅用黄芪而绰号"陆黄芪"。1920年，胡适有口渴、多尿、多饮等症状，西医初步诊断为"糖尿病"。友人推荐请陆仲安治疗，胡适认为中医"无科学根据"，在西医治疗无效时，始延医于陆氏，霍然而愈。当时上海丁福保主编的《中西医药杂志》曾刊登陆给胡开的全部药方。初诊（1920年11月18日）药方为：

生芪四两，云苓三钱，泽泻三钱，木瓜三钱，西党参三两，酒芩三钱，法夏三钱，杭芍三钱，炒白术六钱，山萸六钱，三七三钱，甘草二钱，生姜二片。

编者附注：胡君之病，在京延西医诊治，不见效。某西医告以同样之病，曾服中药而愈，乃延中医陆君处方，数月愈。

林琴南是清末民初文学大家。"五四"前后，白话与文言之争，是文化界争论焦点之一，胡适与林琴南曾激烈笔战。林氏感激陆仲安先生济世之劳，画《秋室研经图》送仲安展示医师正在研读经典，并题文颂扬陆氏医术，用桐城体文言，古意盎然，文妙韵雅（见《畏庐文录》）。此次，仲安先生取图亦请胡适题文，胡适欣然命笔："林琴南先生的文学见解，我是不能完全赞同的，但我对陆仲安先生的佩服与感激，却完全与林先生一样。"

"我自去年秋间得病，我的朋友学西医的，或说是心脏病，或说是肾脏炎。他们用的药，虽也有点功效，总不能完全治好，后来幸得马幼渔先生介绍我给陆先生诊看。陆先生也曾用过黄芪十两，党参六两，许多人看了，摇头吐舌，但我的病现在竟好了。"

"去年幼渔的令弟隅卿患水鼓，肿至肚腹以上，西医已束手无法。后来头面都肿，两眼几不能睁开，他家里才去请陆先生去看。陆先生用参芪为主，逐渐增到参芪各十两，别的各味分量也不轻。不多日，肿渐消减，便溺里的蛋白质也没有了。不上百天，隅卿的病也好了，人也胖了。"

"隅卿和我的病，颇引起西医的注意，现以有人想把黄芪化验出来，看它的成分究竟是什么？何以有这样大的功效？如果化验的结果，能使世界的医学者渐渐了解中国医药学的真价值，这岂不是陆先生的大贡献吗？我看了林先生的这幅'秋室研经图'，心里想象将来的无数'实验室研经图'，绘着许多医学者在化验室里，穿着漆布围裙，拿着玻璃的管子，在那里做化学的分析。锅里煮的中国药，桌子上翻开着《本草》《千金方》《外台秘要》一类的古书，我盼望陆先生和我都能看见这一日。——胡适。"

1920 年正是"科玄论战"初期，胡适是科学派的主将，崇尚西医，他的病竟被中医治愈，引起轰动。后来医院把糖尿病的诊断给否定了，此事也就成了一个公案。报道说："据传，胡适的病，最初发现有糖尿病的现象。住进协和医院之后，经过三十回的尿便化验，七日严格饮食限制，最后诊断报告不是糖尿病。"胡适也在《努力周报》第三十六期上登一则启事："此次诊断的结果，已断定不是糖尿病，这一层使我安慰。承各地朋友慰问，十分感谢。"

胡适在某些方面是绝顶聪明，想他是以矛盾的心理在表达自己的观念。对于祖国医学和文言文的理解，胡适应是偏颇的。中医的根源是"形而上"的气化论和经络论，用"形而下"的所谓的"科学"去缘木求鱼，结果可想而知。"心里想象将来的无数'实验室研经图'，绘着许多医学者在化验室里，穿着漆布围裙，拿着玻璃的管子，在那里做化学的分析。锅里煮的中国药，桌子上翻开着《本草》《千金方》《外台秘要》一类的古书"的图景而今是实现了，而且大行其道，但祖国医学的衰败几成定局。文言的使用，祖先的用意是要把文和言分开使用。文有规矩，《内经》《易经》等浩如烟海的古代文献，稍加训练，就可以读懂。而言，说话，平时说的白话，随着时代的变迁而变化。民国的白话文，已经许多不用，或不好搞懂什么意思了。近有学者提出，重要的国家文告，用文言来写，以显其庄重。我认为，文言可使文告流传得更久远。

1926年初，梁启超在协和医院误割右肾，主刀医生是协和医学院著名外科教授刘瑞恒。梁公还在1926年6月2日晨报副刊上发表《我的病与协和医院》一文，详述了自己此次手术的整个经过，替协和医院辩解，真是用心良苦。病肾依旧在，好肾却被割除。手术之后3年，梁启超就撒手尘寰，享年56岁。1970年梁思成因病住进协和医院，从自己的主治医生那里得到了其父早逝的真相。

中国医史学家程之范先生指出："梁启超对协和医院误诊的态度，主要是考虑到当时西医刚进中国，老百姓对西医还缺乏认识，协和医院是当时中国最先进的西医医院，如果这时对协和大加鞭挞，最终吃亏的恐怕是老百姓。"

我倒认为毛泽东是国学大师，"赤脚医生"结合当时国情，对农村、农民的健康维护，起了积极的作用。现今西医学一统天下的制度，其理念和技术层面的局限性，看病贵、看病难、看不好，最终吃亏的还是老百姓。

《诗》云："如切如磋，如琢如磨。"（《卫风·淇奥》）"如切如磋，自契激扬之义；同心同德，孰分清浊之姿。"（《淡交若水赋》宋，范仲淹）

噫！2007年，收获颇丰，徐文兵等诸学长之激励，炎黄国医馆王凯明先生之提携，不由心存感激，仰天长啸。

写于2008年1月15日星期二凌晨

内求法的一气与守神

《内经·素问·上古天真论》中讲："恬淡虚无，真气从之，精神内守，病安从来。"这是内求的方法，是体验生命活动，是向内运用意识的过程和达到的境界。在恬淡虚无的状态下，体会真气从之，体会真气内外畅达，体会真气在体内自然运行。

《内经·灵枢·刺节真邪》中讲："真气者，所受于天，与谷气并而充身也。"意思说真气受之先天，是与生俱来的能量，和后天食用的水谷之气混合而充养周身。

《内经》中，这么多藏象、经络、气化、运气的学说。古人对主观世界和宏观的宇宙如此准确、精细的认识与描述，其来源在哪里呢？这就涉及方法论的问题。"知内而达外"，内求的方法是古人做学问的根本。"内圣外王"，内在精气神品质的提升，会增强对外在客观世界的认知。

《内经·素问·八正神明论》讲："岐伯曰：请言形，形乎形，目冥冥，问其所病，索知于经，慧然在前，按之不得，不知其情，故曰形……请言神。神乎神，耳不闻，目明心开而志先，慧然独悟，口弗能言，俱视独见，适若昏，昭然独明。若风吹云，故曰神。"怎么理解呢？岐伯说，让我说说守形的医生，他们没有超视觉的功能——透视的功能（目冥冥，冥，昏暗的意思），就要问病，切脉，他们对病在人体的真实情况是不清楚的。而守神的医生呢？目明心开，不用问病，可以察知病在人体的真实情况。神明内得，又不能用言语表达，是如何察知的。俱视若昏，独见独明。别人看不见，而能守神的医生能慧然独悟，昭然独明，清清楚楚，故曰"神"。

这个神，既能觉察自身生命活动，又能对外部世界有所认识。在《韩非子·解老》中有詹何度牛的故事。

詹何坐，弟子侍，有牛鸣于门外。弟子曰："是黑牛也，而白在其题。"詹何曰："然，是黑牛也，而白在其角。"使人视之，果黑牛而以布裹其角。

译为白话：詹何坐着，弟子侍候，牛在门外叫。弟子说："这是头黑牛而有白额。"

詹何说："对。这是头黑牛，但白色在它角上。"叫人去看，果然是黑牛而用布包着它的角。

詹何是战国时期的道家人物，在《吕氏春秋·重言》中提到詹何："圣人听于无声，视于无形，詹何、田子方、老聃是也。"韩非子认为这种"不出户，知天下"是推理，贬低詹何，是其境界不同也！

现代的医学家、哲学家不能准确理解道统的学问，是缺少了内证的环节。有些医学家把"气"当作哲学的概念，是没有体会到"气"。而有些哲学家不能理解前人的理念，也是因为缺少了内求体验的过程。

张岱年先生《中国哲学大纲》人生论中有对明代理学家陈白沙观念的论述。

陈白沙讲自然自得之学，以致虚守静为本。在其《与林缉熙》中说："终日乾乾，只是收拾此理而已。此理干涉至大，无内外，无始终，无一处不到，无一息不运。会此则天地我立，万化我出，而宇宙在我矣。得此把柄人手，更有何事？往古来今，四方上下，都一齐穿纽，一齐收拾，随时随处，无不是这个充塞。"

张岱年先生这样评论："收拾此理之说，亦与象山（指南宋理学家陆象山）为近，修养到此境界，则觉'我大而物小，物尽而我无尽'，整个宇宙在我范围之内。所谓天地我立，万化我出云云，实只表现了唯心者狂妄自大。"

陈白沙在致虚守静中体会的"理"，就是"元气"，或者说是"混元"，是有其物质性的。班固在《幽通赋》中云："浑元运物，流不处兮。"也是讲，浑元随时随处，充塞宇宙。曹操在《陌上桑》中说"绝人事，游浑元"，指的就是修炼内容。在《黄帝内经》有"……去世离俗，积精全神，游行天地之间……"的描述。

陆象山、陈白沙在做学问中，有内求的过程，只是他们讲述的是沿途的风景，尚未到达智慧的彼岸。朱熹主张"半日静坐，半日读书"，要体察内在的生命活动，要开发智慧。不然是不会理解古人感受和理念的，这也是我们文化出现断层的缘由。

近代武学名家王芗斋先生在传授其大成拳时讲述，功夫达到相当程度，可自觉顶天立地，有身耸云端，精神放大之感，称其为"身如云端宝树"。

近来我在指导巴西学生 Lucas 练习站庄时，体察到身体内外的光感和气的流动。觉得形体无比高大伟岸，内心充实，有战无不胜的勇气。这只是功夫的入门感受，慢慢还能体会到很多内景。

在范晔《班彪列传·第三十下》中讲："外连混元，内浸膏茫。"什么是混元，混元，有时也写作"浑元"。颜师古注："浑元，天地之气。"是在练功夫的过程中，四肢百骸，五脏六腑，皮肉筋脉骨融为一体。此时，心虚神静，内外相和，就会体会到形体无限高大，顶天立地，周身的毛窍腠理和外界虚空中天地之气的交换，可以浸透到膏茫之中。

儒释道守神、内求练功的过程，都能体会到人体生命活动的一气，或神意灵明。这种神的虚静、灵明；这个气的块然独立，及其经脉在体内外的连接流动，都是内求守神的过程和结果。内求体验一气与守神的锻炼，对中医的临床都有积极的指导作用。

2007 年 8 月在珠海，偶遇某男青年，32 岁，自述胸闷、头晕。观其面色暗淡，眼白有血丝，唇暗红。细询问之，其两年前曾被歹人殴打伤及胸背。我让其高举双臂，为其针刺腋下大包穴，男青年顿觉胸中舒畅，头脑清醒。大包穴，脾之大络，统络阴阳诸经，故名大包。此时取此穴，医者的念力要贯通胸部及周身。此时，取大包穴，其作用不仅仅是宽胸理气。临证，医者也有用神的过程，有所感、有所用。像武学技击，接招换式，法无定法。明晃晃的刀剑来袭，头脑中会迅速做出应答，如何藏身，如何还击！

一个中医大夫，阅读经典，是必由之路；练气、守神是内求的功夫！

对中医现状的思考

——给友人的信

　　曾兄台鉴：又读来信，感慨几多。悲天悯人之胸怀，为医者所必备，现实中又有许多无奈。经方的学习及对传统医学的理解，需要以对道家气脉、天人合一学说的体验为背景，这是为医者最应该具有而又偏偏被抛弃或批判的。只读文字，多是不着边际。现况是经典——先贤表达记述思想的文字也不受重视了。你看，这就是现实。经验积累是必经的过程，但用智慧思维去理解先贤的思想更为紧要。

　　我大约在 1986 年读到南怀瑾老师《静坐修道与长生不老》一书，在具体修炼方法上是按混元派的门径。南老师对儒释道思想的阐释，丰富、拓展了我青年时代的认识和眼界。李可老中医的书值得研读，他也是站在道的境界来理解、应用医药。他当年也是要有本地的官员签字，才放手用药。

　　时空转换，又是 30 年。今天的医师临床，仍如履冰临渊。处方用药时，经方要用到原有剂量才显神效，而现代人编纂的药典又蹩脚之极，超量就是违规、违法。经方应用中又有祛病的反应，如瞑眩，即使提前告知，有些患者还是难以明白。

　　临床中，我多是把针与灸发挥极致，把经方用平，来使效力彰显。一些常见病、多发病，如流感，用经方十块二十块就可以取效、治愈。然而，现实情况多是西医对身体强势介入，看中医，也难以找到明白的医生。到后来，许多疑难杂症都是医生给搞出来的。不治为中医，为中等的策略。我一个朋友的母亲，不看中医，也不看西医，只是到后来身体随年龄衰弱了，来找我看病。她的身体也有阻滞，堵在两腿的胆经。肝肾的元气也衰弱了，倒不至于有大的影响。现今广大人群，无论城乡，随着西药的介入，寒邪入冲任，凝滞其中。病人脏腑气机杂乱，内心对传统医学又排斥，即便仲景在世，也会望洋兴叹。

　　仲景为医圣，坐堂行医是何等气势，惊堂木一拍，病邪鬼魅先就怕了。而我们今

纯粹中医

天，若是以此为生计，医患之间有时代特色，医者、患者都有几多无奈。

　　已是夜深，暂唠叨到这里。

　　此致
敬礼！

明空于珠海
2009 - 01 - 31

中医不是慢郎中

我在中医的学习中注重古典经方派的学习，经方是指东汉张仲景所著《伤寒杂病论》中的方子。张仲景被后世尊为医圣，是因为他提纲挈领地总结了前世的医学，立方、立法，指明了路径。

伤寒与杂病

什么是伤寒？就是伤于寒。在《素问·热论》中讲："今夫热病者，皆伤寒之类也。"《难经·十八难》中："伤寒有五，有中风、有伤寒、有湿温、有热病，有温病。"我们讲的伤寒，是这个更广泛的定义。

可以理解为，有发热现象的疾病皆属于伤寒。因为自然界的外邪，"风、寒、暑、湿、燥、火"，称之"六邪"或"六淫"。在人调养失宜时，会乘虚而入，其中以"寒"为甚，故仲景先师首重伤于寒。

杂病，指不发热的疾病。伤寒与杂病，就包含了生活中所有的疾病。

六经辨证

外邪侵袭，是从外至内的过程，分别为太阳→阳明→少阳→太阴→少阴→厥阴，这就是仲景先师提出的六经大纲。外邪的路径，有传有变。传，是病情循着一定的趋势发展，变，是病情复杂，不遵循六经的顺序。当两经或三经的证候同时出现，称为合病；当一经的病候未罢，又出现另一经的证候，称为并病。而体质虚衰时，外邪不经过三阳，直接出现三阴的证候，就称之为直中，直接达到人体更深的层面。

从感冒发烧谈起

真正的中医治病，不管西医说你是什么病，只要符合中医的证（包括症状和体征），对症下药就行。《伤寒杂病论》中讲："太阳之为病，脉浮，头项强痛而恶寒。"这是太阳病的纲领。太阳病里有麻黄汤证，比如发烧的病人，从西医来看可以是感冒、气管炎、咽喉炎、扁桃体炎、肺炎、膀胱炎，或肾炎。真正的中医，摸脉、看舌苔、问症状，发烧怕凉不出汗，苔薄白，脉浮而紧，不管什么病，麻黄汤发汗。发烧40℃也是一样，吃了药一出汗就好。这是正邪相争，寒邪在外面把气闭塞住了，气机一通，寒邪散开就好了。而现在，很多中医一看，发烧40℃，就用清凉退烧药，银翘散、桑菊饮。更糟糕的是西医的输液，抗生素等液体直接注入静脉，烧退了，肚胀，吃不好饭，全身无力，身上沉紧。过不了半个月，西医检测，转氨酶就高了，说是肝炎。本来是外面寒气闭塞住了，内外气化不正常，外面寒，吃了凉药，输了药液，里面再寒，烧退了，肠胃的阳气受损，消化不好，肚胀、全身无力，发沉发紧，半个月，转氨酶一测，高了。现在肝炎这么多，许多是误诊误治所起。像这样的肝炎，脉象右手浮而大，这时，不要去治肝炎，还是麻黄汤加葛根、芍药，一发汗就好了。

还是说感冒发烧，40℃，吃解表的药，汗一出，不冷了，但烧不退，40℃，口干舌燥，大便不通。同样是感冒，情况变了，这就是并病，有了阳明证候。阳明经包括足阳明胃经和手阳明大肠经。这时要用大承气汤（大黄、厚朴、枳实、芒硝）往下泻，一拉肚子就好了。如果开始就用金银花、石膏，或用西医的抗生素类药输液，是错的，变症百出。因为发汗后，外面的汗解了，里面还有热，变为热证，要清热，这就是辨证论治。有时在临床遇到感冒开一两副药，好了就不用吃了，再吃就过了头。

中医强调人体正气的重要性，像西医不好治的小儿麻疹、肺炎，要给人体补正气，再用点抗生素就灵。有时，用了补气的药，甚至不用抗生素，肺炎也好了，因为增强了人体自我修复的能力。

腰椎病

腰椎病包括腰椎间盘突出症，临床中有外寒引起的腰痛，到医院做 X 光或 CT，腰椎间盘突出，压迫神经。开始医生多是要保守治疗的看中医，一诊脉，脉沉，就是要用力才可以摸到这个脉象；刚刚开始两三天，还发热。这是个什么病？伤寒论301 和302 条指出：少阴病，始得之，反发热，脉沉者，麻黄附子细辛汤主之。这是个合病，太阳、少阴两经同时受邪，中医叫太少两感。在临床中，遇到几例，两副麻黄附子细辛汤，烧退，腰疼好了。CT 检查，腰椎间盘功能正常。因为这是初发，虽然症状疼痛明显，但还是个轻症。

足太阳膀胱经在脊柱的两侧经过，古人把太阳经比作六经藩篱，有外邪来了，它先阻挡。足少阴肾经在小腹部经过肚脐两侧，是阴经，它在更深的层面。膀胱经和肾经互为表里，在人体结构上也有这个特征，膀胱向上经两条输尿管连着两个肾脏。膀胱和肾是具体的脏腑，通过它们的经络贯通身体上下，发挥作用。比如膀胱，不要以为它只是个尿脬（suī pāo），《素问·灵兰秘典论》讲"膀胱者，州都之官，津液藏焉，气化则能出矣"，这里不再多讲。

　　膀胱经和肾经比作一套房子的里外间，外寒这个敌人刚刚进来，里间外间都有，还没有站稳脚，用麻黄附子细辛汤，把它们赶出去。这个药用对了，一副药，病就好了。《伤寒杂病论》原方：麻黄二两，细辛二两，附子一枚（炮，去皮，破八片）。据考古证明，汉代的一两＝15.625克，附子一枚大约20克到30克。这样，原方每一味药都有30克。而今天《药典》规定，麻黄用量为1.5～9克；附子用量3～15克：补火壮阳时用1.5～3克，强心、温中散寒止痛时用4.5～9克，中毒剂量为15～60克。细辛，内服1～3克，外用适量。若超量，处方医师郑重签字，药房才发药。中药饮片产地不同，炮制的过程有异。病人年龄、体质、区域不同，病情多变。中医的诊断如脉象，一个医生一种感受。用药，根据具体个人病情掌握，难以量化。病重药轻，杯水车薪，治不了病。达到古方的量，那你就是违规，以身试法。即使你是高明的医生，也难免如履薄冰，如临深渊，这就是现状。

　　腰椎间盘突出，西医的外科手术不是能很快解决吗？的确，外科手术，摘除腰椎间盘突出的髓核，腰腿疼痛的症状很快改善，但是，按照中医的理念，你脏腑的情况并没有改善，那个寒邪凝固在人体的阴经。这个时候，少阴（有足少阴肾经、手少阴心经）、厥阴（足厥阴肝经、手厥阴心包经），有了沉寒痼冷，它不在阳经了，到了阴经，到了你的内室。你不把它赶出去，那就是养虎为患。2008年春天，有个老兄找我看病，山东人，40岁，一米八大块头，胸闷，心区塌陷一个巴掌大坑，大约有半厘米深，肉眼能看出来。从脉象看，这是个厥阴证。心包，就是心脏外的包膜，属于厥阴经。心包和心的气血不足了，出现胸闷、气短等，中医叫胸痹。胸痹，古人形容这个用《书经》的一句话"牝鸡司晨"，是母鸡打鸣。我们讲，心中充满阳光，该是亮堂堂的。现在阴凝于阳，这是《易经》的话，阴邪占据了阳位，阴霾遍布，自然不会舒服。一般的胸痹，用经方"瓜蒌薤白白酒汤"就可以。然而这个老兄的病在肝肾，寒邪凝固在肝肾。原来，患者10年前，30岁的时候因腰椎间盘突出症做了西医外科手术，腰腿疼痛的症状消除了，但你没有解决脏腑的失衡，那个寒邪还盘踞在肝肾，还在你的厥阴经和少阴经。这样，体质就下降，你干不了重活。再后来，就表现在胸部，心包经和心经也属于厥阴、少阴。这个时候还要温通肝肾，驱除寒邪。肝肾的能量充足，才可以温煦胸中之阳，疏通胸膈之气，胸闷的症状才可以消除。这就是求其根本。我为其先用针和灸的方法，取上腹部的中脘、建里，肚脐旁边的肓俞、天枢，肚脐下的阴交、气海，以畅通腹腔。因为这时要用大剂回阳救逆的药，所以要用针灸开个通路。火性炎上，但要让它归到下腹的肝肾，还要有药物配伍安排。重用附草姜（附子、甘草、干姜）、细辛，制附片用到 90 克，细辛用到 30 克。一周之后，来复诊，症状消除，神清气爽。后来，他按这个方子内服一个月，体质大大改善。为什么会这样呢？因他的太太是同仁堂药业集团的主管，熟悉医药，所以他相信中医。医患之间相互信任太重要和微妙了。

我们不要以为在冬季容易受寒邪侵袭，现实中在夏季更多见。冬季，人体随着天气变冷，毛窍腠理有一个自然的协调防御。而夏季，毛窍腠理，自然开张，而楼台会所，家居卧室，冷气大开，侵袭体表；冰镇饮料、瓜果，大快朵颐，肠胃受寒这也是表寒。据最近报道，腰椎间盘突出症袭向青少年。接诊的腰椎间盘突出患者中，最小的是一名 12 岁的男孩。在逐渐工业化的时代，人类面临生存环境大的恶化。传统文化，中医作为和我们关系最密切、紧要的阵地，在认识到她的宝贵时，我们更应该继承和发展，并以之为人类健康服务。

"今人不见古时月，今月曾经照古人"。愿我们同心协力，共兴中医。

明空
2009 年 9 月 10 日 14 时
于北京寓所

论脏腑的阴阳表里

（对"阴阳是以外界沟通多少来区分理解"有所领悟，今提笔用文字论述，尤其是写"脏"的内容，总是踟蹰不前，难能自圆其说，昨夜还在痴想，深感褚小怀大，绠短汲深。）

阴阳是传统哲学和医学的基本概念和重要内容。阴阳的概念可追溯到伏羲氏时代所创造的"－－"（阴爻）和"——"（阳爻）的符号。西周晚期，古人用阴阳的理念来解释节气、地震等自然现象。在《易经》中讲"一阴阳为之道"，而《黄帝内经》中对阴阳的阐述，使其成为传统医学和养生学的精髓。

在《说文》中，"陰，闇也。山之北，水之南也。从阜，从会"。"陽，高明也"。《谷梁传·僖公二十八年》中："山南为阳，水北为阳。"

在这里我们重点讲人体的脏腑阴阳。

一是人体的界面。

人体是个筒状，有两个大的界面。一是我们从头到脚的皮肤。一是从口腔到肛门，这条通路的界面。这个界面的组织，我们不叫皮肤，称之为上皮组织。这两个界面，都是人体的表，我们可称之为"阳"。而两个界面中间，是人体的里，我们可笼统地称之为"阴"。

《素问·阴阳应象大论》说："阴在内，阳之守也，阳在外，阴之使也。"我们不要认为皮肤里面就是内。从口腔到肛门，这条通路的界面是外，是表，是阳。所以，胃，小肠，大肠称之为腑，属阳。

二是怎么理解胆、膀胱和三焦。

在十二指肠降部，肠腔左后壁有一纵行的黏膜皱襞，其下端为十二指肠大乳头，这是胆总管的胆汁流入十二指肠的开口。《灵枢·本枢》中讲："胆者，中精之府"。这个中精之府是个囊，我们也叫胆囊，它属腑，通过小肠和外界沟通，属阳。胰腺、胰管和胆总管共同开口于十二指肠大乳头，它是脏是腑呢？是阴是阳呢？胰还是要归属为脏，我同意把它化归为中医脾的一部分。胆是囊状，中空，所以属于阳腑。而胰更多为实体，位置在体内更深，属阴腑（当然，一家之言，也未必正确）。

《素问·灵兰秘典论》说："膀胱者，州都之官，津液藏焉，气化则能出矣。"膀胱也是个囊状，它和外界是通过尿道直接沟通的。

《素问·灵兰秘典论》说："三焦者，决渎之官，水道出焉。"决，是疏通之意，渎是沟渠。也就是说，三焦有疏通水道，运行水液的作用，是水液升降的通路。全身的水液代谢，是由肺、脾胃和肠、肾、膀胱等许多脏腑的协同作用来完成的，但必须以三焦为通路，才能正常升降出入。《难经》在《二十五难》和《三十八难》中又提出"有名无形"之说，引起后世诸多争论。

近代关于三焦，有人说是网膜，有人说是腹膜，有人说是腹腔膜。我们师承的理论认为，三焦包括胸腹腔所有的膜和膜上的血管、淋巴、神经。三焦主膜，统管腹腔，而且联系周身的元气，这是在内证的基础上得到的体认。这样我们就容易理解三焦主持诸气，总司全身气机和气化，以及把三焦协同肺脾肾输布调节水液的功能称作"三焦气化"。

人体的膜是无处不在的，皮肤是膜，皮下组织是膜。腹腔内的膜，和膜上的血管、淋巴、神经，如胃肠的膜上的血管、淋巴、神经就是处在一个阳位，脏腑的膜相对也处于阳位。《素问·阴阳离合论》说："阴阳者，数之可十，推之可百，数之可千，推之可万，万之大不可胜数，然其要一也。"所以，三焦要化归为阳，为腑。

三是怎么理解三阳。

《素问·至真要大论》说："愿闻阴阳之三也，何谓？气有多少异用也。"我们先讲三阳。阳明格局（空间）最大，太阳温度最高，少阳阳气最弱。我们还是从人体界面来理解。

胃是消化道最膨大的部分。胃有两个口，入口为食管与胃相接处，称为贲门，出口为幽门。从口腔经食管，是个通畅的道路，过了贲门，空间豁然开朗，就像我们经过一段走廊，到了大厅，阳光明亮。所以，胃，称之为阳明。胃为"水谷之海"，饮食入胃，需胃的受纳与腐熟，当然要有足够的空间和阳气。

在胃内形成的食糜经幽门进入小肠。我们注意这个幽字，幽，隐也（说文《释义》），是深远，僻静或昏暗的意思。从胃经幽门，空间陡然变小了，小肠是消化管中最长又最弯曲的一段，成人大约为 5～7m 长。《素问·灵兰秘典》说："小肠者，受盛之官，化物出焉。"在小肠中，胰液、胆汁和小肠液都参与了消化。小肠处在一个又阳又明的位置，"化物出焉"，但它是供应全身能量的重要的场所，温度最高，称之为太阳。

小肠通过一个"阑门"（回盲瓣部）到达大肠。大肠上口为阑门，下口为魄门，俗称为肛门。小肠过了阑门到大肠，空间又陡然大了。大肠分为盲肠、结肠、直肠三部分，成人大约1.5m。大肠通过肛门直接和体外沟通，空间敞亮，不像小肠曲径通幽，故亦称之为"阳明"。

我们在上面讲膀胱是个囊状器官，成人的膀胱容量约为300～500ml。空虚的膀胱近似锥体形，顶端尖细，朝向前上方；底部呈三角形，朝向后下方。膀胱底的内面有左右输尿管的开口和尿道内口。左右输尿管的直径约0.5～0.7cm，成人长约25～30cm，也就是说有两个细管通向肾盂。但它的出口，也就是尿道距离体外很近。你看这个膀胱没有胃和大肠那么宽畅，打个不恰当的比喻，两条输尿管通向肾盂，差不多是很小的胡同。

膀胱没有胃和大肠又阳又明，但仍在阳位，借助肾，行使其"州都之官，津液藏焉，气化则能出矣"的功能，故称之为太阳。膀胱或许比人们理解的更为重要，不只是个储存尿液的小口袋。这个州都之官，保持一定的温度、热量，藏津液，能有气化的作用，给周身提供能量。古人对人体的认识是用内求的方法，是在内景的基础上来阐释的，是在形而上的层面，用"气化"的内在真实的感受，对经络、脏腑以至于整个人体和宇宙的关系来讲解的。

胆和三焦属少阳。少者，小也，未大也。在《素问·阴阳类论》中将少阳比作"一阳"，初生之阳也。我们还是从解剖位置看胆和三焦和人体界面的关系。

胆总管开口于十二指肠大乳头，排泄胆汁参与消化。胆汁的来源是肝脏分泌，经肝左右管出肝后汇合为肝总管，与胆囊管汇合，共同形成胆总管。也就是说，胆囊储存胆汁的上源是个"暗室"——肝。胆没有和人体的内界面相通，而是开口于十二指肠大乳头，阳气少且小，所以划属为少阳。

三焦，我们在前面论述了它的概念。一般认为三焦包括胸腹腔所有的膜和膜上的血管、淋巴、神经。三焦主膜，统管腹腔，而且联系周身的元气。现今的医学生对活体的解剖是较少的。胸腹腔的膜重重相嵌，相互重叠。如网膜、肠系膜，相对在表浅部，但又没有和人体的内界面直接沟通，属阳位，阳气少，便叫作少阳。

唐宗海《医经精义》说三焦是人身之油膜，是有一定道理的。而王清任《医林改错》根本否认三焦，认为本无其物。王清任的探索精神值得钦佩，活血化瘀法也是很好的方法，但他追求的多是形而下的内容，抛弃内景和气化，也就矫枉过正，越改越错。

上我们讲的是六腑联系解剖位置在三阳的划分，下面看关于脏的内容。

四是怎么理解三阴。

少阴，包括心和肾。如果从"少者，小也，未大也"来解释肾属少阴，肾通过肾盂的两条输尿管，再通过膀胱和外界沟通。

而心脏是相对封闭的器官。心脏在脏中，还是偏阳的。阳为动，阴为静。心脏不断地泵血供应全身，从左心室射出的新鲜动脉血通过主动脉，经各级动脉运送营养到全身，又经各级静脉汇集上下腔静脉流回右心房，完成大循环（体循环）。右心房的血经右房室口到达右心室，再经肺动脉入肺，血液与肺泡内的空气进行气体交换，排除二氧化碳，吸入氧气，经肺静脉出肺，进入左心房，完成一个小循环（肺循环）。

西方发现人体血液循环规律的英国医学家哈维说："太阳是世界的心脏，心脏是人体的太阳。"心脏不知疲倦，24小时努力工作。全身血液24小时循环的里程约为26.4万公里，比长江黄河的长度之和还要长20多倍。心脏是身体的"强力泵"，是五脏的阴中之阳。

阴主静，阳主动。平常讲"心动"。我们有所见闻，可以"心动"，也就是在心主导下的精神活动，而我们的"魂"和"魄"是不能轻易动的。见了美色（包括人和物）动心，或许还在正常的生理范围。而魂魄呢？"惊魂动魄"，一定超出了正常的生理范围。当然"惊心"也是不正常的，偏阳的部位承受能力是较强的。食管、胃、小肠、大肠、膀胱、胆，这六腑生病在西医讲，都可以做部分切除，而愈后往往较好，而心、肾、肺、肝、脾是不能轻易动的。用机械的观点看，六腑的病是表浅的，而五脏的病就在内在里了。

心脏和全身其他部位通过大循环有着广泛的联系，是三阴的少阴，而肺脏是通过和心脏的小循环来联系全身的。与心脏相比，肺处在一个更阴的位置，就划属为"太阴"。这时，我们又可以提出，通过口腔、气管、支气管，肺也和外界相通啊！古人在划分阴阳时，还有内景和气化的内容在其中，在这里只是用机械、维象的观点来做一些阐述，一定有牵强欠妥和不完美之处。

胰腺在中医学里属于脾的范畴，我们在前面讲了把胰腺归属为"脏"的范畴。胰腺在胃的后面，在第1、第2腰椎的高处横贴于腹后壁，位置是较深的。形态细长，可分为胰头、胰体、胰尾三部分。胰头被十二指肠包绕，胰体横于脊柱之前，胰尾向左与脾接触。胰腺不是最阴，你看，它还有个开口于十二指肠大乳头，在此分泌胰液到小肠，参与消化。许多学者讲，胰腺更符合古人描述的脾的功能。在古人的划分中，脾属于太阴。

脾的隔面凸隆朝向外上与膈相贴，脏面凹陷向内，近其中央处有脾门，是脾动脉、静脉、淋巴管和神经等出入处。脾脏在脾门和外界沟通，确实够阴的。

我们接下来看厥阴。在伤寒六经中，把厥阴放在最后。《素问·至真要大论》云："帝曰：厥阴何也？岐伯曰：两阴交尽也。"两阴指的是太阴和少阴。而交尽，在后面《素问·至真要大论》又云："两阴交尽故曰幽。"在前面我们用《说文》的释义幽为昏暗、幽深、隐蔽。肝的肝总管与胆囊管汇合，共同形成胆总管。胆囊在十二指肠大乳头的开口和小肠相通。肝胆有结石时，现在西医的肝胆外科用内窥镜，就是通过十二指肠大乳头的开口，进入肝胆内把结石取出。我的一个亲戚曾这样在肝总管取过结石，但后来第二次手术，还是打开腹腔，才把结石取彻底。你看，不管从口腔还是肛门下管来达到肝总管，都很幽深。

这样写肝脏的幽深总觉得还不够味道，我们来看心包吧，心包的幽深更好理解。

心包包裹心和出入心的大血管的根部，可分为纤维心包和浆膜心包，贴着心脏的是浆膜心包。浆膜心包又分为壁层和脏层。脏层覆于心肌外面，又称心外膜。脏层和壁层之间的腔隙称为心包腔，腔内有少量的腔液，起润滑作用，减少心脏在搏动时的摩擦。纤维心包在浆膜心包壁层，是坚韧的纤维结缔组织囊，向上与出入心的大血管外膜相移行，向下与膈的中心腱紧密相连。

心是君主之官，厥阴心包，代心受邪。看北京的故宫，皇帝在紫禁城生活办公，天安门外有金水桥，下面的水域，叫"池"。还有外城，有外护城河。这些城和池主静，在变乱时才会彰显它的存在。像国家领导人的出访，贴身的保镖也是主阴主静，静以制动。

写到这里，不由感慨，对我们最厚爱的父母，血脉相连的同胞，神意贯通的挚友，即使你远行万里，其实都静静地守候在你的身边，危难之中，最先是他们伸出援手，为你遮风避雨。

明空

2007 年 12 月 9 日中午

于北京炎黄国医馆

纯粹中医

冲脉与肓俞穴

《素问·骨空论》曰："冲脉者，起于气街，并少阴之经，挟脐上行至胸中而散。"《灵枢·五音昧》曰："冲脉任脉，皆起于胞中，上循背里，为经络之海，其浮而外者，循腹部上行，会于咽喉，别而络口唇。"胞中，可理解为小腹部，如女性，大约在子宫口的位置。上循背里，背，指脊字而言，就是上循脊柱里面。

2006 年冬，为友人针肓俞穴（脐中旁开 0.5 寸，是冲脉与足少阴肾经之会）。友人觉针之气感至脊柱及肩胛有伤痛处，这可以印证气机在冲脉的经络循行。

冲脉，冲者，要冲，要道的意思。冲脉贯穿全身，为总领诸经气血的要冲，能调节十二经气血，故有"十二经之海""五脏之海"和"血海"之称。其脉气在头部灌注诸阳，在下肢渗入三阴，能容纳来自十二经及五脏六腑的气血。冲脉起于胞中，又称"血海"，说明冲脉与妊娠胎育密切相关。

谈冲脉，就要提一对重要的穴位——肓俞穴。肓俞穴在肚脐中旁开 0.5 寸，在临床诊断和治疗中有广泛的应用。人体以肚脐为界线，上为天，下为地。肚脐旁开 2 寸是天枢穴，称之为天地气化之枢纽。而肓俞穴既在天地上下之界线，又是冲脉之要冲。在《甲乙经》中说，肓指肓膜，肾脉由此深入肓膜。穴属冲脉，足少阴之会。

在腹诊中，妇科、男科，及诸多杂证，多可在肓俞穴诊查到阻滞。扪之作痛，甚者，痛不可忍。针之，灸之，可调节先天肾经之气血，使人体气机与天地沟通，使冲脉与十二经气血交换无阻。

针灸肓俞穴，还可通过三焦来影响周身。唐容川在其《血证论》中称三焦"即人身上下内外之油膜也"。张锡纯对此说极为赞同，他在《衷中参西录》曰："三焦为少阳之府。既名为府，则实有其物可知……至唐容川独有会心，谓三焦即网油，其根蒂连于命门，诚为确当之论。"

我较为认同唐容川的观念，秉承我老师的理论，三焦应是包括腹腔所有的膜和膜上的血管、淋巴、神经。三焦主膜，统管胸腹腔，而且联系周身的元气。三焦的元气属于周身十二经的元气，它是从膜上走的。肚脐和浅筋膜、深筋膜、腹部的筋膜联系紧密，不像上腹部，和里面的筋膜隔好多层。取肓俞穴，按之、摩之、针之、灸之，可以通过冲脉影响周身，通过三焦影响周身。三焦和冲脉的运行区域是有交叉的，当然，影响的大小、深浅取决于医者的内在修为。

2006年11月12日夜，为弟王××腹诊，脐旁左侧肓俞拊之作痛，应是冲脉有阻滞也。为其针肓俞穴，忽周身颤动不止。速去针，颤动持续约3～4分钟。告其莫慌，那是体内气机的发动。后细思之，应是针刺肓俞穴，引动冲脉气机，继而影响全身，类似于传统修习的自发动功。冲脉起于小腹内，下出于会阴部，向上行于脊柱之内。脊柱端的尾闾穴受到气机影响，上循脊，引起气机发动。像传统自发动功，习练者意想尾闾如钟锤、钟摆，可引自发动功。当时只是凝神运针，未能预料针后气机的变化。

周身颤动，这应是对周身气机的一个混化调整。与友人讨论，友人比喻为身体的一次重新洗牌。弟王××自述当时胸闷，我温言劝慰莫慌，这也是我平生用针第一次遇到如此情况。

2015年10月按：3年后，弟王××饮酒后，心区如拳击打般剧痛，心电图检查未见异常，想必当时胸闷是心区气机有阻滞的先兆。我修习内家功法，当年气盛，弟王××属经脉敏感体质，内气发动，同气相求也。推测尾闾穴气脉等，臆测而已。此后近10年，针肓俞穴无数人，未曾再遇到如此情况。

冲脉与肓俞穴在腰痛诊治中大有作用，2007年1月22日，李某，男，43岁，北京某机关公务员。有腰痛史，往往一两日即可缓解。时腰部胀痛持续两周。为其诊，舌淡红，略胖大，滑湿，有齿痕；双脉弦，右尺尤弦细；腹诊，脐旁右侧肓俞拊之作痛，亦是冲脉有阻滞也。为其针肓俞（双）、天枢（双），且灸，大效，腰部胀痛消除。再以黄芪桂枝五物汤加制附片、白蔻仁、菟丝子等收功。

腰部不适，如腰肌劳损，腰椎间盘突出症，从腹部冲任立论，调整脏腑，为求本诊治，此言不虚。

对肓俞穴的运用，民国山西名医赵缉庵先生遗著《针灸要诀与按摩十法》有所阐述。赵氏传统文化功底深厚，著有《夏屋山房笔记》，惜多毁于抗日战火中。

肓俞穴是冲脉和肾经的重要俞穴，我在临床深有体会。

针灸得气与用神

针灸之法，针效速，灸效宏，速得气则速效。其取效，与得气与否有密切关系。酸、麻、胀、痛及气沿经络的运行等等，都是得气的表现。

针灸用药，敏感者能明显体会到其中变化，取效也速，西医的用药也有敏感性的问题。这个敏感性还有另一个层面的内容，就是主观感觉也会牵动患者神意的变迁，继而影响形气。针灸能否得气，得气深浅，取决于患者的敏感度和医者的内在修为水平。

针灸、按摩、方药，强调准和毒。断证要准，下手要毒。韩东博士在其《内功按摩心法要旨》中讲到形意拳的三毒，心之毒，眼之毒，手之毒。《说文解字》中讲，毒，厚也。《易经·师》中说：以此毒天下而民从之。这个"毒"通"督"，做治理讲。心之毒，心意坚定，以神治敌，一旦交敌，四梢惊起，出手必有雷霆之势。眼之毒，以眼传神。手之毒，出则透敌而过，回则似拔针起桩。三毒齐备，强敌可摧。这是讲武学的心法，和医学心法自有相通之处。医者临证，武者临敌，需刚猛，需阴柔。刚猛摧之，阴柔化之。刚柔并济，才可左右逢源。

有病例几则记录如下：

1. 友人赵××，男，50岁，农学家。两年前，发现患糖尿病，未接受中西医治疗。其有家族性糖尿病史，其叔叔是北京某大西药厂总工程师，深谙药理，患病多年，亦未服西药。

2006年12月某日来访，见其面色晦暗，额部天庭尤甚。为其诊，舌色暗红，少苔，胖大，多滑湿；双尺脉弦（仲景曰：双弦为寒）；腹诊，肓俞、阴交拊之大痛。陪同之友人，乘车同来，讲述赵某口臭难闻。我解释乃其身体纯阴毕露之象，血糖、尿糖异常，只是身体病变之数据表现。

论口臭一证，清末四川伤寒学家郑钦安所论精辟："有胃火旺极而至者，有阴盛而真精发泄者……因精气发泄而致者，由其人五脏六腑元阳已耗将尽，逼出先天一点真气，势已离根欲脱……"我告友人，虽不至于"五脏六腑元阳已耗将尽"，身体气机阴盛迫阳状态，也不容忽视，举例其喜食极热沸汤可为佐证。

赵××，属经络敏感者，曾患头疼多年，每发作，不由扯发撞墙。2000年10月，曾为其用针法，取风池、天柱诸穴，留针10分钟。今已八年，头疼未再发作。

今为其针肓俞（双）、建里，用100mm毫针（其体型适中，用针之长短，足以能探寻到病灶即可）。体内有痼疾，针下多有阻滞。以内劲贯注针体，心意坚定，以刚摧之。留针2小时，阴柔化之。且用艾条灸所针穴位，赵××自觉腹内翻腾搅动，艾灸之热力传至足趾，后再内服自配乌梅丸1粒。

一周后复诊，自述当日大便，下恶臭无数，腹内痛7天，今日方觉平静，神气清爽。额部天庭晦暗已去。陪同友人曰，其口臭已除。我观其舌面生出薄薄白苔，有可喜生机。

针灸能取如此之效，鲜矣！再为其针，且用灸。腹内得气感觉胜于上次，自小腹至双腿、双脚，有热力渗透。针灸毕，舒适异常。

为其处山西李可老中医汤剂药方，温煦命门之火，滋阴助阳，引火归原。处方如下：

熟地90克，山药30克，山萸肉30克，茯苓20克，巴戟肉20克，天冬15克，麦冬15克，吴茱萸10克，炙甘草30克，生晒参15克，生姜10片，大枣12枚。三剂，水煎服。

用药后，精神大振，面部光泽明润。

2. 金××，男，32岁。素畏寒，阴盛阳虚之体。我为其调理，内服汤剂，外用针灸，渐收大功。

2007年1月6日，腹针，留针至1小时，自述天枢的针要蹦出似的，腹内欲炸裂。告其正邪相争，激战之时，静心体验，方收良效。

强烈针感过后，周身舒坦。

按：临床针灸用药，医患沟通信任至关重要，医者需视患者之心性，遣方用药，把握火候，过犹不及。

3. 郭××，女，30岁，曾人流三次。2006年12月某日来诊，欲生育，做内科调理。

自述小腹冷，痛经。脉诊，脉象沉迟；腹诊，气海，关元，凉甚，可用寒气凛凛形容。

为其针灸，取肓俞、气海、关元。腹内得气后，痛甚。有畏惧心理，后仅内服汤剂治疗。

其多次人流，元阳已伤，胞宫寒冷。而欲再孕，正如《傅青主女科》所言："……

谁知是胞胎寒之极乎，夫寒冰之地，不生草木；重阴之渊，不长鱼龙。"

对治此类病例，针法效捷，灸法力宏。其正值盛年，中阳尚振，重投暖宫回阳之药，多可取功。奈何其畏惧针灸，惜哉，惜哉，医患之缘，有不可表处。

与友人论医药，病邪也是个活物，有其生命力，在体内盘踞日久，自不会轻易搬家。要晓之以理，动之以情，恩威并施。

药，有君臣佐使。比如使，是报信的，给病也报个信，大军已至，还是搬家为妙！病，有君臣佐使。医家要能分辨清楚。君臣佐使，方法各异。针灸、推拿、按摩，丸、丹、膏、散等等，应势而动，应需而动，应机而动，一张一弛，文武之道也！

古语云带病延年，此时，人体内会激发出正气不断与之抗衡，久病痼疾，是要有韬略对待的。

中医的方法，是用神的过程。这个神是一种状态，是思维的过程。

读万卷书，神交古人。听师者言，心领神会，噫，方可高屋建瓴！

厚朴中医学堂灸课讲义

灸疗的历史渊源

针与灸的历史并存且久远，具体的运用在史前应该就有了。古代有燧人氏钻燧取火的传说，火的使用是人类的一个重要进步。在《殷墟文字乙编》632 片卜辞中有一个字片"㽄"，像卧病在床，以火灸病的形象。《左传》记载公元前 518 年医缓给晋景公治病的一段话："疾不可为也，病在肓之上，膏之下，攻之不可，达之不及，药不治焉。"这里的"攻"指的是灸法，"达"指针砭，这是现存最早的文献记载灸法和针砭。

现代有些学者在提到针灸起源时，讲祖先在远古患病后，本能地用手或石片抚摩、捶击体表某一部位；或者在用火过程中，偶尔不慎灼伤，身体的病痛得到意外的减轻或痊愈。多次重复体验，主动地以砭石、烧灼之法来治疗病痛，逐渐产生了砭石、灼灸疗法。实践出真知，20 世纪 70 年代，国内针灸掀起试验学的热潮，循经感传现象研究在全国普遍开展，大规模的协作调查，发现一批"经络敏感人"。他们在穴位受到刺激时，产生一种循经感传现象，还有一些可见经络现象和经络客观检测、针麻原理等方面的研究。这些虽初步肯定了经络的客观存在和普遍性，产生了多学科、多层次、多方位应用最新技术和测试手段探索经络的现象，形成了许多假说。不过，得到的结果，相对于古人对经络和气的精确描述，显得粗糙和不成体系。

中华文化的治学，有知内达外的特征，先人是用内求法，体察自身的精神意识活动，感知自身生命活动的状态。"内景隧道，唯返观者能照察之。"（李时珍《奇经八脉考》）是说内景，或者说人体内在的经络，相互沟通的径路，是返观内视照察得知的。这就是内求法得到的结果。人体的生命活动既是客观存在，又是主观的观察者。

强调这些，是说医者患者，无论用针或灸，都细心体察内在生命活动的变化，就是体察身体内在的变化。有了主观的感受，对祖先的文化就会增进更多的理解和认同，里面是有许多奥妙的。

《素问·异法方宜论》曰："北方者，其天地所闭藏之域也，其地高，陵居，风寒冰冽，其民乐野处而乳食，藏寒生满病，其治宜灸焫（焫 ruò 古同'爇'，点燃；焚烧）"。"火艾烧的，谓之灸焫"（唐代王冰注）。北方，气候严寒，地势高峻，风大且有冰雪，游牧的生活，食宿于野外，吃动物肉乳，内脏受寒而多生胀满之病，适宜用灸焫。"故灸焫者，从北方来。"

《庄子·盗跖篇》中记载，孔子劝说柳下跖（就是盗跖），碰了钉子，事后对盗跖的哥哥柳下季说："丘所谓无病而自灸也。"比喻自找苦吃、自寻烦恼。这说明在春秋时代，灸已是对治疾病常用的方法了。

汉代《黄帝虾蟆经》载有"辨灸火木法"，认为松、柏、竹、橘、榆、枳、桑、枣八木不宜作为灸火，灸则对肌体有所伤害，宜取阳燧、醋石、槐木、膏油之火作为灸火。而艾叶熏灸疗效最为显著，后人就多用艾叶来灸疗。

《孟子·离娄篇》中提到艾灸，如："今之欲王者，犹七年之病，求三年之艾也。"《五十二病方》中也有艾灸，可见灸的材料是以艾为主的。《五十二病方》中有两种灸法：一种类似近代的艾卷灸的灸法及燃点蒲绳之类的灸法；一种相当于后代的冷灸或天灸法，即用芥子捣敷头顶部或其他穴位，使局部红赤、发泡的疗法。

艾的性味及功用

《诗经·采葛》曰："彼采艾兮，一日不见，如三岁兮。"青年男女，因为采艾，彼此思念。采艾做什么呢？西汉毛亨注释："艾所以疗疾。"艾应于西周之前已广泛用于医疗。

艾为菊科植物，栽培或野生，大部分地区都有生产。《本草纲目》对艾的说法有："艾叶生则微苦太辛，熟则微辛太苦，生温熟热，纯阳也。可以取太阳真火，可以回垂绝元阳。服之则走三阴，而逐一切寒湿，转肃杀之气为融和。灸之则透诸经，而治百种病邪，起沉疴之人为康泰，其功亦大矣。老人丹田气弱，脐腹畏冷者，以熟艾入布袋兜其脐腹，妙不可言。寒湿脚气人亦宜以此夹入袜内。"

灸的分类

灸治病的历史悠久，灸的古字是"久"，在《说文》里解释："以后灸之，象人两胫后有距也。"说像在人双腿后，用物灼灸治病的形状。人受了寒邪，拿一个点燃的条棍熏灼，自然会感到舒适。

灸分为艾灸和非艾灸。非艾灸，比如黄蜡灸、线香灸、火柴头灸等。我们主要介绍艾灸。

（1）艾柱灸（用艾绒）。

直接灸：瘢痕灸、无瘢痕灸。

间接灸：如隔姜灸、隔盐灸、隔黄土灸、隔面灸、隔蒜灸、隔葱灸等。

（2）艾条灸。明代是针灸的全盛时期，艾条灸法最早见于明初《寿域神方》

悬起灸：温和灸、回旋灸、雀啄灸。

实按灸：如雷火神针。

隔物灸：如隔核桃壳灸、隔蟾蜍皮灸。

（3）温灸。灸盒灸、灸箱灸、灸筒灸。

（4）温针灸。就是在针柄上穿一撮艾绒或套一小段艾条，再点燃，是针与艾灸结合使用的一种方。

自我对人体状态的把握和诊断

"我可以用灸法吗？或者说灸法对我适用吗？"或许很多人会有这样的疑问。我们先讲一些传统医学基本概念，对灸法增进理解和认识。

辨别阴阳。

《素问·保命全形论》曰："人生有形，不离阴阳。"人体是一个有机的整体，怎么分阴阳呢？《素问·金匮真言论》中说："夫言人之阴阳，则外为阳，内为阴，言人身之阴阳，则背为阳，腹为阴。言人身之脏腑中阴阳，则脏者为阴，腑者为阳。肝、心、脾、肺、肾五脏皆为阴，胆、胃、大肠、小肠、膀胱、三焦六腑皆为阳。"

人体的内外怎么理解？人体的外，就是与外界自然的接触面。比如我们从头到脚的皮肤，是身体的外，是阳。但我们想没想过，还有一个界面呢？就是从口腔到肛门，大致是一个筒状，当然还有鼻腔、耳道，甚至眼睛的泪道，都通向身体内部，这也是一个界面。这个界面的组织，我们不叫皮肤，称之为上皮组织。这个从口腔到肛门的界面也是人体的外，亦称之为"阳"。界面上的气管、食道，胃、小肠、大肠等六腑，属于阳，就是这个道理。

两个界面中间，是人体的里，可笼统地称之为"阴"。这是我们从内外来分阴阳。

《素问·阴阳应象大论》说："阴在内，阳之守也，阳在外，阴之使也。"我们把阴阳比方为传统生活中的男女，男为阳，女为阴。男女为一融合的整体，在内为女，为男人守家；在外为男，为女性的外使。和谐相处，就是健康的身心，失衡，就是疾病。

我常用"阴盛迫阳"来说明临床中的症状。比如看一些女性的皮肤病，年轻些的长粉刺痤疮，多在面部、背部，多数是虚火，不是实火，就是身体的阴盛，逼迫阳气浮越于外。在皮肤，如面部，就是面红、痤疮。在口腔、肠胃，就有口腔溃疡，或喜欢喝冰水、冷饮。在夏天喜欢空调冷气，睡凉席；冬天手足心热，不爱盖被子，错以为是火力足。

这些多数是阴盛迫阳。阴不守内，想到外面抖抖威风，要占阳位。这个时候的阴，不是真阴，而是阴邪。阳的力量虽有些弱，但大致旗鼓相当时，阳也不示弱，硝烟四起，就是痤疮、粉刺、口腔溃疡。阳浮游在体表，手足心虚热，怕热，想喝冰水、冷饮。去看中医皮肤科，有些医生就会按肺经风热或湿热蕴结来宣肺、清利湿热，多用寒凉药，其实是帮助了阴邪，把阳气打趴下，脸上暂时平静了。过一段时间，又周而复始。尤其是青少年，正在成长阶段，是阳气在生发主导这个过程。这也是为什么吃那些清热解毒的药，7 副、14 副，还时好时坏。

我曾遇到这样一个病例，一个十几岁的中学女孩，长粉刺。医生用一些清热寒凉的药，女孩吃了后，肚子痛得哇哇叫。因为她很敏感，身体告诉她，吃错了药。用些温暖的药，治疗这些皮肤的痤疮，温通了，一两副药，就见好的效果。当然，也不是说要一味用温热，瘀滞久了，也会有瘀热，瘀而生热。这时也要泻泻热，或寒热并用，或先用寒凉，两三副药，再温通。处处要顾护人体的元气，元气是阴阳交融的一体。阴为体，阳为用。元气是以阴的形式潜藏，以阳的形式应用。静的时候为阴，动的时候为阳。阴乱动，就是阴邪。那些长痤疮的青年人，怎么断为阴证？你摸摸他们的肚子，肚脐周围，多数会发凉，有痞结，按，会有痛点。这是腹诊，后面我们还会讲。

有的年轻人，一两年后，青春痘消退了，皮肤光洁明润，满脸阳光。这也是阴平阳秘，阴在内，阳之守也，阴阳各司其位。有的人，到了 30 岁，脸上还有痘痘，就有问题了。是你身体阴阳二气还在争斗，阴在逼迫阳，阳又不退却，表现在脸上，就是痤疮。

40 多岁的女性，痘痘没了，成了黄褐斑、暗斑，阴阳二气之争暂息，面部片片阴霾。人体阴阳二气动态的平衡被打破，阴占了主导。脉诊，往往尺脉（主肾和命门，主里）沉、迟。舌质淡，胖大，有齿痕，这是阳气弱；舌质有的发暗，多是瘀滞。腹诊，在肚脐四周往往有痛点，发凉，甚者，阴森森的，能刺痛、刺麻医生的触诊的手指。这样，一定是有妇科病了。阴盛迫阳，就是阴阳消长时，阴盛，逼迫阳气向外、向上，到了身体的表。有的女性，不光面部有暗斑，在小腹也有暗斑，情况就更糟糕。

在门诊，看一些妇科病，内科得到调理，机能恢复，也就是阳气的恢复，面部自然光洁、润泽。这些妇科病，腹诊，多数都在脐周找到痞结。下面，我们从阴阳的角度谈痞症。

上面我们讲人的身体从内外分阴阳，下面讲从上下分阴阳。以肚脐为界限，上为阳，下为阴。在肚脐两侧旁开 2 寸，各有一个属足阳明胃经的穴位，叫天枢。《素问·六微旨大论》："天枢之上，天气主之；天枢之下，地气主之。"如果平肚脐画一条线，会有几个重要的穴位。

（1）肓俞穴，肚脐旁开0.5寸，是足少阴肾经的穴位，冲脉与肾经之会。肓，是肓膜，肾经由此深入肓膜。什么是肓膜，有时专指心下膈上的脂膜。王冰注释《素问·痹论》"熏于肓膜，散于胸腹"为"肓膜，谓五脏之间鬲膜也"。我们到可以宽泛地理解肾经在这里和五脏间的膜相联系。现代针灸著述里，山西老中医赵辑庵先生的《针灸要诀与按摩十法》，提到过肓俞的应用，其他书籍医案很少提到具体应用。这个穴位，我是青年时代练脏腑功夫中用到，对身心大有裨益。在以后临床针灸实践中，用之颇验，才重视它。日本的一个针灸学家，把它用来治疗肾炎，很管用。

取穴方法：该穴位于人体的腹中部，当脐中旁开0.5寸。

解剖：在腹内外斜肌腱膜，腹横肌腱膜及腹直肌中；有腹壁下动、静脉肌支；布有第十肋间神经。

主治疾病：腹痛绕脐、呕吐、腹胀、痢疾、泄泻、便秘、疝气、月经不调、腰脊痛。

刺灸法：直刺0.8~1.2寸；可灸。《千金方》云：主羸瘦虚损。

附注：冲脉、足少阴会穴。

（2）天枢，上面讲到了，脐中旁开2寸。

主治疾病：腹痛、腹胀、便秘、腹泻、痢疾等胃肠病，月经不调、痛经等妇科疾患，现代常用于治疗急慢性胃炎、急慢性肠炎、阑尾炎、肠麻痹、细菌性痢疾、消化不良。配足三里主治消化不良、腹泻，配上巨虚、曲池主治细菌性痢疾，配上巨虚、阑尾穴主治急性阑尾炎，配足三里、大肠俞主治肠麻痹、便秘。

刺灸法：直刺1~1.5寸。《千金》：孕妇不可灸。

附注：大肠募穴。

（3）大横，位于人体的腹中部，距脐中4寸。

主治疾病：泄泻、便秘、腹痛。

刺灸法：直刺1~2寸。

附注：足太阴与阴维脉交会穴。

名解：《会元》解释："大横者，是腹部肠膜横结，足太阴之膏泽，横贯肠胃以助消化，对人体健康有伟大之功用，故名大横。"

刚才我们讲在肚脐划一条平线，和任脉的穴位在体表交汇，划为一个十字，十字的中心点是肚脐。脐的中间，称为神阙。《会元》谓："神阙者，神之所舍其中也，上则天部，下则地部，中为人部……十月怀胎，则神注于脐中而成人，故名神阙。"我们在介绍任脉几个重要的穴位。

（4）关元，在下腹部，前正中线上，当脐下3寸。取穴时，可采用仰卧的姿势，关元穴位于下腹部，前正中线上，从肚脐到耻骨上方画一线，将此线五等分，从肚脐往下3/5处，即是此穴。

主治疾病：少腹疼痛、霍乱吐泻、疝气、遗精、阳痿、早泄、白浊、尿闭、尿频、黄白带下、痛经、中风脱症、虚痨冷惫、羸瘦无力、眩晕、下消、尿道炎、盆腔炎、肠炎、肠粘连、神经衰弱、小儿单纯性消化不良；泌尿系统、生殖系统疾病，如遗尿、尿血、尿频、尿潴留、尿道痛、痛经、闭经、遗精、阳痿；此外，对神经衰弱、失眠、手脚冰冷、荨麻疹、肥胖等也很有疗效，可以培补元气、导赤通淋。

刺灸法：直刺0.5~1寸，需在排尿后进行针刺；可灸。《扁鹊神书》曰："每夏秋之交，即灼关元千壮，久久不畏寒暑。人至三十，可三年一灸脐下三百壮；五十，两年一灸脐下三百壮；六十，可一年一灸脐下三百壮，令人长生不老。

附注：小肠募穴；足三阴、任脉之会。

（5）气海穴，位于下腹部，前正中线上，当脐中下1.5寸。取穴时，可采用仰卧的姿势，气海穴位于人体的下腹部，直线连接肚脐与耻骨上方，将其分为10等分，从肚脐到耻骨上方3/10的位置，即为此穴。

主治疾病：绕脐腹痛、水肿臌胀、脘腹胀满、水谷不化、大便不通、泄痢不禁、癃淋、遗尿、遗精、阳痿、疝气、月经不调、痛经、经闭、崩漏、带下、阴挺、产后恶露不止、胞衣不下、脏气虚惫、形体羸瘦、四肢乏力、腰痛、食欲不振、夜尿症、儿童发育不良等。此穴位为人体任脉上的主要穴道之一。

刺灸法：直刺0.5~1寸；可灸。孕妇慎用。

附注：肓之原穴。任脉水气在此吸热后气化胀散。

（6）阴交穴，位于人体的下腹部，前正中线上，当脐中下1寸。

主治疾病：绕脐冷痛、腹满水肿、泄泻、疝气、阴痒、小便不利、奔豚、血崩、带下、产后恶露不止、小儿陷囟、腰膝拘挛。

刺灸法：直刺0.5~1寸；可灸。孕妇慎用。配阴陵泉、带脉治赤白带下；配子宫、三阴交治月经不调、崩漏；配大肠俞、曲池治脐周作痛；配天枢、气海治腹胀肠鸣、泄泻。

附注：任脉、冲脉、少阴之会。任脉冲脉的上行水气在此交会。

（7）神阙，位于人体的腹中部，脐中央。

主治疾病：中风虚脱、四肢厥冷、尸厥、风痫、形惫体乏、绕脐腹痛、水肿臌胀、脱肛、泄利、便秘、小便不禁、五淋、妇女不孕。

刺灸法：禁刺；可灸。盐灸：将盐填脐心中，置艾柱灸之，有益寿延年之功，冬季更宜。

（8）水分，位于上腹部，前正中线上，当脐中上1寸。

主治疾病：腹痛、腹胀、肠鸣、泄泻、翻胃、水肿、小儿陷囟、腰脊强急。

刺灸法：直刺0.5~1寸；可灸。

附注：任脉的冷降水液在此分流。

（9）建里，位于人体的上腹部，前正中线上，当脐中上3寸。

主治疾病：胃脘疼痛、腹胀、呕吐、食欲不振、肠中切痛、水肿。

刺灸法：直刺 0.5~1 寸；可灸。

附注：任脉的地部经水由此注入体内。

（10）中脘，胃之募穴、八会穴（府会），穴在胃体中部，故名。在上腹部，前正中线上，当脐中上 4 寸。取穴时，可采用仰卧的姿势，中脘穴位于人体上腹部，前正中线上，具体找法如下：胸骨下端和肚脐连接线中点即为此穴。

主治病症：胃痛、腹痛、腹胀、呕逆、反胃、食不化，肠鸣、泄泻、便秘、便血、胁下坚痛，喘息不止、失眠、脏躁、癫痫、尸厥，胃炎、胃溃疡、胃扩张，子宫脱垂、荨麻疹、食物中毒。《循经》："一切脾胃之疾，无所不疗。"和胃健脾、降逆利水。

刺灸法：直刺 0.8~1.2 寸；可灸。

附注：手太阳、少阳、足阳明所生，任脉之会。

（11）膻中穴 位于胸部，当前正中线上，平第 4 肋间，两乳头连线的中点。取定穴位时，患者可采用正坐或仰卧的姿势，该穴位于人体的胸部人体正中线上，两乳头之间连线的中点。

主治疾病：咳嗽、气喘、咯唾脓血、胸痹心痛、心悸、心烦、产妇少乳、噎膈、臌胀；胸部疼痛、腹部疼痛、心悸、呼吸困难、咳嗽、过胖、过瘦、呃逆、乳腺炎、缺乳症、喘咳病等。此穴位为人体任脉上的主要穴道之一。

刺灸法：平刺 0.3~0.5 寸；可灸。

附注：心包经之募穴，八会穴之气会。

十字街头一盏灯。这本是一个练习丹道功的一个名词，在这里我们借用，把肚脐，也就是神阙穴比喻为一盏灯，用灸法，以肚脐为中心交会点，横竖各一条线。竖线是任脉的路线，横线横贯任脉、冲、阳明胃经、太阴脾经。通过十字路径的诸穴，来调整冲任，交通阴阳，化否为泰。

泰与否

上面我们讲了以肚脐为界，身体的上下分为天地阴阳。如果从整体考虑人体的机能，疾病的就是一个"否"的状态。什么是否，否是《易经》的第十二卦，是异卦相叠，下坤上泰。在《释文》："否，备鄙反；闭也，塞也。"否的下卦为坤，坤属地，地属阴气。今居下方，阴气重浊下降。上卦为乾，乾为天，天属阳气，阳气轻清上升。阳在上向上升，阴在下向下降，阴阳不能交感，就成为一个闭塞的局面。

有一个成语叫"否极泰来"，我们治疗疾病，就是从否到泰的过程。就是把卦象颠倒过来，下乾上坤，阴阳能够交感相融。

中医里有一个"痞"字，《说文》释："痞，痛也。"在抔按时，腹内结滞而痛。有一些带痞字的病名，如：痞利（痞结又下痢），痞气（脾脏郁结成块的病，即慢性脾脏肿大），痞疾（腹内郁结成块的病），痞硬（中医谓郁结成硬块），痞胀（郁结胀闷），痞结（腹内郁结成块，喻阻塞不通），痞塞（郁结，阻滞不通），痞满（郁结懑闷）等等。

进入中年后，多数人在肚脐周围都可以摸到痞结、痞块。这些多是寒湿、寒邪凝滞，是人体阳升阴降的运化失衡。在前面我讲了在肚脐划一条水平线，肚脐在任脉上。在临床上，我们观察肚脐的形状、位置是否偏移，能判断一个人的基本生命状态。有的人长得很正，有深度。俗话说，在里面能放多少米，你就有多少粮食吃。有的人肚脐的开口挛缩，甚至很小，长歪了，应该是先天气血不足的征象。有诸内必形之于外，一些老年病人，在腹诊时，你推一推他的肚脐，在正中的位置，不偏移，说明情况还算良好。有些一推，没根，会偏向一侧，这个气根动了，就像一棵大树，根不牢固了。

两侧的肓俞属于足少阴肾经，冲脉和肾经在这里交会。冲脉太重要了，贯穿全身，是总领诸经气血的要冲，能调节十二经的气血，有"十二经脉之海"和"五脏六腑之海"的称谓。其经脉在头部灌注诸阳，整个头部，诸阳之会，需要冲脉统领气血。在下肢渗入三阴，容纳来自经脉脏腑的气血。冲脉发于胞中，可以笼统地理解为小腹深处，冲、任、督、带、肾经都发源于这里，是男女皆有之气海，是生命之根。

天枢属于足阳明胃经，天地的枢纽，是大肠的募穴。募穴是脏腑的经气汇聚于胸腹的俞穴，就像中脘是胃的募穴，关元是小肠的募穴。阳明经主降，胃和大肠的功能体现的是降浊。浊阴不降，清阳就不能升，心脑血管病，以至于整个身心的疾患，都可能是这个枢纽出了问题。

奇经八脉的带脉上，有"带脉穴"，在两侧季肋下，大致也在这个水平线上。有的人在这个线上下，能找到痞块、痞结。大小形状不同，有的是一大团，有的甚至大半个小腹都硬硬的有一层板油似的，有的像条索状，有的如红枣大小，有的如黄豆大小。有时是越小，积聚的时间越长。在针或灸后，会散开，变大，反而是好转的迹象。

在患者任脉上的膻中、中脘，水分（脐上1寸）、阴交（脐下1寸）、气海、关元，都会寻找到痞结不同的迹象。

《素问·四气调神大论》谓："是故圣人不治已病治未病，不治已乱治未乱，此之谓也。"或许，身体还没有出现大的疾病，但这些迹象，预示着隐患。明代高武在《针灸聚英》里说："无病而先针灸曰逆。逆，未至而迎之也。"我读到这一句，不禁拍案："好。"未至而迎，需要智慧、勇气、毅力。

怎么化解这些痞结，人体的状况，往往不会否极就泰来；痞到极致，生命要结束了，要主动化否、开泰。开泰的局面，是需要人下功夫，主动修养的。

话 阴 邪

《素问·生气通天论》曰："阳气者，若天与日，失其所则折寿而不彰，故天运当以日光明。"这句话常被引用，如果能理解阴邪，对温阳理念的理解就更深入了。

现在遇到的疾病，很多都是阴邪所致。怎么认识这个阴邪，在临床上，我会让学生或家属去试着做腹诊。当触摸这些痞结，体会指腹或指背的感觉，寒气重的，会有阴森刺骨感。我的一个朋友，在给她的儿子做灸时，一次体会到有一个气团"啪"打在她嘴唇，这就是用灸后在他儿子身体内跳出来的阴邪。10月份，我看一个肝病患者。有个朋友在旁边，是做电视工程的，练过道家功夫，身体很敏感。过后给我讲，这个肝病很厉害！身上的阴寒的东西像风一样吹过来。

中医，望闻问切，是要觉察到疾患，但也会有麻烦。2007年中秋节傍晚，我的朋友林大夫结束门诊与我见面，他告诉我中招了。刚才看了一个乳腺癌的病人，脉诊后，觉得胸闷不适。他敏感，体察到病的状况，染了点信息。我自告奋勇，让他躺在诊室的床上，用手搭在他腹部，一较劲，用力揉按。朋友说：从上面出来了。我感觉手心刺疼，脚心也有感觉。中秋之夜，心情很是烦躁。旁边侍诊的学生只是纳闷？癌症，尤其是做了放疗、化疗，病的信息，裹挟着许多负面的能量。

我的一个朋友，是个老中医，针灸很好。到了退休年龄，还在奔忙，门诊、讲学任务很重。他有高血压、糖尿病，是轻度的。夏天我们在一起聊天，我说，你也是阴寒结在脏腑。腹诊，在肚脐的左侧有个大的痞结，就是个凉疙瘩。我给他扎了几次腹针，用了灸法，同时吃中药，每天一剂。1个月后，他的血压、尿糖指标正常了。后来连续吃了3个月中药，身体有很大的转变。

他的寒邪来自于哪里呢？老先生是佛教徒，生活简洁，饮食也规律。后来，他说喜欢冬泳，最冷的天，也和朋友破冰去河里游。更重要的是他几十年的临床治病，积攒了很多东西。

最近，一个朋友讲，他不抽烟、不喝酒，不吃大鱼大肉，为什么也有脂肪肝、高血脂，同时有颈椎病？我讲类似的道理，他恍然道："我也喜欢冬泳，十几年了。下了班，常去游。虽多在室内游泳，不符合冬季阳气闭藏的规律。且喜欢喝冰啤酒，喝冰水，模仿西式的饮食习惯。"我给他腹诊，在右肋肝区到右侧脐旁，有许多大大小小的痞结。给他针灸后，吃些温暖、畅通肝肾的药，要求回家自己艾灸。

艾灸，这是在治本，驱阴邪的同时，也在温阳助阳。

妇幼的问题

女性都关心妇科的问题，我们从具体的病例谈起。有个患者2002年患荨麻疹，2005年患过敏性鼻炎，很痛苦，同时还有子宫肌瘤和卵巢囊肿。2006年12月在协和医院做了卵巢囊肿和子宫肌瘤的剥离手术，当时很成功。2007年3月复查，发现又有复发，长出3个约2cm×2cm的肌瘤，左侧卵巢囊肿也有复发，很是沮丧。初诊时，我告诉她，你得的是一个病。病在少阴、厥阴，肝肾的阳气不足。腹诊，脐周有许多痞结。用针灸配合中药治疗，服过乌梅丸、真武汤及李可老中医书中介绍的温氏奔豚汤后，身体有了很大的改变，重要的是她几个月一直在坚持艾灸。2008年9月检查，也就是治疗3个月后，左侧卵巢囊肿消失，一个子宫肌瘤也没有了。她每天晚上坚持用艾条灸1~2小时，有时3~4小时。一开始，感觉不明显，后来，在脐周灼灸，温热感能透过腹腔到达腰背，灸中脘，舒适的热力直接胸腔，到达喉部。

有的人很敏感，第一次用灸，灸肚脐，就能温热到腰腹，但如果认识不足，并且没有大的疾患的威胁，就不会坚持不懈地去实践。"身后有余忘缩手，前头无路想回头。"得了重病，回头是更难的。

在上面我们讲了冲、任、督、带脉及肾经的一些内容，这些是和妇科关系最密切的经脉，或说是和身体关系最密切的经脉。着眼于此，用针、用药、用灸，指直指根本。

有的中年女性面部长斑（色素沉积）。上面我们也提到皮肤的问题，多是内科的疾患，脏腑出问题了。这个时候也可以在脐周找到反应点，也就是痞结、痞块。同时，可能就会发现有各种妇科疾患，卵巢囊肿、子宫肌瘤、盆腔的炎症，及肝肾的问题等等。此时，可以用手指点、捻、按压痞结，一个一个来，再用艾条灸。古人讲，可以以指代针，叫指针。针刺不好掌握，用手指，就方便、安全。做完指针后再去灸，指针和灸酒配合。

有的女性乳腺增生、长乳腺瘤；有的女性颈部的甲状腺、淋巴腺也出现肿大。究其根本，都是在心口下的胃脘和肚脐四周堵住了，上下不能沟通，在上半身憋出了疙瘩。有时，患者会表现出热证，口干、口苦、舌苔黄腻，这也是假热。因为你可以把手搭在小腹，停留十几秒钟，多能感觉到阴寒。我的一个朋友的妈妈，是个音乐教育家，很多年前得脑胶质瘤去世。在这之前，她妈妈做过甲状腺的手术。

很多女性的疾病和人工流产有关。有一位患者的妈妈，65岁，高血压头疼，有少量白癜风在面部。从脉象上看，年轻时，体质应很好。我问她，您做过流产手术？她说是，40多岁时把节育环去掉，不小心怀孕了。流产后调养不够，其实面部的白癜风就是一个标志。这位妈妈体质好，针灸一次，用一些温阳潜阳的药，很快见效，高血压的症状消除。我推荐她在家里自己做艾灸。

许多30多岁的女性来看杂病，如痛经、经期紊乱、卵巢囊肿、子宫肌瘤、不孕症，或是面部暗斑、痤疮。一些人生病就是因为曾做过流产手术，又不知道事后的调理。流产后，可用些针刺、温灸的方法，服些中药汤剂，清理瘀滞，温暖冲任二脉。前面我讲的冲任二脉在腹部的穴位，主要用艾条灸，得气后，会痛、胀、气机窜动。艾灸的热力传透进去，来帮助温通。服汤剂、针、灸，协同作用，来改善身心。心关联精神意识状态。形体是心神的家，人的形体阴寒，家里乱糟糟、冷冰冰，心神怎么会愉悦呢？

临床中，我遇到一些女性非常有毅力、有智慧。最近，一位女患者来复诊。她是1962年生人，1995年初得了红斑狼疮，后来吃了6年北京一位老大夫的中药，效果很好，病情得到控制。老大夫年轻时，自己得过这个病。对这个病，有亲身体会。看他的中药方子，也是以温暖肝肾为主。但用到一定时候，效果就没那么好了，因为温阳潜阳需要有不断拓展空间。2007年11月，这位大姐到北京，针灸后，再服汤剂，身体经脉开得更大、更通畅，汤剂的剂量加大数倍，身心焕然一新。2008年7月，她来就诊时，旁边一位来诊的女性感叹她的勇敢，用了直接灸（有瘢痕）。她回答得很幽默，说其实是贪生怕死。直接灸，在中脘、关元，灸到一定量，温热传透腹腔、盆腔，祛病力量更浑厚。我在临床多是用艾条来间接灸，因为直接灸力量太大，有痛苦，且瘢痕短时间不会消失，多数人不易接受。

这位女性为什么得红斑狼疮呢？她回忆，是在结婚后不久，冬天很冷，坐长途汽车后流产，寒风阴邪乘虚而入，留下祸患。这次，她带他弟弟来诊，强直性脊柱炎，4年前确诊。也是服前面那个老中医的汤药，效果很好。他来请我扎针，我看了药方，还是温阳为主。我建议她弟弟继续吃老大夫的中药，配合灸法。这个脊柱炎的病因，是中学时代植树，挖很深的树坑，出大汗，寒冷的春季，冷风一吹，中了大寒，当时就昏迷了。年轻，不懂得调养，20多岁，总是习惯性大腿脱臼，后来脊柱发现问题。这也是个大寒症。

有位女性接受针灸治疗。第一次，留针2小时，就不停地放屁。第二次，隔了一周，扎了针，她的先生用艾条给她温灸。留了很长时间针，后来她有小便，憋不住了，尿在床上，她说尿量有平时的10倍。其实这也是排病，体内不需要的杂质，以小便的形式排出。就像有的患者，在针灸用药后，几个小时，连续几次大便，量很大，黑质、黏臭，这是体内一个气化的过程，一个积极、良性的变化。

前几天，给一个小男孩看病，3岁，感冒咳嗽，咳嗽有3~4个月，断断续续。摸了这个孩子的肚子，柔软，没有痞结。舌像淡嫩，少苔，滑湿，寸脉略浮数。小孩表证有虚热，但底子偏凉。因为感冒发烧，西医就输液，用抗生素，当时症状暂缓，过一段症状又来了。我让家长把手搭在前胸和后背，他也能感到体内隐隐的寒意。这个时候，先是宣肺，比如麻黄杏仁甘草石膏汤，症状消除，再健脾胃，小孩子就能好得彻底。

改善孩子的体质，要提倡灸法，家长很方便做。灸哪里？一个是腹部、脐周，一个是督脉及两侧的膀胱经。沿着脊柱从上到下，温通里面。不光体质改善，孩子的情志也会变得阳光，有生机。

另外，对儿童，我还有一个滚蛋的方法。就是把鸡蛋煮熟，用手绢或面巾裹住，温度适合，给孩子在腹部、背部来回地滚动。也可以有一个温通的作用。也可以隔层布，温度适合，放在肚脐，温暖从肚脐传进去，这也是灸法的延展。这些朴素的方法，简单实用，但多数被我们遗忘了。

老年人的问题

人在天地之间，难免生长壮老已。老年人的保健，也要顾护元气，也就是元阳，要温阳。11月初，在石家庄第一医院给朋友的岳父会诊，朋友是本院的主治大夫。他岳父第二次中风，2000年有过一次，住院9个月，针灸，服汤药，稳定了几年。今年10月份复发，脑血管大面积梗阻，神智还清醒。最大的问题是眩晕，躺在床上也晕。住院1个多月，没有缓解。

我从北京到石家庄看他。腹诊，在脐周，尤其右侧有大块的痞结，一直到小腹部，大面积分布许多米粒、花生粒大小的疙瘩。针刺，得气很快。老人70多岁，年轻时体质不错，坚持长跑。留针时喊疼啊、疼啊！我在头顶部百会及四神聪扎了针，用一颗艾条慢慢灸了一会儿头部。脑血管病，头部有郁热，火郁发之。用艾条灸时，他会很舒适。起针时，忽然发现老人嘴里吐出一口黏血，稠糊糊的。朋友分析，应该是头部排出来的。不管哪里，总是个积极的现象。吃了一副汤药，下午，头不晕了，几天后出院。回家坚持用灸，灸冲任二脉，就是肚脐四周。

未雨绸缪。《扁鹊心书》说："人于治病时，常灸关元、气海、命门、中脘，虽未得长生，亦可保百年寿矣。"

脊柱的问题

脊柱，从颈椎到腰骶，用灸，温暖督脉。灸肚脐，热力可以透到腰背部。内脏的机能改善，骨骼、韧带从力学结构容易取得平衡。脊椎、椎间盘、神经、血管协同作用，脊柱的功能得以正常发挥。

男性的问题

男性的性功能障碍，是身心的自我保护。你的元气不足了，某些器官就罢工。因此治疗还是要从顾护元气，温通经脉入手。

艾灸的补泻和适应症

灸适用的范围很广，明代医家李梴在《医学入门·卷二·灸法》里说："虚者灸之，使火气以助元阳也；实者灸之，使实邪随火气而发散也；寒者灸之，使其气之复温也；热者灸之，引郁热之气外发就燥之义也"。《灵枢·背俞》曰："气盛则泻之，虚则补之。以火补者，毋吹其火，须自灭也；以火泻者，疾吹其火，传其艾，须其人灭也。"这是指艾柱直接灸时的补泻，疾吹其火，火势会猛烈些，强刺激，就是泻；毋吹其火，听其自然，火候温和，弱刺激，就是补。

用艾条灸，注重以通为养的理念。经脉畅通，自然补泻。

艾灸操作的注意和禁忌

我们讲的主要是艾条灸：

（1）距离：2~4cm，有温热感，以不灼热为度。

（2）时间：可以在不同的穴位之间移动，每次不少于半小时，甚至更长时间。

（3）意念：心情要平静，手持艾条，专指精神，体察艾条热力的辐射，体察穴位和身体内部的气机变化。

（4）护理：灸后，如果有水泡，一般不须处理或涂甲紫；较大水泡应消毒后用无菌针头刺破，涂上甲紫或金万红软膏。

（5）艾条灸毕后，将剩下的艾条放入套管隔绝空气，或将燃头浸入水中，以彻底熄灭，防止再燃。如有绒灰脱落床上，清扫干净，以免复燃，烧坏被褥。

（6）艾灸，注意保暖，勿吹凉风，灸毕，开窗通风，保持室内空气新鲜。

（7）凡颜面、五官区域、大血管、黏膜处及热证，一般不宜艾灸。

（8）危急病人，实火炽盛或阴虚阳亢，不能断症，请求医生诊治。

灸法传承古老而有新意，值得我们去认真实践。

2008 - 12 - 19

纯粹中医

马丹阳天星十二穴治杂病歌

选自《针灸大全》。本歌首载于元代王国瑞著《扁鹊神应针灸玉龙经》，题为《天星十一穴歌》，后在明代徐凤撰《针灸大全》上刊载时增加了太冲穴，题为《马丹阳天星十二穴治杂病歌》。马丹阳是宋代扶风人，他根据临床经验写成本歌，选穴特点突出四肢穴位，安全方便，疗效可靠，在针灸史上有重要位置，是针灸入门之捷径。

歌诀：三里内庭穴，曲池合谷接。委中配承山，太冲昆仑穴。环跳并阳陵，通里并列缺。合担用法担，合截用法截。三百六十穴，不出十二诀。治病如神灵，浑如汤泼雪。北斗降真机，金锁教开彻。至人可传授，匪人莫浪说。

其一：三里膝眼下，三寸两筋间。能通心腹胀，善治胃中寒，肠鸣并腹泻，腿肿膝胻酸，伤寒羸瘦损，气蛊及诸般，年过三旬后，针灸眼便宽，取穴当审的，八分三壮安。

其二：内庭次趾外，本属足阳明。能治四肢厥，喜静恶闻声，瘾疹咽喉痛，数欠及牙痛，疟疾不能食，针着便惺惺。（针三分，灸三壮）

其三：曲池拱手取，屈肘骨边求。善治肘中痛，偏风手不收，挽弓开不得，筋缓莫梳头，喉闭促欲死，发热更无休，遍身风癣癞，针着即时瘥。（针五分，灸三壮）

其四：合谷在虎口，两指歧骨间。头痛并面肿，疟疾热还寒，齿龋鼻衄血，口噤不开言，针入五分深，令人即便安。（灸三壮）

其五：委中曲腘里，横纹脉中央。腰痛不能举，沉沉引脊梁，酸痛筋莫展，风痹复无常，膝头难伸屈，针入即安康。

其六：承山名鱼腹，腨肠分肉间。善治腰疼痛，痔疾大便难，脚气并膝肿，辗转战疼酸，霍乱及转筋，穴中刺便安。（针七分，灸五壮）

其七：太冲足大趾，节后二寸中。动脉知生死，能医惊痫风，咽喉并心胀，两足不能行，七疝偏坠肿，眼目似云曚，亦能疗腰痛，针下有神功。（针三分，灸三壮）

其八：昆仑足外踝，跟骨上边寻。转筋腰尻痛，暴喘满冲心，举步行不得，一动即呻吟，若欲求安乐，须于此穴针。（针五分，灸三壮）

其九：环跳在髀枢，侧卧屈足取。折腰莫能顾，冷风并湿痹，腰胯连腨痛，转侧重欷歔，若人针灸后，顷刻病消除。（针二寸，灸五壮）

其十：阳陵居膝下，外廉一寸中。膝肿并麻木，冷痹及偏风，举足不能起，坐卧似衰翁，针入六分止，神功妙不同。（针三分，灸三壮）

其十一：通里腕侧后，去腕一寸中。欲言声不出，懊恼及怔忡，实则四肢重，头腮面颊红，虚则不能食，暴瘖面无容，毫针微微刺，方信有神功。（针三分，灸三壮）

其十二：列缺腕侧上，次指手交叉。善疗偏头患，遍身风痹麻，痰涎频壅上，口噤不开牙，若能明补泻，应手即如拿。（针三分，灸五壮）

穴位定位及主治

一、足三里

属足阳明胃经，犊鼻穴下 3 寸，胫骨前嵴外一横指处。

主治：胃痛、呕吐、腹胀、肠鸣、消化不良、下肢痿痹、泄泻、便秘、痢疾、疳积、癫狂、中风、脚气、水肿、下肢不遂、心悸、气短、虚劳羸瘦。此穴主治甚广，为全身强壮要穴之一，能调节改善机体免疫功能，有防病保健作用。五输穴之合穴，五行属土。

操作：（1）直刺法：稍偏向胫骨，直刺 1~2 寸。针刺感觉：有麻电感向足背反射。（2）斜刺法：向下刺入，进针 2~3 寸。针刺感觉：酸胀感向下扩散到足背，有时向上扩散到膝。灸法：灸 5~15 壮，温灸 10~30 分钟。

文献摘要：

《灵枢》：邪在脾胃，则病肌肉痛，阳气有余，阴气不足，则热中善饥；阳气不足，阴气有余，则寒中肠鸣腹痛。阴阳俱有余，若俱不足，则有寒有热。皆调于足三里。

《灵枢》：着痹不去，久寒不已，卒取其三里骨为干。肠中不便，取三里……善呕，呕有苦，长太息，心中憺憺，恐人将捕之，邪在胆，逆在胃，胆液泄则口苦，胃气逆则呕苦，故曰呕胆，取三里以下胃气逆。

《外台》：凡人年三十以上，若不灸三里，令人气上眼，以三里下气。

《四总穴》：肚腹三里留。

《通玄指要赋》：三里却五劳之羸瘦。痹肾败，取足阳明之上。

《玉龙赋》：心悸虚烦，刺三里。

二、内庭

属足阳明胃经，五输穴之荥穴，五行属水。足背第二三趾间逢纹端。

主治：发热，头痛、齿痛、咽喉肿痛、腹痛、腹泻、痢疾等。

操作：斜刺 1~1.5 寸，灸 3~5 壮或 5~10 分钟。

三、曲池

属手阳明大肠经，五输穴之合穴，五行属土。屈肘，成直角，当肘横纹外端与肱骨外上髁连线的中点。

主治：咽喉肿痛、牙痛、目赤痛、瘰疬、瘾疹、热病、上肢不遂、手臂肿痛、腹痛吐泻、高血压、癫狂。

操作：直刺 1~1.5 寸。

四、合谷

属手阳明大肠经，本经所过为"原"。手背第一二掌骨之间，约平第二掌骨中点处。

主治：头痛、目赤肿痛、鼻衄、齿痛、牙关紧闭、口眼㖞斜、耳聋、痄腮、咽喉肿痛、热病无汗、多汗、腹痛、便秘、经闭、滞产。《神应经》：孕妇不宜针。

操作：直刺 0.5 寸。

五、委中

属足太阳膀胱经，太阳经所入为"合"，在腘横纹中央。

主治：腰痛、下肢痿痹、腹痛、吐泻、小便不利、遗尿、丹毒。

操作：直刺 1~1.5 寸，或用三棱针轻刺腘静脉出血。

六、承山

属足太阳膀胱经，腓肠肌两肌腹之间凹陷的顶端。

主治：痔疾、脚气、便秘、腰腿拘急疼痛。

操作：直刺 1~2 寸。

七、太冲

属足厥阴肝经，本经所注为"输"，肝的原穴，在足背第一二跖骨结合部之前凹陷中。

主治：头痛、眩晕、目赤肿痛、口㖞、胁痛、疝气、崩漏、月经不调、癫痫、呕吐、小儿惊风、下肢痿痹。

操作：斜刺 0.5~0.8 寸。

八、昆仑

属足太阳经，本经所行为"经"，在外踝高点与跟腱之间凹陷中。

主治：头痛、项痛、目眩、鼻衄、癫痫、难产、腰骶疼痛、脚跟肿痛。

操作：直刺 0.5 ~ 0.8 寸。

九、环跳

系足少阳胆经与足太阳膀胱经之会穴。在臀外侧下部，当股骨大转子最凸点与骶管裂孔连线的外 1/3 与中 1/3 交点处。侧卧，伸下腿，屈上腿取穴。

主治：半身不遂、痿病、腰脊痛、风疹遍身、荨麻疹、坐骨神经痛、神经衰弱、风湿所致下肢麻痹不仁、髋关节炎症等。

操作：针 1 ~ 2 寸；灸 5 ~ 10 壮。

十、阳陵泉

系足少阳胆经之合穴，八会穴之"筋会阳陵泉"。在小腿前外面的下部，当腓骨下头前下方的凹陷处。

主治：半身不遂、下肢冷痹不仁、脚冷无血色、咳嗽、虚劳、坐骨神经痛、癫痫、急惊风、膝部疼痛、腰骶疼痛、肝炎、胆囊炎等。

操作：针 0.6 ~ 1 寸；灸 3 ~ 7 壮。

十一、通里

手少阴心经由此穴别出，与小肠经互为表里而相通。在前臂掌侧面下段的尺侧，腕屈肌腱侧缘，去神门穴上 1 寸。

主治：心脏疾病、头痛、目眩、面赤热、臂内侧痛、肘及前臂疼痛、怔忡、心悸、扁桃体炎、月经过多、狂症、失眠等。

操作：针 0.3 ~ 0.5 寸；灸 2 ~ 3 壮。

十二、列缺

手太阴肺经由此穴别走手阳明大肠经。在前臂桡侧，桡骨茎突上方，当肱桡肌与拇长展肌腱之间。

主治：头项强痛、偏头痛、下牙痛、咽肿、口眼㖞斜、半身不遂、口噤不开、咳嗽、哮喘、呃逆、腕部肿痛无力、虚劳、无脉症等。

操作：针 0.2 ~ 0.3 寸，沿皮刺可 0.5 ~ 1 寸；灸 3 ~ 5 壮。

以上天星十二穴每一穴都为人体十二经脉最重要和常用的穴位之一，其治疗病症广泛，疗效明显。

读《艽野尘梦》　谈西原之死

　　陈渠珍，民国曾为"湘西王"。西原，陈渠珍藏族侍妾。夜读陈氏《艽野尘梦》，读至西原客死他乡，我不禁也怃然泪下，唏嘘不已。西原随陈渠珍，辗转荒漠，断粮数月，茹毛饮血，终于到了西安，购薪炭米面，躬自饮爨。西原性情坚韧豁达，体格强健，我细读其中文字，西原实死于庸医误治，而非死于天花。以下细析病情。

　　原文：余一日归稍迟。西原启门，余见其面赤色，惊问之。对曰："自君去后，即周身发热，头痛不止。又恐君即归，坐此守候也。"

　　解析：西原面赤红，周身发热，很疲惫，又担心夫君回来误了开门，就坐在门口等候。多么细心体贴！

　　原文：是夜，西原卧床不起，次日，又不食。问所嗜，对以"颇思牛奶"。余入市购鲜牛奶归，与之饮。亦略吸而罢，不肯再饮。

　　解析：陈渠珍购得鲜牛奶，西原只是略喝一点，就不能再喝。发烧，是身体出现的表证，如脸赤红，周身皮肤发热。肠胃的黏膜也是身体的另一个表面，也会有表热，想喝些牛奶，是来润一润肠胃。只是西原元气已衰，想喝却喝不下去。

　　原文：余急延医诊治，医生曰："此乃阴寒内伏，宜清解之。"一剂未终，周身忽现天花。余大骇。曩昔在成都，即闻番女居内地，无不发痘死，百无一生也，乃走询医生。医生曰："此不足虑。"另主一方，余终疑之。从此药饵无效，病日加剧……

　　解析：西原随陈渠珍出藏，随行 115 人，穿越荒漠，获救时仅存 11 人，可见其身心强健。然数月奔命，冻馁饥寒，元气已伤。阴寒透逼脏腑，内伏其中。医生用清解法，显然大谬。热有虚实，若实热之壮热、高热，到可以用清解之法暂缓，以图正气恢复。然西原乃虚热，元气已弱，即使感染天花麻疹病毒，体内真元乏力，无力强抗。所中阴寒为内鬼，麻疹病毒为外寇。清解之法，多银花、连翘等寒凉之品。西原用后，未能解热，反而再伤元气、正气，周身忽现天花，麻疹满身，医生仍不识真假，看到痘疮满身，仍用凉药清解，而不知顾护正气，内托痘毒外发，以至于误伤人命。

原文：是晚，天花忽陷，现黑色。余知不可救，暗中饮泣而已。至夜，漏四下，西原忽呼余醒，哽咽言曰："万里随君，相期始终，不图病入膏肓，中道永诀。然君幸获济，我死亦瞑目矣。今家书旦晚可至，愿君归途珍重。"言讫，长吁者再，遂一瞑不视……

解析：不久某晚，痘疮忽然塌陷，且现黑色。痘毒归内，不可救也。清代医家鲍相璈之《验方新编》所述真实详尽。"如此治痘之法，始终当以补气血，扶阳气为第一义。用药以温补少加发散为首务，否则气不足则痘顶不起，火不足则浆不稠，且恐厥逆腹痛，阴寒起而坏症作矣。"鲍相璈在书中以"补中益气汤、荆防地黄汤、大补元煎、六味回阳饮、白虎地黄汤"等为痘症用方。

清代慵讷居士的《咫闻录》里记载，友人幼子五岁，染天花痘疮，毒重昏死。家中老仆为其灌服新酒，新酒苦辛，助阳发散，畅通血脉，正气得助，内托痘毒外发，患儿得以回生。

《芜野尘梦》中西原用何法可以保命全形，我认为唯有灸法最为稳重迅捷。可取神阙（肚脐）隔盐或隔姜，用艾绒灼灸几个小时，即使在西原第一次误服汤药，天花忽现时，仍可奏效。我2008年为抢救危重病人，曾中阴寒毒邪，咳嗽数月。其间有时平躺床上也会有眩晕的感觉，咳嗽时，震动头脑，以至于短时昏迷。我大剂服四逆辈回阳自救；友人曾帮助直接灸任脉建里、关元，驱除体内寒毒。每每灸三五个小时，体会到艾火通透周身，经脉流畅，神意也豁然开朗。探究生命真谛，唯求本源，方为大道。

宋代有记载种痘的事迹；明代正式发明人工种痘术。古刺法，种痘是取手少阳三焦的消泺和清冷渊两穴。三焦是人体关要之府，通内外上下之气，痘毒由三焦穴道，从皮肉筋脉骨、脏腑、经脉发动。同时也引动深藏脏腑、经脉之胎毒由深至浅而出。身心洁净，如入坦途，少些颠踬之苦。

1979年10月，联合国卫生组织宣布人类成功消灭天花，"种牛痘"到此告一段落。

我从《芜野尘梦》西原因误治而死，更加意识到治痘以补气血，扶阳气为第一义。此外，灸法是被忽略的一大法门，内外妇儿科多种杂病，都可以去认真实践。

2010－05－22

游学泰山

肝肾寒阻　针刺温阳

5 月 18 日傍晚乘 D33 自北京站抵泰安，友人全家盛情接待，谈话至夜深。一夜安眠，晨间醒来，一洗周末门诊之困倦，隔窗远望，泰山余脉映入眼帘，人欣曙色，鸟鸣阵阵。

友人胞弟小华，1973 年生人，亦习医。19 日上午，约我解读杂病。故友马先生来访，观其面色略暗，下眼袋有青色，唇舌暗红透紫。其亦自述，20 年前就曾查出肝功指标异常，只是后来一直调养，未再深究。我顺便以其为例，讲解于小华。从马先生面相看，阻滞在冲任二脉，上热下寒。先脉诊，左尺脉有根，右尺脉沉弱。关脉有弦意，寸略浮。脉诊时，讲浮沉迟数，以辨阴阳。若练习指腹的灵敏度，在三部脉，尤其在尺部，对阴寒证能在桡动脉中感觉到，有时寒邪的感觉会透进指腹内。这个尺脉，就有寒意透进指腹。腹诊，日本医家汤本求真著述《皇汉医学》，有许多腹诊内容，钻研腹诊，对中医学的理解会更贴切和直观。马先生腹诊，脐周有痞结，拊之痛，脐右为甚。且用指背打在脐周，亦感寒意。我为其针中脘、右天枢，进针 3 寸。嘱小华刺左右肓俞（脐旁0.5 寸）、左天枢、阴交（脐下 1 寸），留针候气。马先生自述，腹内被一股巨大力量揪住，向肚脐聚集、上提。酸胀透到腰背部，过一会儿又平静一些。过了约 1 小时，平静的马先生忽然说道："我做了个梦，梦见一条街道，太阳出来，街上的积雪化开了，街道右侧太阳还没照到。你们看，就是我身体右侧的气机不通，这应该是身体气化的信息。"马先生是智者，能知道这个短梦，是身体气化在头脑中的反映。小华习武学内功，手法虽不娴熟，内力不弱。我嘱其可隔日为马先生针刺以上诸穴，且用艾条悬灸，内服温阳汤剂，善莫大焉！

女童腹痛

小华之女，2001 年生人，8 岁。近两日每在晨 5 时腹痛，持续一两个小时。4 月份亦曾腹痛，周身乏力，住院输液治疗 10 天，腹痛暂缓，自此纳差，食欲不振。我观其面部略暗、舌苔白腻；脉诊，尺脉沉弱，寸关浮缓；腹诊，自肋下到脐上，胃脘两侧有条索状物，扪之痛。我告曰：此乃寒性腹痛，不可再用西药输液。某些西医炎症消炎之说，不可信也。真正之西医，不会连续多日用抗生素输液治疗。抗生素药性属寒凉，且静脉输入，液体及寒凉药性直入脉道，寒上加寒，足以损伤幼童体质。晨间腹痛，幼童体内正邪相争也，正气弱，不能抗邪。幼童阳气不断生发，不屈服于邪淫，腹痛绵绵不绝。此时，唯有温通脏腑，切不可再输液，所谓消炎，助纣为虐也。

我为其针刺，取中脘、左右天枢，幼童惧针，虽泪流满面，亦接收之。问小华夫妇，有艾条吗？答曰：有。嘱夫妇两人轮流为其悬灸。女童告曰：热力透进腰腹，到腹股沟。

小华妻子告诉我，本地一中医师曾建议用艾条悬灸，坚持一段时间，灸至小孩腹内肠鸣、放屁连连，自然痊愈。我说：信假不信真。小华妻子说：西医建议输液消炎，我们不敢不信。

用针用灸后，小华之女顿觉腹内温暖舒适。我嘱其继续用灸法，坚定信念，温透脏腑，以免向隅。

按：上周游泰山，写半篇游记，存档失误致丢失，不禁喟然，便提笔写医案聊以自慰。

2009 - 05 - 28

纯粹中医

禅七笔记

岁末，颇感路长人困，因缘际会，参加赵州柏林寺禅七静修。20 年游学，却每每近乡情怯。赵州禅、赵州茶名满天下，赵县人的风骨里或许总会浸染一丝禅意，精气神里总会透出一丝禅机。

禅，佛之心。佛心空明，自在、宁静。禅修，朴素、自然，禅坐，形体肉身坐在禅堂，用心来认识你的心的过程。禅修是自身意识活动认识自身的过程，能明心见性，就圆满了。

禅 味

禅七，上坐后时间最长两炷香，即 1 个小时，早年求学，练站式多，坐式少，这倒是补课。动中求静，静中有动，形体的静，内在气机发动，胯膝踝之间肌肉、韧带、关节，轮换作痛，哪里不通哪里痛。僧俗数百人共修，众人加持，威力大增，渗透形气神。慢慢把意识定在这个痛上，合住它，体味它。上月初，为净化身体，同门学弟为我直接灸关元，用模具做的艾柱，足有莲子大小，灸百余壮，夜 7 点至凌晨 1 点半，6 小时余，通透全身。又几日，再灸关元 4 小时，亦百余壮。坐禅透骨之痛，绵绵不绝，胜过艾灸。艾灸，壮与壮之间，可有间隙。禅，通透身心。几日后，慢慢有些定静。初下坐，腿脚重浊、拖泥带水感大去，身心轻盈。

赵 州 茶

赵州和尚从谂口头禅"喝茶去"，意味深长。"喝茶去"，带着老和尚的意境和慈悲，点拨迷途。赵州不产茶，水质却好，甘甜清冽，柔滑细腻。禅寺后院，古时有水井。用赵州水，方能沏出赵州茶。儿时，各个村镇，都有水井，五六米深，就能汲出清澈的井水。而今，大约要十几米的深水井才能取水了。

茶，安神醒脑。禅修中也有饮茶、行香。禅寺香火旺盛，白茶、黑茶、红茶、绿茶应有尽有。茶有别，心念无别，能除一切尘劳妄想，涤荡心胸。维那师安排我参加服七，就是服务禅七，行茶时，发杯子，倒茶，收被子、水果，发放点心，收垃圾等等。此时，不但是敏捷、合适，而是同修之间传递的安详平和。

诊　病

佛学院某学僧，小便频数，小腹坠胀。维那师安排为其诊治，左尺沉弦，指下有寒意。或许我指下有寒意在医界鲜提及，其实就是医者指端能感受脉管中传递出的身体寒邪，感应这个寒邪，尤其尺脉肾或命门，能透指骨。小腹内定有寒结无疑。腹诊，其心下及肚脐旁，有痞结，扪之痛。为其针刺冲任诸穴，内服我自备袋装汤剂，腹内温通，其自觉禅坐中能多定静。

2010 - 01 - 22

纯粹中医

神机与气立

思求经旨　演其所知

《素问·五常政大论》说："根于中者，命曰神机，神去则机息；根于外者，命曰气立，气止则化绝"；《素问·六微旨大论》言："出入废，则神机化灭；升降息，则气立孤危。故非出入，则无以生长壮老已；非升降，则无以生长化收藏。是以升降出入无器不有，故器者生化之宇，器散分之，生化息矣。"

我们先看两个词："神机"、"气立"。在这里，先哲指出万物的气化，是靠自身内在的"神机"和外在环境之气，也就是"气立"的作用，通过升降出入来完成生长化收藏。

"机"，在古汉语中，称弓弩上发射箭的机关为"机"。我们讲"机要"，机是事物最重要的部分，是关键。对于人来讲，根于其中"神"的机最为重要。《灵枢·本神》曰："故生之来谓之精，两精相搏谓之神。"是说父母的精（父精母卵）相结合，产生了生命的个体，包括形体和神意层面（形和神）。《灵枢·九针十二原》曰"粗守形，上守神"，"粗守关，上守机"这里讲在针灸时，要重视"神"和"机"。

《素问·脉要精微论》曰："五脏者，中之守也。"是讲人的生命活动以五脏为中，"神藏五"（《素问·三部九候论》）。《灵枢·本藏》："五藏者，所以藏精神血气魂魄者也。"是讲神分宅五脏，一分为五。神、魂、意、魄、志，分别寄藏在心、肝、脾、肺、肾里。"守神"、"守机"，是要关注"神"和"机"的变化。

"气立"，可以从字义训诂来反训，就是"立"的字义在这里是其反义字"行"，是指气的"行"和"化"。这个"气立"是人在"神机"的作用下，通过自身出入升降的形式，和外界环境进行能量和信息的交换。

阅读经典时，我们总有茫然不知所云的感受，这是治学方法的问题，因为多是在文字和理性的思维中徘徊。比如《素问·上古天真论》中："恬淡虚无，真气从之，精神内守，病安从来"这句话，不但要理解文字的含义，而且应默念（有口型，不出声）"恬淡虚无"，安安静静，慢慢可以体会到气脉的运行和变化，心境平静，舒适安宁。因为"恬淡虚无"的口型，可以交通任督二脉，气血流畅，使之达到一个神意淡泊质朴的境界。对神意、对气有了直接的感受，体会天人合一，"生物之以吸相吹"（《庄子》），才能渐入中医之门径。

2008－11－24

纯粹中医

桃木与阴邪

2008年4月初，与厚朴中医学堂徐文兵先生及友人孙贵安先生等到西山踏青采药，在大觉寺门口得桃木杆一条，长137cm，直径5cm。徐先生说，桃木乃镇邪之物，称为"降龙木"、"鬼怖木"，可侍诊，可驱邪。

5月间，友人潘兄来访，谈医论道。我自述诊务烦劳，自觉左脚心数月来有阻滞，约有半个乒乓球大小，知是诊病中蓄积的阴邪之物，下行至涌泉，练功中，觉脚心刺痛，内力难以通透。

潘兄见室内有桃木杆一条，用利刃削圆端头，令余俯床上，脚心对天，以桃木杆端头抵脚心，缓缓运力，约1小时，脚心大畅。潘兄习内家拳，气力浑厚。我自觉周身通畅，在脚心化内传之力，阴邪阻滞随之大减，潘兄视其间阴霾灰黑之气渐渐化解。

11月14日夜，备中药汤剂数副，约潘兄来取。去岁其曾因生活变故，患硬膜下脑出血，我为其针灸服药，收大效，神情安详，英武俊朗如初。今再服药，以应冬气闭藏，潜阳益阴之道。

11月19午间，潘兄又来，药五副后，自觉精力胜过夏季，已入冬，亦不畏寒。约其再为我诊治左脚心之阻滞，因近日仍觉似有一薄纸般，黏腻不通。潘兄用桃木杆端头抵脚心，脚心已柔软，阻滞感移至根骨前端，触之大痛。

潘兄有看气之功能，问其：有何变化？

说：发起来了。筋膜间黑色渐褪，如发面馒头的蜂窝状，根骨间弥漫出白色正气。

潘兄忽又说：我明白为什么桃木可驱邪气了。

我问：为什么？

潘说：你看，这桃木杆端一尺左右，充斥着脚跟排出的黑气，桃木能吸纳阴邪，能化解阴邪。

我说：11月5日，治疗一痛风病人，左脚痛不欲生，用灸1小时，霍然痛轻，或许源于此。你可以对窗外，用心意把病邪之气送入虚空中。潘兄开窗，轻轻转动桃木杆，曰：去吧！

我说：开不开窗是一样的。潘兄告曰：再掂量杆子，顿觉轻省。阴邪之物，亦有形质。

潘兄又为我灸脚心及脚跟，顿觉艾之热力透入。潘兄又说：哎、哎，还有气儿打这个艾火。

我说：是不是如有股小风吹在艾条端头，艾火就忽地亮一下。

潘兄说：是。艾亦阳物，能化阴邪也！

在《艺文类聚》卷八十六引《庄子》佚文："插桃枝于户，连灰其下，童子入不畏，而鬼畏之。"北宋文人王安石有诗曰："爆竹声中一岁除，春风送暖入屠苏。千门万户曈曈日，总把新桃换旧符。"在端午节，民间把艾草悬挂在门框辟邪。桃木、艾，皆是阳性，可化阴邪。

《山海经·海外西经》曰："夸父与日逐走，入日。渴欲得饮，饮于河渭。河渭不足，北饮大泽。未至，道渴而死。弃其杖，化为邓林。""邓林"即桃林，夸父的手杖变成桃林。桃木被称为"仙木"，果实也美其名曰"仙桃"。

马王堆帛书《五十二病方》曾载有以桃枝治疗男子疝气的方法。李时珍在《本草纲目》中说："桃味辛气恶，故能厌邪气。"《本草经》曰："枭桃在树不落，杀百鬼。"（枭桃，经冬不落的桃子。桃子干后悬挂树上，如枭首之状，故名。）

从汉代起即有用桃作厌胜（厌，读作压，是辟邪祈福的饰物）之具的风俗，以桃木做桃人、桃印、桃板、桃符等辟邪。

在日常生活中，桃木常被做成梳子。《典术》记载："桃木乃五木之精，仙木也……能压邪气，镇治百鬼。"桃木梳子，不产生静电，不拉抻头发。长期使用，可畅通经络，醒脑宁神，固根养发。

阴阳，不仅是哲学的概念，而且是理性的思维。阴阳本为一体，在人体交融，表现为一个整体的生命活动，一种精气神一体的生命力。中医把外在致病因素，风、寒、暑、湿、燥、火称之为"六淫"。其中寒和湿，其致病多损伤阳气，阻碍气化，归为阴邪，与风、暑、燥、火等阳邪对应。而我此文的阴邪指的是人体内寒、湿、冷的负面物质，当其弥散在经络和脏腑，且占上风时，人体就变为疾病的状态了。这个阴邪，不是滋润、宁静、沉降的真阴，而是乖戾、凝滞、黏腻，阻碍正常气化的邪气。气化是以阳的推动、温煦、生发来协同完成的。阴邪凝滞，气化、化气的过程不能正常完成，就是人体的病态了。

怎么体会这个阴邪呢？体会一词，体，身体，包括精（形）、气、神。会，合也（《说文》）；会，聚也（《广雅·释诂三》）。如人与人会面，会了面，你就能懂得对方吗？

如何认识这个阴邪呢？友人潘兄，是从气的层面，形而上的层面领悟阴邪。形而下，相对容易。

中医教学中，切诊，如腹部切诊，也就是用手对腹部的诊断，重点要体会冲任二脉。如糖尿病、高血压、心脑血管病、肿瘤等患者，用指腹或指背搭在以肚脐为中心的冲任二脉，多能体会到其间的寒凉，有时寒意透入指骨。拊之，多有痞结，也就是凉疙瘩，有的是一大团，有的如核桃、花生、米粒大小，越小，是凝滞得越久，越顽固。诊察过程中，医者用力按压，患者也常能感觉到疼痛难耐。

这也就是为什么，在临床中，要温阳，要化其阴邪凝滞。医家窦材说："保命之法，灼艾第一。"患者能信且践行，自有功效。阴邪凝滞日久，瘀而生热，医者不为假热所蒙蔽，乃为灼见。

《素问·评热病论》中云："邪之所凑，其气必虚。"丹波元简释曰："此非邪凑则气虚之谓，言气所虚处，邪必凑之。"医界之中，不论中西，皆有一些悲剧：就是医者诊治哪一种病，最后就得哪一种病，染邪也！

阴邪，医者之敏，能洞察之，而不畏惧。能在意识层面有个切割，你是你，我是我。医者，一是邪气不能侵；再者，能化解入体之邪。

《素问·遗篇·刺法论》曰："真气不正，故有邪干。""正气存内，邪不可干。"孟子曰："吾善养吾浩然之气"。医者，要有桃的精气神，"桃味辛气恶，故能厌邪气"。

2008 - 11 - 23

第一章 中医思考

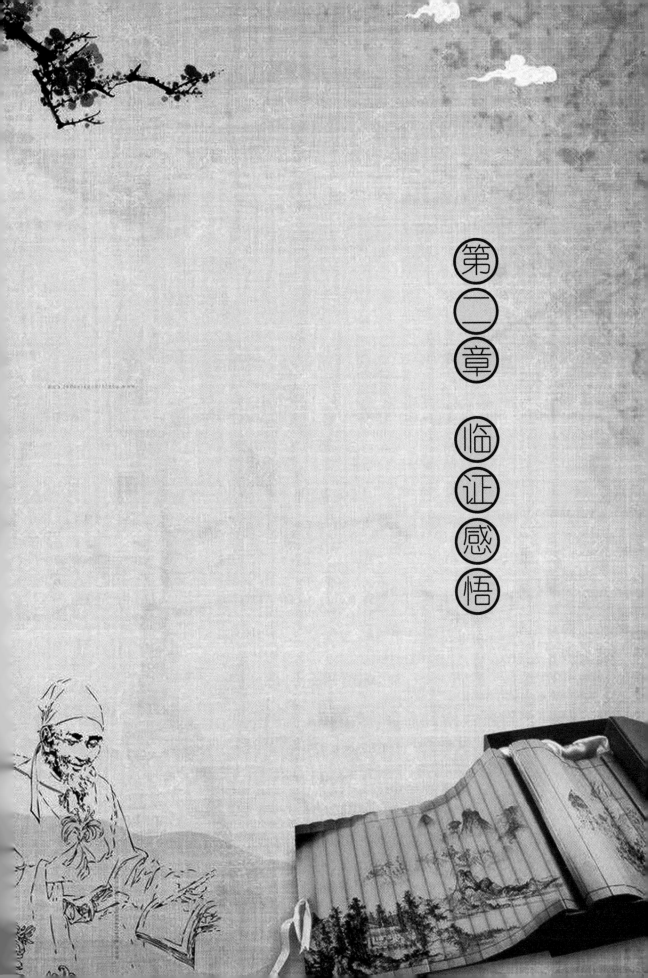

第二章 临证感悟

针灸及药后祛病反应

针刺后发烧

鲍某，男，48 岁，2007 年 3 月 11 日陪妹妹因面部痤疮来诊，亦约为其针刺调理冲任二脉，取中脘、天枢（双）、气海，未留针。其体质尚可，未内服汤剂。

第二天下午，其妹告曰：当日回家后，即发烧。为其处方，取补中益气汤加减内服，体温平复。

医者按：针刺调理冲任，因其体素健，正气盛而驱邪外出，正邪交争，取甘温除大热意，元气内充，清阳升而浊阴降，这是体内一个净化过程。

或曰：针刺，助正气，何以至此？

答曰：针刺，畅通冲任二脉，正气得助，然亦开拓经脉空间，正气亦需充盈以驱邪外出，此时需助正气驱邪，若因热象而用寒凉则谬矣！

脱发、少发，针刺后发烧、头痛

林某，女，24 岁，已大学本科毕业。2008 年 7 月 14 日初诊，来诊目的是治疗脱发、少发。正值青春，发稀少，头顶部更为稀疏。

脉诊，尺脉沉且有弦，指下有寒意透医者指间。寸关缓弱。舌质暗红，少苔。腹诊，中脘、建里及脐周有痞结，拊之痛。

诊断：寒凝冲任，肝肾阳虚。余为之析，其脱发、少发为肝肾阳气不足，寒凝冲任，以至于此，且有情志抑郁，烦躁易怒。"肾藏精，主生殖，其华在发""肝藏血""发为血之余"。精血同源，相互转化，寒不生草木，少发、脱发是身体失衡之冰山之一角，其内在情志有抑郁倾向，唯温通冲任，肝肾精血充足，身心和谐，脱发、少发亦不为患。患者及其家长赞同针灸及中药汤剂并用。

针刺取穴：腹部，中脘、水分、天枢（双）、肓俞（双）、气海。头部，百会及四神聪。患者经络尚敏感，针后得气，酸胀痛等针感在体内流动起伏。且嘱患者回家后用艾条灸针刺部位。

内服汤剂处方：乌梅 60 克、细辛 3 克、桂枝 30 克、干姜 20 克、党参 30 克、当归 20 克、制附片 9 克、制川乌 9 克、川椒 10 克、黄连 15 克、黄柏 15 克、菟丝子 30 克、枸杞子 30 克、补骨脂 20 克、仙灵脾 20 克、生姜 30 克、大枣 50 克。水煎，7 副。

外洗处方：黄芪、当归、独活、川芎、熟地、白芷、防风、辛夷、藁（gǎo）本、蛇衔草、薤白，各 30 克水煎取浓汁，净发，配芝麻油若干涂药于发上，候 2 小时，再温水洗去。

2008 年 7 月 21 日二诊，患者自述如下：

7 月 14 日，扎针回家后，人发冷，继而发烧，半夜高烧，凌晨烧退。一直未再烧。

7 月 15 日，开始服药，胃部感觉凉，需要衣物裹，腹部有不适感。

7 月 16 日，服药，人乏力，胃部不适，泻肚。

7 月 17 日，服药，鼻子始流涕，中午好转，胃部转适。

7 月 18 日，服药，基本正常。

7 月 19 日，服药，双脚有些浮肿，特别是右小腿和脚踝都肿了。

7 月 20 日，胃和肚子，需多层衣服保暖才舒适。外敷药致头皮有微小针刺感。

按：患者当日针刺后发烧，且半夜高烧至凌晨，一直未再烧。医者针刺，调动患者气脉变化，体内正邪相争，体温上升至高烧，其表象而已。其家长为医者友人，知此为祛病现象，患者体敏，而心神不乱，善哉！胃部不适，感觉寒凉，且腹泻。乌梅丸剂寒热并用，且以热为主。胃部寒意，为患者感受胃部真相。热驱寒去，腹泻为其排出之途径。鼻流清涕，亦为体内清阳生发之象，中午阳盛，故好转。双脚及右侧小腿、脚踝浮肿，冲任温通，肝肾正气驱邪外出的一种现象。

7 月 21 日，尺脉较有力，针刺，中脘、建里，仍有阻滞感，脐下 1 寸阴交穴痞结如红枣大小，刺之坚硬。取腿部足三里、上巨虚。留针 1 小时余。汤剂处方，守乌梅丸意加减。

7 月 29 日三诊，书面自述：7 月 21 日下午针刺后，肚脐右侧有瘀青，两小腿有疼痛感，风池穴也胀痛，头部微微发热，然后有点痛。放屁多。

7 月 22 日，大便偏稀、黏，放屁多，其他正常。

7 月 23 日，喉部有不适，发干。大便偏稀、黏，放屁多。

7 月 24 日，大便通畅，偏软、黏，放屁多。

7月25、26、27日，基本正常。脉诊，尺脉较有力，沉取有根；关略弦数，寸脉亦有数意。舌质偏暗，较上周为轻，苔薄白。心情自觉爽朗，发质变得有韧性，能更多覆盖头皮。

针刺：取腹部冲任诸穴及腿部足三里、上、下巨虚。

汤剂处方守乌梅丸意，去补骨脂、仙灵脾，加车前子、覆盆子各30克。

8月7日四诊，尺脉有力，寸关和缓。舌质淡红（暗红已去），苔少，略白。外敷药后，头部有温热感。发质自觉较以往柔韧。

8月2日月汛，量多较以前，持续3日。尤觉心胸开阔，眼神温润、水灵。汤剂处方，守乌梅丸意。针刺腹部冲任诸穴及腿部足三里、太溪等。留针1小时余。

8月14日五诊，自述：

8月7日下午针刺后，腹部、左腿疼痛，全身冒汗，晚上头痛，一闪一闪的痛。

8月8日，大便有些干燥，喝药后口干、喉咙干。

8月9日，大便两次，前一次干燥，后一次稀黏。

8月10日，未喝药，早晨站庄（形意拳），打嗝，胃部若有水响。

8月11日，大便量很多，傍晚头痛至睡觉前。

8月12日，胸腹部有片片小红点，食欲不佳。

8月13日，胃消化不太好，有口臭。

8月14日，食欲不佳，晚上胃部不适，胸闷。患者口述，上周用药，虽有诸多不适，但自觉头脑清晰，心情开朗。

脉诊，尺脉沉取有力，和缓。腹诊，痞结尚在，腹部较前柔软，拊之痛大减。头部毛发略多于以前，柔韧，有光泽。

> 汤剂处方：炙甘草45克、干姜30克、桂枝30克、白芍30克、黄芪45克、熟地30克、生地30克、天冬30克、麦冬30克、制附片9克、制川乌6克、菟丝子60克、枸杞子60克、车前子30克、女贞子45克、覆盆子45克、大枣50克、生姜30克。水煎，7副。

因患者8月下旬回外地学校，准备考研，家长要求为其将药做成蜜丸，医者取三古方意，温肾疏肝，滋阴潜阳。处方如下：

> 熟地200克、泽泻100克、山药200克、茯苓200克、山萸肉200克、菟丝子300克、车前子200克、枸杞子200克、补骨脂200克、仙灵脾200克、仙茅100克、肉苁蓉100克、炙甘草60克、干姜200克、厚朴30克、黄连30克、广木香30克、陈皮30克、泽兰60克、灯心草30克、大枣300克。配制蜜丸，每丸约9克，每日两次，每次两丸。

按：患者寒凝冲任，以手拊腹部及脉诊两尺脉，能感触其寒意。冲任有阻滞，日久生内热，火性炎上，心烦易怒，表象为热，假热也，本质乃寒。"寒热夹杂，上热下寒"，与厥阴病之基本病机暗合。仲景立乌梅丸，大有深意，寒温并用，攻补兼施，和水火，顺阴阳，温通肝肾，圆通应用，可屡获良效。患者上述有口干、口臭、大便干燥，仍为冲任不畅，不能纳温热肝肾之余炎，医患沟通，明了用意，顾护变化之大局。最后处方，仍用温热，医者针刺，患者在家中艾灸，畅通冲任，开拓阻滞经脉，功不可没，故可多用温热，疗效迅捷浑厚。针刺后，穴位附近瘀青，是触破毛细血管原因，有医家提出这也是一祛病表现，就像拔罐时瘀紫一样。几日后可以吸收消退。

9月中旬，家长告知，患者返校后，同学赞其性情多温和，不似以前像火药桶般，一点就着火。对考研学习信心大增，头脑清晰，记忆改善。且能坚持形意拳站庄，人生境界自觉开阔许多。北京同仁堂总店蜜制丸药已在服用。

中医药，对人之形气神是整体调节，圆融身心，功莫大焉！

2008－12－11

纯粹中医

谈针灸方药协同之功效

2009年1月6日下午，友人潘兄来访，谈及11月间送其内服汤剂，自感药力雄浑，可调治百病，问我索方，翻底方，乃2008年10月30日，我自服方，仿山西李可老医生著述温氏奔豚汤意，处方如下：

> 山药30克、茯苓30克、肉桂15克、砂仁15克、泽泻15克、黄芪15克、党参20克、白术20克、怀牛膝20克、炙甘草15克、干姜20克、制川乌10克、制草乌10克、制附片10克、吴茱萸30克、细辛30克（后半小时下）、补骨脂20克、仙灵脾20克、菟丝子20克。水煎，10剂。在药房请药师煎煮，塑料袋分装待服。

11月初，潘兄来访，给其服上药，觉腹内温热透腰腹，送其6剂（12小袋）。今有暇述其感受，谨记之。

前3袋，尚温通舒适，第4袋，觉胃脘揪得慌，闷、不通。自己在足三里处针刺，留针，约半小时，忽觉如在蒸笼般，身体大热。我问："是腿部如在蒸笼，还是全身？"答曰："留针后，足三里以下，发热，抖动，雾气沼沼，闻到脚发出臭气，热到脚心。后来就是气机贯通头部，面颊的肌肉跳动，向下边颤动，边下降。胃脘部闷堵感消失，内视其间变得清亮。或许古人炼的药丹会有如此感受。"我笑曰："臆测也！"

潘兄又曰："面颊部肌肉跳动，无比舒适。"我问："有多深？"答曰："从面部骨骼向外发动。"我问："后来服用，感受如何？"答曰："后来，觉得舒适，不再有如此体会。"我问："留针多少时间？"答曰："晚7点到10点多，约3小时。后来，脚一直臭了1个多月。"

潘兄曰："药力似把阴邪吸纳到中焦胃脘部，欲化阴邪而动力不足，感到恶心、堵闷。也是一个坎卦，坎中满，一阳入二阴之中，坎为轮。而取足三里一穴，助其间一阳转动如轮。真阳发动，效力之大，出乎意料。此阳气周身通透，实可疗百病。"

我答曰："汤剂入胃脘，纯阳益火，通彻表里内外。桂、附、姜等诸阳药纯似烈火，与体内之阴霾决战于胃脘阳明之地，相持阶段，针刺足三里，助阳化阴。清末伤寒医家郑钦安曰：'况桂附二物，力能补坎离中之阳，其性刚烈之极，足以消尽僭（jiàn）上之阴气。阴气消尽，太空为之廓朗，自然上下奠安，无偏盛也，岂真引火归元哉！'郑氏指出，此底蕴乃将一阳潜于水底，潜于肾水。"

潘兄曰："此药给其妻服两剂，亦觉在胃脘堵胀，针中脘、足三里，且再灸，面色及身体气机改善颇多。"其妻上月侍奉重病亲人，身心疲惫，服药后舒适很多。

潘妻孙氏，3月底因领口疮，约我诊脉，断为肝肾不足，大寒之症。知其2008年3月初曾赴山西灵石请李可老医生诊治，李老亦断为阴寒，且处方如下：

炙甘草60克、干姜45克、桂枝45克、生附子30克、赤芍45克、熟地90克、盐巴戟30克、天冬30克、云苓30克、五味子30克、油桂粉3克、生姜45克、大枣12枚。生附子先煎2小时。水煎，14副。4月初又赴灵石抓药30副。

我为孙氏针灸，冲任有寒凝，感手臂为其体内阴邪击打，顿感麻木。后询问其服药状况，告已断续服完。孙氏阴盛之体，且经络迟钝，上药雄烈，亦无不适，病情略有改善。临床之中，针灸用药，经络气脉迟钝之人，往往奏效迟缓。针灸得气速则效速，用药亦然，不为虚语。此时，医患更需明智，且勿焦躁。

上述孙氏服我方药，且配合针灸取效。其在疲惫困顿中，有前面40余服汤药垫底，久旱甘霖，顿显生机，我不敢贪功。

潘兄，练功勤奋，敏而好学，药后气机变化体会详尽。对我临床多有启示，谨谢之！

2009－01－07

灸法之印堂妙用

下午，为母亲用艾条灸印堂，问她的感觉，母亲回答："艾的热力能透入印堂，自觉腹腔内气流翻滚，自小腹左侧向下，至左环跳穴处，跳动不前。灸10分钟，觉头部清凉。"

用艾条灸印堂，我体会有许多奥妙，临床之中，多遇阴证、寒证。医患之间的诊治，是精气神的沟通。医者有染邪之患，每每用艾条灸手心、手腕，足心、脚踝，顿觉身心舒畅。一日诊毕，用艾条对印堂用灸，自觉艾之热力透入印堂，有潮湿感浮出，用手抚摸印堂，皮肤无异样。

2009年元月13日下午诊毕，我自觉神倦，用艾条灸印堂，平心静气，自觉头脑内无异样。今日用灸90分钟，渐渐寒湿感消退，头内清亮。我左脚心似是邪之出路，每有脚心作痛。节前又诊治几个急症，甚是疲惫。几日来，母亲为我灸脚心3次，用艾条4颗点燃，灸近两小时方毕，始觉左腿至脚心舒畅。

古人认为，头为诸阳之会，百脉之总，人会得各种疾病，但要察明病的由来，再用灸法。今中老年之许多大症，多为阴寒，如高血压、糖尿病、心脑血管病，及诸多杂症，多以阴寒为主，寒邪自然侵袭脑窍，影响神明。安全之法，可在安静环境，用艾条轻灸。轻，是说时间短，可以先10分钟，距离适当，以能忍受为度。印堂处，会有黏潮感，此乃寒邪外出。

2008年12月7日，朋友管某，在厚朴中医学堂灸法课上给我讲，12月5日，服中药汤剂3副后，夜间，忽觉印堂处冒凉气，嗖嗖的，头部其他部位没有一点动静。11月底，在课堂上有同学讲述服药后身体的寒热气机变化，管某并不惊慌。

我问："冒了多长时间？"

管某回答："有3个多小时，后来用块毛巾缠在头部，就睡着了，醒来一切正常。"

管某服药期间，也在用灸法，当时没有灸印堂。他有脂肪肝，在脐周及肝区附近有许多痞结，所以主要给他灸腹部穴位。加上药的作用，使他身体的正气足了，选择了一个合适的通路，将寒邪排出身体。很多脑血管病，其实是身体的寒邪盘踞在头部，灸印堂能化解脑血管病的隐患。

许多上班族，需要终日面对电脑，用艾条轻灸印堂，可醒脑明目，让人神清气爽。时间约15分钟，此时，需平心静气，体会头脑及身体变化。再灸足三里或脚心平衡气机，有益而无流弊。

古人的灸，多是用艾绒直接灸或间接灸，其力量影响人体更深透。艾条灸，容易掌握其时间，方便调节距离。细心体会，调畅形神，适可而止，妙用无穷也。

2009 - 01 - 23

纯粹中医

艾灸印堂的奇妙体验

2009 年 2 月 3 日，友人孙某父亲得急性肺感染，呼吸困难，医院提出上呼吸机，6 日，为友父用灸毕，病情缓解。

后用艾条 4 颗，我自灸印堂，觉周身温暖而生豪情。再为友人孙氏二兄弟灸印堂，四颗艾条正值火力旺盛，弟曰：热力自印堂入，透脑部自脊柱向下，腰背温暖。为其兄灸少许时间，后其持艾条自灸，感受颇多，前日友人据录音整理发来邮件，文字记录如下：

"刚开始白先生拿四颗艾条给我灸（印堂）的时候，觉得他在左右动，额头里面有好多蝌蚪跟着左右跑。后来停住了，一两分钟吧。可能是他把艾条拿开了以后，我脑袋里面有个大火球，说不出的感觉，很胀，所有的思维全集中到这个火球上，慢慢、慢慢变小，就集中到（印堂）一个点上。

然后我（拿了一颗艾条）自己灸，刚开始还没感觉，最后烤鼻子那块的时候，离得近，可能有六七分钟时间，我就觉得我的鼻头吧，冰凉凉的好像有水珠滴落，从鼻尖往上到这里（印堂）再到艾条，形成了个三角区。就像缝纫机的针就在这个三角区域，就像个磁场，唰唰唰唰来回扎，像个织布机一样，很密的，一点空隙都没有。椎体，三角体，这个面（左侧）、这个面（右侧）（手横向比划）来回织，很胀，就像要把艾条顶出去，但人好像动不了了。艾条往前移，我的头也得往前移，距离不会变。

当我把艾条放到这里（印堂）的时候，一直不动，脑袋里面所有的东西就往下走，像蝌蚪一样，往额头中间走。肚脐以上的东西，我也说不清楚是气流还是什么，也像蝌蚪一样往上走，走到胸口的时候痒痒，痒痒得不行，要不然我刚才笑出来了。在走到脑袋中间（印堂）的时候，整个脑袋有一个大火球慢慢集中到一个点。就集中到一个点的时候，这个点和艾条就像被胶水粘在一起了，也试不出来烫不烫了，就粘在艾条上了。后来胸口痒痒的实在受不了，我哈哈笑了两句。这个点和艾条就'啪'地散开了。

后来我又灸了一次，身体里的蝌蚪往上蹿，越蹿越厉害，浑身痒痒有说不清的感觉，就是很舒服的感觉，后来又集中到一个点上。

白先生问：你脑袋像变为火球了？

不是，是整个气流，是磁场。不是脑袋，是所有的，原来从脑袋里面下来的小蝌蚪，上面的往下面走，下面的往上面走，都往印堂汇聚；就胸口那一大块难受，痒痒，像挠痒痒那样；头上有冰凉冰凉东西地往下走，走到额头越聚越小，最后我想成什么，不由得就想成一个珍珠丸子了，最后就成一个点了，和艾条粘在一起了，合二为一了，怎么动（手左右比划），他们都在一起了。"

按：友人孙某长兄，1966年生人，2008年曾来京求诊，自述胸部憋闷，我断为厥阴证。寒凝在厥阴肝经与心包经，用大剂量回阳救逆之品；取腹部冲任针灸，症状大解。嘱不可大量饮酒。

其对经脉敏感，2009年3月5日，直接灸左侧足三里10壮，胸部顿觉明朗，隐隐不可言状之不适一扫而光，整个下午放屁连连。

其自灸印堂，体内气机变化有许多不可言说处。其出生于青藏高原，又在藏区做地质勘探，人生中30多年的藏区生活，身心纯净。近在内地生活10余年，本色尚在。艾火之纯阳入体内，能清楚体会其中变化。其自述少年之时，头脑之中常有今天艾灸印堂的感受，觉得头脑空明，仰望雪域晴空，呼的有一点聚在印堂，便会有一些奇异的景象。艾火之纯阳，能驱体内阴霾，唤身心生机，可窥一斑。

2009 – 03 – 12

亲历直接灸

直接灸，效专力宏！

2008 年 7 月 17 日，我直接灸腿部足三里、上巨虚，左右腿共四穴。腿放平，选定穴位，用笔划直径一 cm 的小圈，用金艾绒（细棉艾绒）捏搓约黄豆大小，置于穴位，线香点燃，每穴灸 10 壮。

第一壮，随着艾绒烧至皮肤，一股灼痛透入穴位深处，似乎影响整个身心，连着头脑，心情很平静，口中不由轻嘘，感叹直接灸的力量深透。豆大的艾绒，一分钟的时间，整个身体有一种通透的感觉。把艾绒残灰拂去，足三里处的皮肤被灼为焦黄色，有一小圈以灼烧点为中心向四周放射的纹理。

第二壮，灼痛变得轻微，皮肤灼为黑色，黑痂略大略厚。接下来的几壮，心情平静，体会到一种温热慢慢自艾灸处深入经脉。灸 4 个穴位，约 2 小时，留下 4 个直径约 1cm 的瘢痕，自觉身心舒畅。

一周之后，右腿足三里、上巨虚结痂愈合；左腿足三里、上巨虚化脓。黑痂下面轻微鼓起，有脓液流出。又持续一周，黑痂脱落，出现一个小坑，用药棉擦去残留淡白色黏稠物，露出鲜红肉质，涂了一些云南白药粉，垫药棉少许，并用创可贴敷住。接下来黏液不断渗出，隔天清理一次。一周后，再结痂，表面平平，以为愈合。后 2 天，用手按，有黄绿色脓液流出。用京万红涂结痂处，其油脂把黑痂融开，脱离皮肤。期间出诊，每遇病情较重、阴寒体质患者，左腿足三里、上巨虚穴位会突突地跳，晚上检查，脓液大增。

8 月上旬始，到医院清理过 3 次伤口，纱布敷贴。这样可以轻松一些，不然，裤子、床单都有脓液痕迹。九月底，左腿灸伤愈合，留瘢痕深红，右腿两处较淡。

我友人潘某，同期亦直接灸双腿足三里、上巨虚，左腿一周后愈合，右腿流脓液两月余。个人体质不同，有不同的反应。

自直接灸后，觉体内气机畅通，心情愉悦，"要想常安，三里不干"。

2009 年春节自广东回北京，接连几日出诊。

2 月 10 日下午，略有闲暇，在左腿足三里处直接灸，有了去年的经验，先灸一穴，会轻松些。

第一壮，有痛，后面细心体察身体变化，共灸 15 壮，热力渐透左下肢。我体内热力传导，不是沿某条经脉，如足阳明胃经，而是整体深透。

2 月 11 日下午，再灸左腿足三里，因已有结痂，就像隔物灸，第一壮不再如昨日疼痛。把艾绒团加大，直径 1 厘米多，似莲子大小，顿觉热力大增，20 壮。

2 月 13 日上午 9：30 至 13：05，灸右腿足三里、阳交（胆经，足三里后下方）。近日，自觉右小腿胆经有浮热感，久久不去，且右脚心有阻滞感，知乃经脉不通之故。如果按卦象来讲，是"坎卦"，坎中满，虚热浮在皮表，而内部有寒邪。这次，一边灸，一边做了些记录。

用毫针（7.5cm）刺右侧足三里、阳交穴，在针柄嵌艾条（约 2cm 长），点燃，燃尽再换。至 10：30，脚跟骨痛；11：00 移至脚心，隐隐作痛。11：30 又移至脚跟骨。11：59，脚跟骨后部紧痛，像被钳子紧紧抓住，脚跟骨处，深部有一部位特别痛。12：55，整个脚踝胀痛，一个强大的压力向里深透，然后是刺痛。13：03，整个脚跟骨底面火辣辣的痛。13：05，痛大增，不由口中"吭吭"，难忍。最后艾条燃尽，痛渐缓，足心温暖。

无病自灸，人近中年，多有经脉不畅，只是不能自觉。"身后有余忘缩手，眼前无路想回头"。倒不一定用直接灸、温针灸，用艾条悬灸，不留瘢痕，也是受益无穷的。

友人潘兄，经络敏感体质，2009 年 2 月 12 日约我为其直接灸，且做记录如下：

取穴：右腿足三里。潘兄 2007 年末曾患硬膜下脑出血，经针灸汤药恢复良好。今取患侧灸之。金艾绒做团，直径约 1cm。自述感受如下。

时间：16：10

第一壮，艾绒点燃，吱的一声响，热力透入穴深处，气感（不是热感）传至腰部，又传至腹股沟，再到肋到胸。

第二壮，气感在胸部，直接传至小腹，小腹部发凉。

第三壮，大脚趾胀。我问：是内侧还是外侧？潘答：整个都胀。然后沿着腿内侧向上传导，有气感，觉得嗖嗖地传至腹股沟。接着，自觉整个大脚趾又胀痛。我起身观察，沿腿传导路径是足厥阴肝经。

第四壮，觉得颈部酸痛。我问：自腿部有传导吗？答：没有。只是颈部至玉枕部酸痛。我问：有多深？答：挺深，约摸有 2~3cm。

第五壮，胸部有反应。我问：什么样感觉？潘答：得气，觉得两肋松快。这一壮，右侧足三里处比较痛。

第六壮，气感顺着胸口向下压，到了隔膜处，再到中脘穴（任脉，肚脐上 4 寸）。

潘兄问：怎么中脘发冷，寒气聚结在这里？我答：这是正邪在此决战。胃脘属阳明经，在又阳又明的开阔地打一仗。

第七壮，疼。我问：哪里疼？潘答：胃部中脘。全身不由得动，四肢有得气感。在中脘穴散开一点，全身就舒服一点。中脘里面吱吱响，咕噜叫了一声，整个心胸像打开了，舒服、舒服，喘气也舒服了。脑袋里的血管嗖嗖的，像有风在吹。全身有气血通畅感。时间到了16：33。

第八壮，16：35，中脘、建里（任脉，肚脐上3寸）亮了。潘兄有内视能力，我问，怎么变化？潘答：由黑灰变为黄白。潘问：唉，怎么建里和中脘不一样？我答：怎么不一样？潘答：建里先亮，中脘后亮。又下去了，气感向下到了小腹。

第九壮，中脘亮，整个膈肌、肋部有气感；到腰，在后背是顺着膈肌到腰，凉，清凉，舒服的凉。以前练功中也凉过，应是身体内气机在转化。肋这儿连为一个圈，像漏斗从两侧到脊柱，向下又到腰，从腰到腘窝，脚后跟在跳。老人说，脚后跟跳要发财，看来有好运（玩笑）。

第十壮，又到腹部，得气的面积大了（应是体积），整个腹部气壮大了。中间中脘穴、建里穴一条线有些凉，整个腹部有些连起来的感觉。凉和热搅和在一起，凉在里，在心儿里，热在外。变了，凉在两边了，中间任脉，建里的部位热了。我问：现在哪里有感觉？四肢、腰都有。16：52，现在上额部有感觉，是气感，到了脑盖，冒凉气，持续约5分钟。16：57分，全身气机散开，嗖嗖的！中脘、建里仍凉，现在是外边热，里面凉。

潘问：某人的姑父，80多岁，现在老嚷着热，晚上睡不着，穿个小背心坐着，还便秘。是心儿里凉，外边热，内寒外热？我答：是阴盛迫阳，有内寒，便秘是阳气不足不能推动肠胃蠕动，很多老人、小孩、中年人便秘都是这个原因。内寒，阴阳不协调，阳气浮越在外，到体表，就发热；到肠胃，也是人体的表面，想喝点凉的。后来也会怕冷，不敢吃凉的，是阳气更弱了。你现在的寒热体验是气机变化。

第十一壮，17：01，全身出来黏黏的东西，不是汗，用手摸，什么也没有，是无形的。17：03，被灸的右脚后跟跳着痛。左脚后跟没感觉。哦，这右半身觉得轻省，连着半边脑袋都觉得轻省。左半身，重。潘说：我起来走，不就是瘸子了。阴阳人，两个人了。脸部也很明显。17：09，现在半边身子热，腰部也是一样，半边热。胃部、腹部发凉，右侧半边身子像被气吹得鼓起来了。

第十二壮，艾绒撮团略大些，约直径1.3cm。点燃，火旺了。我们问：痛吗？潘答：不痛，第十壮痛一些。半边身子亮了。脑袋右边热，左边凉。我问：凉热有多深？潘答：挺深。我：你说的深就是深透了，整个深透？一说话，震动整个身子嗡嗡的响，觉得腔音大了。17：16，右腹部，里面叫唤，咕咕响。觉得右腹部高，左腹部低。我：高低是气机变化。17：18，现在是觉得体表凉，身体里面热。这样舒服，水火既济。我：这是你的形容。

第十三壮，17：21 走后背这条线，是脊柱里。在右侧第四脚趾有感觉，沿着小腿向上，是在胆经，到了大腿外侧风市（大腿外侧正中，腘窝横纹水平线上7寸），到了环跳（大约在臀大肌深处），再到腰外侧，到肩膀，腋下外侧也有感觉。沿着上肢下来，到手食指，整个食指很胀，应该是手阳明大肠经。（17：26）

第十四壮，17：28，换用香烟点艾绒团。有透劲，右侧臀部感觉大，感到臀部，屁股蛋里面亮了，轻松。左侧屁股蛋里的气粗糙，好像气是浑浊的。17：32，左侧臀部跳动，右侧没有跳，但右侧热了，胀热。

第十五壮，17：33，左侧臀部跳动，右侧臀部平静，右侧臀部越来越亮。17：36结束。17：40，坐起来，腹部温热。

1 小时后，身体左右气机平衡，左右分割感觉消失。

按：边做艾灸，边记录。换艾团过程，时间略有间断，时间不一，文字多是被施术者潘兄自述，间有与我问答。潘为经络敏感体质，且有一些内养功夫，体察感觉丰富。在临床，只有少数患者经络敏感，故做记录以供同仁参考，真实不虚。

2009 年 2 月 22 日晚 10 点，我直接灸任脉建里穴（建里在肚脐上 3 寸，穴名解释，建，有建筑、建置的含义；里，指的是居处）。该穴正置胃腑，使胃腑安定，所以叫建里。针灸此穴可健中宫，和脾胃，调升降，理气机，化积滞。

第一壮，艾绒点燃，火力接触皮肤，平心静气，痛，难耐。心中有豪情，认为和足三里相似。前 2 壮痛，后面会平和。燃皮肤毫毛，啪啪响，建里穴烧焦，结黑色痂。

第二壮，有了第一壮的对比，痛感似乎轻一些。有一股强大的气感向下压入身体，全身有一种震撼力。右脚脚面有痛的气感；右侧足三里处跳动。左腿平静。得气的感觉比针刺感大，艾柱四周起水泡一圈。

第三壮，右侧大脚趾，右侧膝盖有股压力，右侧大腿外正中线的风市穴有跳动的气感。

第四壮，疼痛向体内钻，这种钻的压力大过疼痛。清理艾绒残灰，残灰潮湿。

第五壮，这一壮，艾绒团略大些，有莲子大小，痛感大增。腹部取穴比足三里痛感不同，足三里第三、四壮就不太痛了。想只有大病求生，或勇于尝试者才能忍受。

第六壮，左侧膝关节上内侧有一条 10cm 长的线有痛感，应该是足太阴脾经，血海穴在这段线正中。

第七壮，建里穴，有股压力，向内压着痛。左脚心有痛感，应是体内浊邪向外排出。

第八壮，右侧臀部有气感，我身体右侧较通畅。这壮直径 1cm 多的艾柱似乎幻化为大的东西压在腹部，灼热和压力向身体四周扩散。脑门近发际处跳动。

第九壮，艾火的渗透力更强大，痛不减。右脚脚心有气感，有微微的痛；脑门发际处跳动。

第十壮，右脚心连着脚趾有气感。哎呦！左脚心连着脚大趾痛，难忍受。

第十一壮，在建里穴往里钻着痛，心中想，常人还真难接受。左脚心肌肉跳动，腹内肠动，放一轻屁。

第十二壮，右侧大脚趾，左侧脚心有气感；左脚踝、脚心、左足三里处有一股向内的压力。

第十三壮，左侧膝盖隐隐痛，建里穴灼痛；右踝跟腱处半圆状线发紧。

第十四壮，腰部发热、发胀；背部膀胱经、左肘关节内酸痛，应该是手少阴经的少海穴感觉明显。有种昏昏欲睡感，身体有些疲乏。应是身体气脉开张，气量相对不足的感受。

第十五壮，左肘关节内及上下酸痛，通到左手手指，有一种畅通感。右肋部有压迫感，透到右侧臀部及大腿外侧，大腿外侧跳动。左肘关节及整个左臂感觉变粗、麻木。

第十六壮，左臂肘关节、左侧拇指、手心发麻。建里穴有强大的力量向体内渗透，夹杂着灼痛，比艾条悬灸的力量大几倍。我强健，不知气弱者是何体会。

第十七壮，左手臂继续麻木；右脚心痛。这种痛是经脉畅通的过程。建里处灼痛夹杂强大的压力，会阴及肛门收缩，像是胸腹有一股力量拉着它。头部两侧太阳穴深处发胀。

第十八壮，灼痛减轻，心情平静。右脚后跟和腿肚子像有根绳子连着；左手指酸胀，腰部也有胀感。

第十九壮，左脚大脚趾痛；建里穴处灼痛，向体内钻；会阴不自主收缩，与中脘、建里相连；右脚趾连着脚心得气，劲很大；左手无名指、小指疼痛。

第二十壮，灼痛，夹杂强大压力，整个胸腔连着腹腔有种震撼。左脚脚心痒痒，左手无名指痛，手腕、合谷穴痛；左右两腿有气感，整个身体好像连为一个整体；右侧大腿胆经有条线隐隐的痛。23：35 结束，历程 95 分钟。

建里穴周围一圈水泡，有约小米粒宽。用创可贴粘在建里处，灸瘢略大于创可贴宽度。夜间觉建里处灼痛，恍惚多梦，觉得梦中还在艾灸，自建里穴处强大的热力向下渗透、压迫胸腹，有一些黑色浊气透过床铺，洒在地面，醒来，南柯一梦。凌晨，觉腹部艾灸处发热，用手掌敷在中脘处，比手掌面积略大，温度高于周围皮肤。有团热力在腹腔久久不散。

按：灸法，能解决大病重症，我只是个人感受，体内气机变化，或胀或痛，在用灸中是自然变化。哪里不通，艾之阳热就向哪里渗透。直接灸建里，每一壮，都有痛。个人体质不同，用艾灸需要智慧和勇气。古人能灸到几百壮，现在人很难做到了。其实，人们在追求健康和生命自由解放中，忍耐、潜力是无穷的。

2009 年 2 月 23 夜 21：54

于北京书斋

灸百会穴的感受

友人潘兄 5 月 27 日下午来访，告我上周为家人针灸之验。孙某，女，44 岁，近来面部浮肿，烦躁不适。取水分一穴，用小段艾条嵌针柄温灸，留针 2 小时。第二日面部肿胀全消，周身安泰。潘兄习武学内功，约我为其传针灸之术，今两载，手法纯熟，心有乾坤。

我为潘兄针刺风池、天柱，醒脑明目，边留针候气，边整理书籍。留针 1 小时余。去年秋天，我曾为家父用艾条灸头部，手持艾条四颗，以百会为中心，缓缓移动，感觉艾之阳气渐透头部，传至周身。家父亦觉头部麻、胀、痒，慢慢头脑清爽、舒适。再为其灸神阙、足三里，这样身体整体温通，伴用汤剂，调理身体事半功倍。

我与潘兄讨论百会用途且为其灸。百会者，五脏六腑奇经三阳，百脉之所会，细心体会，或有心得。用细艾绒撮黄豆大小九壮备用。百会定位：后发际正中上 7 寸，当两耳尖直上，头顶正中。取一壮置于潘兄百会，用线香点燃，约 1 分 40 秒燃尽，轻剥去残灰，留一黑色瘢痕。潘兄曰：热力渗入头脑，自觉清明。灸毕九壮，间隔换艾绒粒，约半小时。再问感受，曰：两手心出黏汗，热力可传至周身。还有一个现象，就是觉得两个睾丸处被一种热力充斥，用手攥住，加力，能耐受平日不堪之力。我曰：足厥阴肝经筋结于阴器且会督脉于百会，灸百会，艾之力传至睾丸所致。督脉起于胞中，起于小腹内，其络亦循阴器。百会至会阴，道家谓有中脉相通。周身经脉皆通，百会位于巅顶，对身心影响为甚。百会穴主治，在《千金方》："狂痫不识人，癫病眩乱。"《圣惠方》："头目眩痛，少心力，忘前失后，心神恍惚""小儿脱肛"等等，不止于此。

百会用针、用灸有诸多妙处，其功甚巨。古人今人皆有曰阳亢者不宜补、灸之说，清阳因火而动，易头昏脑胀。辨别阴阳虚实，唯有亲身体验，最为准确。现今如高血压及心脑血管疾病、抑郁、焦虑症、失眠、头痛等等，多阴寒之邪作祟，用灸，如取百会、印堂诸穴，顿觉舒爽，身心聪明，不自欺也。以上疾患，皆源于脏腑，用针、用灸，重视脐周冲任诸穴，如肓俞、天枢、中脘、关元、气海等，并配以足三里、涌泉，上下气机平衡畅通，缓缓图之，培补真元，百病可收奇功。

2009 - 06 - 02

第二章　临证感悟

珠海针灸记录

春节回珠海，气候如北方的阳春，身心放松，却顿感疲惫。左脚心隐隐阻滞不适。2008 年诊务劳累，对治大症后，脚心冷痛。家兄评述，功夫不够，我心中亦感叹内功不足。母亲为我灸脚心，点燃艾条四颗，热力透脚心，觉环跳处有阴冷流动。艾之阳热破体内阴邪，气机因之变化，寒邪渐透体外。

今日，左脚第四趾背部红肿胀痛。第四趾属胆经，或许是体内之阴毒自此排除。母亲为我用灸，每次近两小时。临床中，针灸用药，我之耐心，或许来源于母亲的基因。

2009 年 1 月 28 日下午，母亲受寒，颈部不适，为其针风池、天柱。针风府，入后发际正中 1 寸，刺 1 寸余，凝神定气，不捻转，母亲觉有气传至小腹，头颈顿觉舒适。

1 月 31 日 12 时，为母亲灸左腿足三里，用金艾绒，搓大小如黄豆，置于足三里，直接灸。前两壮，母亲述有灼痛；第三壮，灼痛感弱；第四壮，母亲觉左腿部有气浪晃动，传至左腿腹股沟；灸第八壮，热力气感通过小腹，传至右侧腹股沟。共灸八壮。用药棉敷左侧足三里，再以创可贴外敷。

2 月 1 日，母亲述左脚中趾跳痛，应是足部经络畅通之反应。

读《针灸大成》捷要灸法篇，有"左右手指节宛宛中，凡赘疣诸痣，灸之无不立效"的记载。赘疣诸痣，指一切凸出于皮肤的皮肤疾患，包括疣、疔疮及痣类等等。手指节宛宛中，指节曲折凹陷处。也就是说，通过灸手指节处，可以对治周身皮肤疾患。

1 月 31 日友人朱兄在君悦来酒店饮茶，为其讲灸法。所用蕲艾，艾条佳品，有清香而烟雾少。为之用艾条温灸中指指节，中指内有跳动感，觉心中畅然。

我由此想，灸法，可取手心劳宫，亦可取指端井穴，经脉如水流，古圣曰：所出为井。经脉的源流为井穴。灸手指，取穴方便，可影响脏腑，使皮肤气脉畅通，有病治病，无病养颜。

又记。午间，友人来电话：1月16日下午在石家庄诊治，用药后，面部润泽，疙瘩消除，腿有劲力。开始用艾条灸疗。正月初五（1月30日）月汛，下大量黑血块及污血，今日（2月1日）未净。我答：体内病邪、潜藏之瘀血借月汛排除也。

2009 - 02 - 02

少年针灸后心区反应

2009 年 2 月 8 日上午，友人携子潘某来诊。潘某，男，14 岁，去岁曾因哮喘和过敏性鼻炎针灸服药，体质大有改善。今有外感咳嗽症状，为其腹诊，腹部痞结由以前小颗粒状散为大片，且浮在皮表，为体质改善征象。

为其针刺，取腹部冲任诸穴：中脘、水分、肓俞、天枢、阴交；友人为其用艾条温灸腹部诸穴。留针 1 小时余。后再浅刺背部膀胱经诸穴，潘某呼针刺时舒服，伏在诊床小睡半小时。

午间，与诸友人共餐，潘某呼左侧肩胛部特别疼痛。友人拿餐厅装满热水茶壶为其敷肩胛处，觉少有缓解。我用拇指点按其肩胛部左膏肓、厥阴俞、心俞、神堂诸穴，顿感舒畅。

下午返家，电话联系，又觉心区不适，有痛。问其有多深？答曰感觉有一二 cm。嘱咐可内服当日汤药温阳。后如厕，下大便甚多，心胸开阔无比。第二日心区仍不适，用其少年人的语言，说心脏及周围哗哗的，咣当咣当的，四五日后渐渐消失。

我为友人析其原因，其子潘某，半年来，针灸数次，兼内服汤药，体质改善。体内潜藏阴寒渐退，寒在少阴肾经、心经、厥阴肝经、心包经。今心区不适，乃手少阴心经、手厥阴心包经的寒邪，因用针、用灸及汤药之力，渐渐消散的过程。

我为其取背部膀胱经，可以解身体表寒，相当于麻黄汤。处方汤药，以温内为主，温养脏腑，求其改变体质根本。我取背部穴位，斜刺、浅刺。友人随我学习针灸，其接受针灸治疗，亦有心区反应。

2009 年 1 月间，我为一男性患者针刺下腹部诸穴，留针候气。家属忽然跑来，告诉患者心脏疼。我到诊床前，告诉患者，是体内气机变化。冲任二脉气盛，充盈周身，患者心区的心包经有滞点，不通则痛，忍一忍，就会过去。患者答，是心区隐隐不适，有一丝一丝的痛，倒可以忍受，只是以前没有这种体会，有些害怕。针毕，患者顿然心腹畅通。

　　针灸用药，患者祛病的过程会有许多不适的反应，如发冷、发烧、甚至高烧；腹针时，腹内作痛数日；病情一时似乎加重等等。医者还是对患者提前有一些交代，以免"叶公好龙"，病情转机中，心神的镇静、明了尤为紧要。

2009 – 03 – 20

第二章　临证感悟

神经性耳聋　针法复聪

2010 年 3 月 20 日下午，友人携父母来诊。

其父田某，1941 年生人，69 岁。2008 年 4 月西医诊断右耳神经性耳聋，右耳听力消失，且伴有耳鸣，心情亦受干扰而烦乱。

我细察，患者面色尚明润。体素健，曾接受某省中医院中药及针刺不效。患者指耳部听宫、耳门处曰：在这儿扎过针。

我拿纸巾一张，垫在右耳道内，用食指轻轻叩击，用指力畅通耳窍；再取颈后风池针刺，不留针。

我双手在患者身边击掌，患者欢喜，曰：听见了。

我再为其脉诊，尺脉沉取有根，弱；关寸短小。舌质暗红，有黄白之间样腻苔。

汤剂处方：

炙甘草 30 克、干姜 30 克、制附片 15 克、制川乌 3 克、白术 30 克、白芍 30 克、茯苓 30 克、枸杞 30 克、菟丝子 30 克、生龙牡各 30 克、灵磁石 60 克。7 副，水煎 90 分钟。

针刺：再取穴中脘、肓俞（双）、关元，留针 30 分钟。

2010 年 3 月 27 日二诊，自述针刺后，右耳复聪，耳鸣噪音已除，今日听力较上次针刺后略有减弱。药后，放屁连连。脉诊，尺脉有根，较上次有力；关寸略和缓。舌质暗红减轻，苔腻。

汤剂处方：炙甘草30克、干姜30克、制附片15克、制川乌3克、细辛3克、白术30克、白芍30克、茯苓30克、枸杞30克、菟丝子30克、仙灵脾30克、仙茅20克、生龙牡各30克、灵磁石60克。7副，水煎90分钟。

针刺：约同前。

针后，耳后风池穴与翳风穴之间有一点得气最为明显。针法、灸法取穴，一是用经络按图索骥，人体气机滞点多在经络穴位；一是要能找到"阿是穴"，这需要医者的灵感。

按：患者体质素健，右耳失聪近两年。其病因，一是年高肾气衰退，不能充足上达于耳窍；二是家庭琐事烦扰，肝胆气血有淤滞，舌色暗红可以佐证。耳后风池为耳窍具体滞点，前医取穴针刺，内力或不足以开其窍。

以上汤剂，用真武汤加减，温阳利水，温肾暖肝。药后，放屁连连，为阳明肠胃畅通。肾为胃之关，温肾，阳明通降恢复。人体气机左升右降，胃肠之畅通，人体气机畅流，亦助力右耳复聪。

治疗药物中毒性或老年性耳聋，用针法开耳窍，更需温肾、补肾。西药药物中毒，损伤听神经，其根本乃抗生素伤肾气，肾气为寒邪所困，治则需温肾为本。针法开耳窍迅捷，可大增患者康复信念。

2010 – 03 – 31

第二章 临证感悟

冲任与杂病

讲解冲任的循行

《灵枢·逆顺肥瘦》关于冲脉的循行："夫冲脉者，五脏六腑之海也，五脏六腑皆禀焉。其上者，出于颃颡，渗诸阳，灌诸精；其下者，注少阴之大络，出于气街，循阴股内廉，入腘中，伏行骭骨内，下至内踝之后属而别。其下者，并于少阴之经，渗三阴；伏于出跗属，下循跗，入大指间。"

《灵枢·营气》篇记载："足厥阴……上循喉咙，入颃颡之窍，究于蓄门。其支别者，上额循巅下项中，循脊入骶，是督脉也。"这里也提到了"颃颡之窍"，隋杨上善曰"当会厌上双孔"，即鼻之内窍。"究于蓄门"，蓄门，在颃颡之上，是通脑的门户。日本医学家丹波简元注："蓄门者，鼻孔通于脑之门户。"

《奇经八脉》曰："起于少腹之内胞中，其浮而外者，起于气冲，并足阳明、少阴之间，循腹上行至横骨，挟脐左右各五分，上行大赫……至胸中而散。"

"冲"，冲要、要道之意。冲脉上至于头，下至于足，贯串全身，为总领诸经气血的要冲。冲脉能调节十二经气血，故有"十二经之海"、"五脏六腑之海"和"血海"之称。

再看任脉。《素问·骨空论》：任脉者，起于中极之下，以上毛际，循腹里，上关元，至咽喉，上颐循面入目。

《灵枢·五音五味》：冲脉、任脉皆起于胞中，上循背里，为经脉之海；其浮而外者，循腹（右）上行，会于咽喉，别而络唇口。

《难经·二十八难》：任脉者，起于中极之下，以上毛际，循腹里，上关元、至咽喉。

《灵枢·经脉》：任脉之别，名曰尾翳，下鸠尾，散于腹。实则腹皮痛，虚则痒搔，取之所别也。

《奇经八脉考》：起于中极之下，少腹之内，会阴之分，上行而外出，循曲骨、上毛际、至中极，同足厥阴、太阴、少阴并行腹里，循关元，历石门，会足少阳、冲脉于阴交，循神阙、水分，会足太阴于下脘，历建里，会手太阳、少阳、足阳明于中脘、上脘、巨阙、鸠尾、中庭、膻中、玉堂、紫宫、华盖、璇玑，上喉咙，会阴维于天突、廉泉、上颐，循承浆与手足阳明、督脉会，环唇上至下龈交，复而分行，循面系两目下之中央，至承泣而终。

内科杂症的诊治可以从冲任入手

（举例过敏性鼻炎）

冲任太重要了，大段文字我们边结合病例来释义，我们看"颃颡"两个字，是指咽喉上部和后鼻道。清张志聪《侣山堂类辩·音声言语论》："肝脉循喉咙，入颃颡。"中医里有一个病叫"颃颡（háng sāng）岩"，就是指鼻咽癌。

我认为，过敏性鼻炎患者，内因多与脏腑功能失调及先天禀赋有关，外因多由气候（风，寒，暑，热，燥）等邪气侵袭鼻窍所致。脏腑功能失调与肺、肝、肾虚损有关，其标主要在肺，其本则在于肝肾，从奇经八脉来断证，就是寒凝冲任。

为什么鼻炎我会提到冲脉，在《灵枢·逆顺肥瘦》关于冲脉的循行："夫冲脉者……其上者，出于颃颡，渗诸阳，灌诸精"。"颃颡"是指咽喉上部和后鼻道。

头为诸阳之会，耳鼻咽喉皆为清阳之窍，五脏六腑的清阳之气，贯通诸阳之窍升清降浊，以司听觉、司嗅觉、助平衡、纳水谷、行呼吸，冲脉就是冲要的路径，"渗诸阳，灌诸精"。

任脉，上行，会于咽喉。鼻腔，在身体前面的正中，在经脉上和冲任关系最为密切。

过敏性鼻炎，突然或反复发作的鼻痒、喷嚏、流清涕、鼻塞，中医称为鼽嚏、鼻鼽等，常见于青少年。临床辨证多以肺、肝、肾虚或兼风邪侵袭为主。中医的教材中，认为鼻鼽主要分型为热伏肺经证、肺经虚寒证、卫气不固证、肾阳不足证等。

《东医宝鉴》："嚏者……鼻为肺窍，痒为火化，发于鼻则痒而嚏也。"《古今医统》："鼻痒，乃热则生风故也。"《景岳全书》："肺热则鼻涕出。"《辨证录》："金遇火刺成水。"如何理解这些说法？

张景岳在《景岳全书·传忠录》所谓"二纲六变"，即以二纲统六变。"阴阳即明，则表与里对，虚与实对，寒与热对，明此六变，明此阴阳，则天下之病，固不能出此八者。"

过敏性鼻炎，亦需先辨阴阳。临床观察，自小学生始以至于中青年，多是迁延日久，或起于外寒。感受外邪之初，人体抗邪发热，经西医抗生素、激素治疗，尤其静脉输液，阴寒直入血脉；再者中医清热解毒之误治，多以阴、寒、里、虚证为主。

病症求其本源，寒凝冲任也。寻其迹象，以腹诊最为便捷。在中脘、建里，脐周之水分、阴交、肓俞、天枢多有痞结。

冲任二脉为经脉之海，肝肾之气汇于冲任，肝肾之寒邪亦现于冲任。以手指指腹或指背轻拊，能感受其阴邪在内。脉象，或尺脉沉弱，而寸关浮数，亦有寸关浮缓。或有尺脉沉取无力，浮取数者，亦是不足之证。瘀而生热，在肝肾、冲任有瘀滞，日久生虚热。鼻流黄浊涕，或鼻流清涕而无发热体征，皆以冲任寒凝，清阳不升，浊阴不降为病机。

寒在肝肾为本，肺、头脑、颅颡窍有假热为标，成上热下寒之局势。此时，清肺热降肺气亦可暂用，一两副汤剂，或可立效，转而却需温肝肾。有医者清肺法用药月余取效，如腹诊有痞结，则谬矣。非病愈，寒凉太过，正不抗邪，症状暂缓而已。真阳不足不能统摄在上之津液，有清涕、浊涕，而此时则可比附为将其冷冻。青少年阳气不断生发，积蓄真阳抗之，此为反复发作之缘由。

寒凝冲任，肝肾不足，沿途经脉不畅，有过敏性鼻炎患者，多兼有它症，如眼睛的结膜炎、颈椎不适；胸闷、哮喘；女性痛经及其他妇科杂症，皮肤或有湿疹、荨麻疹等等。我说：都是一个病。

如何对治过敏性鼻炎，针灸、手法、汤药同用为捷法！

我常用针灸畅通温透脐周冲任诸穴，如肓俞、天枢、中脘、建里、水分、阴交等，头颈部取百会、上星、天柱、风池、翳风等醒脑开窍。畏针者用手法点按，配合艾灸诸穴。

汤剂，我辨证，多用乌梅丸、当归四逆加吴茱萸生姜汤、郑钦安之封髓丹（黄柏、砂仁、甘草）、麻黄附子细辛汤。火性炎上，而上热下寒之局势，针灸之配合尤为关键。如取冲任诸穴，亦是畅通冲任，给汤药开山修路，直达肝肾。或嘱患者冷服汤药，寒性趋下，暗度陈仓，骗过中焦脾胃，直趋于小腹，以求其本。

当归四逆加吴茱萸生姜汤之应用，医家王和安曰："厥阴经气来自足少阴经，宣于手太阴经，成循环不息之常度。若以血寒自郁于脏，脉象应有弦凝之征。今脉细欲绝，可知少阴经气来源先虚，及复本经受脏寒之感，则虚寒转甚，细而欲绝也。治以当归四逆汤，意在温肝。通郁，而必以桂枝、白芍疏浚经气之源，细辛、通草畅达经气之流。内有凝寒，重加吴萸、生姜，温经通气，仍加入原方以全其用。解此，则治经气之定义可三反矣。"

这段文字是说，厥阴的经气，包括肝经和心包经的经气，来自足少阴肾经，宣发于手太阴肺经，循环不息。这也说明鼻窍、皮毛的疾患，为何要温通肝肾。

我在此阐明肝肾和冲任的关系。冲任的概念大于肝肾，叶天士曰：冲任隶于肝肾。冲任的气血来源于肝肾，或者说是肝肾的气血汇入冲任也。在针灸用药中，调理肝肾、

純粹中医

冲任融为一体。

李剑英，女，1961年生人，47岁。8月30日初诊，自述过敏体质10余年，过敏性鼻炎2年。近一周因家产问题，情绪波动，鼻塞、头痛（头顶部痛）。夜间难以入眠，内服西药及激素喷剂无效，痛苦不堪。脉诊，尺脉沉弱，关略弦细，寸浮弱。舌质暗红，苔白。腹诊，按心下，尚柔软，脐周冲任，大团痞结，拊之痛。曾剖腹产，脐下有一竖刀痕。

这是一寒凝冲任的症例。现代妇女的剖腹产对人体的冲任亦有损伤，此处不多阐述。为什么说是寒凝冲任，这就是对阴阳的一个把握，切寸口脉、切脘腹，医者可以清楚地体会到这个"寒"，是阴寒，寒邪，森森然，感触于指端。

> 针刺取穴：中脘、水分、肓俞（双）、天枢（双）、阴交、足三里。针下得气不甚，留针1小时余。
>
> 汤剂处方：乌梅60克、细辛15克、干姜30克、制附片45克、肉桂20克、当归30克、党参30克、黄连15克、黄柏15克、大枣50克。水煎，3剂。

2008年9月3日，二诊。自述上次针刺后，夜间腹内痛（针刺得气之后续效应），流清涕数小时，头痛大减，鼻塞减轻，夜间能安睡。脉诊，尺脉较上次有力，寸关多缓和。舌质仍暗红，苔白。

> 针刺：同上次，留针2小时。
>
> 汤剂处方：乌梅60克、细辛30克、干姜30克、制附片60克、肉桂20克、吴茱萸15克、当归30克、党参30克、黄连20克、黄柏15克、泽泻30克、灵磁石60克、大枣50克。水煎，10剂，冷服。

医者按：上次针药，已收大效，且有熟悉医患双方友人作保，医者放胆施治。友人随后做家访，邻居讲患者捧腹撅臀数日，行动缓慢，比坐月子还辛苦！问友人给患者找的什么医生治病？患者亦自述腹内作痛两日夜，才复平静。鼻塞、头痛若失。患者做小时工，体力尚好，针刺留针得气不明显，而针后腹内大痛，冲任阻滞大开，附姜桂之用效仿仲景意，搜少阴、厥阴之寒邪，佐黄连、黄柏、灵磁石，细辛，乃友人提示用至30克。细辛不过钱，是在散剂之中，有麻痹喉管之隐患，不可过量。而汤剂煎煮，则无此弊端。

医患相互信任，效专力宏。今在岁末寒冬，鼻炎未复发，友人告我，患者神清气爽，面似绸缎，体质亦大改善，不枉针药苦痛！

2009－01－01

大怒后闭经

潘某，45岁，月经周期规律。2008年11月6日例假，月初因家庭琐事恼怒，正值经期将至而瘀闭。12月14有点滴血色。15日，有少量经血，色黑，腰部坠痛，小腹不适，周身无力。针刺取穴：中脘、水分、阴交、气海、肓俞（双）、天枢（双）、大横（双），留针约半小时。忽觉小腹有痛，如厕，下血块如核桃大小一块，顿觉身心舒适。下午血量随后放大，湿透卫生巾3块。

"怒则气逆，甚则呕血及飧泄，故气上矣。"（《素问·举痛论》）偏颇的情志，引发气血的乖乱，今针刺畅通，隐患已除。人生不如意常八九，顺境、逆境，平常心处之最为明智。

2009－01－06

心脑血管病的思考

唐代的布袋和尚有《插秧诗》："手把青秧插满田，低头便见水中天。心地清净方为道，退步原来是向前。"

在都市，在乡村，心脑血管病困扰着我们。现代医学的发展，心电图、脑血流图，似乎把人体疾病描述得很详尽。脑血管、心血管若符合西医学的要求，还可以搭桥修复。这或许是医学某些层面的进步，但临床治疗仍多有难如人意处。中医学者，如能心地清净，多参考中医药古法，或许能柳暗花明，体会"退步原来是向前"的智慧。

心脑血管病的症结在哪里呢？我们从经脉来看古人的描述。

《灵枢·逆顺肥瘦》里说冲脉是五脏六腑气血汇注的海洋，脏腑的功能都秉受冲脉的濡养。冲脉向上出颃颡窍，把阳气、精血灌注在头脑。向下，通过足少阴肾经大的络脉，沿大腿内侧、腘窝伏藏在小腿胫骨内，到了内踝骨和跟骨。

我在给学生讲课时，讲脑血管病就是"春风不度玉门关"。这个玉门我指的是古人讲的一个叫"蓄门"的窍。蓄门在哪里呢？就在"颃颡窍"的上面。蓄门出自《灵枢·营气》，说足厥阴肝经，向上循着喉咙，进入颃颡窍，再到达蓄门。

为什么讲"春风不度玉门关"呢？要知道冲脉是向胸中、向头脑输布精华的气血，输布到人体的颃颡、蓄门，输布到脑的门户，到达整个头脑。春风和煦温暖，唐代孟郊的《登科后》诗："春风得意马蹄疾，一日看尽长安花。"和煦的春风是需要肝肾提供动力和能量，肝肾力量减弱，不能为冲脉提供温煦的力量，心脑血管病多是寒邪凝滞，凝滞产生的瘀热是个表象。

古人把心血管的病叫"胸痹"，用《易经》的话来说是"阴凝于阳"，用《书经》的话来说是"牝鸡司晨"。是讲阴邪的气阻滞在胸中，公鸡不打鸣，母鸡来打鸣，母鸡怎么能打鸣？《金匮要略》用"瓜蒌薤白白酒汤"或"瓜蒌薤白半夏汤"来温阳散结，宽胸行气。

脑血管病，古人叫中风，也是阴邪居阳位。药王孙思邈是用"续命煮散"（《千金方·治诸风篇》）来治疗这个病的。续命散里有麻黄、川芎、独活、生附子、细辛等。

2008 年春天，北京某大学的 Q 教授请我给他治疗脑梗，左半身不遂。我用乌梅丸汤剂及补阳还五汤取得显效。

后来他的学生又请中医药大学 Z 教授看我的方子，说乌梅丸是不着边的，补阳还五汤还行。这个教授也开了方，也是补阳还五汤加减。事前我曾给 Q 教授讲，乌梅丸是治其本；补阳还五汤次之。也是给外人看。果然，有人来评价。

Q 教了一辈子书，人脉很广，不断有学生操心帮衬。我打了个比方，心脑血管病，是个阴证，就像河流结了冰。补阳还五汤主要是活血化瘀，就像用铁镐把冰面打碎，还是冰凌茬，还在零度，温度不变，还得冻上。当然，补阳还五汤的君药黄芪也有温阳的作用，但乌梅丸是寒热并用，适用于上热下寒症。你不是说脑袋里结冰了吗？怎么又热了呢？其实这个热是虚热，是瘀而生热。头脑里的瘀血，还是有温度的，瘀滞久了，也会有假热，但本底是寒结。怎么证明呢？这里要提到"艾"，用艾条点燃，灸头顶，灸颈项，患者会感到舒适安逸。人体是聪明的。

乌梅丸的附子、细辛、干姜、川椒大辛大热，就是要破体内的阴邪，黄连、黄柏能化解血管、经脉的瘀热。乌梅是君药，引导诸热药到那里去，去厥阴经。足厥阴是肝经，手厥阴是心包经。厥阴属风木，是什么意思，厥阴是属风、属木的。风木的味道属酸，乌梅的酸性，把诸多药力引导到厥阴经。

肝主筋，肌腱韧带是筋，血管、神经本身结缔组织的筋膜也属于筋。厥阴有寒，本身也会强直、挛缩，失去柔和之性，大脑、小脑内部也有更为细致的神经、血管，它们也有属于筋膜的更微观的组织。肝在自然界对应风、木。这些神经血管如果比喻为树木的枝条，在春风里才会柔软，才会风情摇曳；在寒风中，会僵直干枯。续命煮散、乌梅丸就是在厥阴的层面调治。

我们强调心包经和肝经，其实它们都是以足少阴肾经为基础的，真气、阳气的本元在肾。阴霾除尽，春风荡漾，心脑血管才能像春季的河流，或舒缓或奔腾地唱起歌。

还有一个小插曲，师大 Q 教授老家的弟弟寄来一个乡下医生的方子。方子是在本地常用的验方，吃一段时间，上山多走走，脑血管中风的病很多就好起来了。Q 教授说，乡下郎中，会有什么好方子？我展开一看，小续命汤加减，是由孙思邈续命煮散来的。"礼失而求之于野"，传统医学的神韵，如微露风霜渗透在神州山水之间。

心脑血管病是个阴证，是阴邪作祟。怎么判断呢？用手的指腹或指背搭在患者的胸腹，细心体察，你会感受到隐隐的不适，或说是阴森森的不适，敏感者还会觉得有阴冷刺入指骨。这就是体内的阴邪。化解这些阴邪，一学就会的方法，就是艾灸。

Q 教授，2008 年 4 月份发病，服中药、针刺后，改善很多，能蹒跚行走。后用艾灸，效力出乎意表！

2008 年 5 月 6 日夜 7 点出诊，Q 教授在半小时前，自觉胸闷，心区抽搐，有濒死感。他给儿子讲："我要死了，你知道吗？"进门之前，他大声地吼。我觉得似乎可以缓解。让他半躺在床上，我为其抚摩胸部，放了两个屁，仍不缓解。接受家属建议，向 999 急救中心求助。坐在厅堂等待之际，我为 Q 教授拊擦背部脊柱，约 20 分钟，Q 教授站起如厕。

999 急救中心医护到达时问："患者在哪里？"家人告诉："在厕所"。

Q 教授躺在床上量血压，测心电图。999 中心医生告诉家属，都正常。并且看了医院的报告后，建议夜间可以不用上医院了。原来，其如厕，并无屎尿，而是放出一串串的臭屁。臭屁也是经过阳明胃肠，浊气下降排出，症状缓解。大家舒一口气，室内气氛欢悦。

2008 年 5 月 7 日中午 11 点 12 分，忽接电话，Q 教授又有昨夜症状，约我到师大急救。双手拊在 Q 教授背部，觉得左手掌下 Q 教授心区甚凉，阴森森，如摸在寒冰上，接着觉得自己左半身也是冰凉。

此时，我想唯有艾灸最有效！取艾条 4 颗，抓在手里。让 Q 教授坐着，点燃艾条，灸肺俞、心俞、魄户、膏肓俞诸穴。凝神静气，灸半小时，病情缓解。其后平卧在床上，再灸腹部肚脐周围。Q 教授的肚脐左侧有一个痞结，就是一个疙瘩，用手摸，硬硬的。这是寒结在左侧的冲脉，病根在这里。另外 Q 教授的心下中脘有手掌大的一块，拊之痞硬。这两处凉疙瘩，是寒凝冲任二脉。

要把这里温通，解除病根。我手拿 4 颗艾条灸腹部。Q 教授说，啊！有股气往左腿上走，憋在脚心。Q 教授外甥女拿艾条 3 颗在脚心灸，接应腹部艾灸的热力，脚心的阻滞缓解。

我接过女孩子手中艾条，用 7 颗艾条灸 Q 教授腹部，在肚脐冲任二脉缓缓移动，到 13 点半结束，觉其气脉平定缓和才停下来。

后问 Q 教授，您怎么不呼 999 急救中心？答，知道他们还是那一套，解不开，您能解开。

自此 Q 教授，转为左腿间歇抽搐。如何解释其间变化呢？

其胸闷，用药及针灸后，虽是脑梗，正邪却在厥阴心包经交争，相持剧烈，才胸闷，堵得慌。此时艾灸温阳的力量，帮助正气战胜盘踞心包经的阴邪，驱其外出。战场转移到下肢，抽搐在左腿。阴邪贼风从五脏转移到肢体的经脉里，由深变浅，唯有继续艾灸腹部冲任及腿部穴位，阴邪彻底消散，则无隐患。

中医治病，直指本源。艾灸纯阳之力雄浑，转化脏腑经络的阴邪，改善心脑血管大的环境；西医学的心脑血管搭桥术，与其不可同日而语。

不为歌者苦，但伤知音稀！厚朴中医学堂徐文兵先生说，现在人人需要"艾"！现代医学大量抗生素、激素的应用；现代工业污染，土壤、水、空气的变化；生活节奏的加快，都在损伤人体的神气。艾灸，古朴、简洁。传统医学，一定会回归，必将大放异彩。

2009 - 01 - 13

痛风病的思考

痛风，是个古老的疾病，属于"痹证"范畴。在古代中医文献中"痹症"范围较广，包含西医的多种疾病。

现代医学认为是由于嘌呤代谢紊乱，尿酸过量生产或尿酸排泄不畅，引起的尿酸堆积。尿酸结晶堆积在软骨、软组织、肾脏以及关节处，在关节处的沉积会造成剧烈的疼痛。

古代帝王将相、达官显贵，有丰盛可口的食物，其富含嘌呤，痛风发病率很高，称之为"富贵病"。自古至今，痛风是西方的一种常见病，也是中年以上男性发病率最高的病。美国总统富兰克林，亚历山大大帝，法国国王路易七世、路易十四世，英国皇后安妮，我国元始祖忽必烈皇帝，宗教领袖马丁路德、约翰卡尔文，著名科学家牛顿、哈维，英国大文学家米尔顿等都曾患过痛风。

过去，东方民族患痛风者比较少见，近年来其发病率逐年增加。二战以后，日本经济复兴时期，蛋白类食品成倍增加，痛风一跃成为一种流行疾病。在我国，随着改革开放，经济的发展，人们传统饮食结构发生了改变，高蛋白质食品的摄入越来越多，加上部分人缺乏适当的体力活动，体重超标，痛风的发病率直线上升。有调查数据显示，近年来我国痛风患者增加一倍多，其中95%为男性，患者有年轻化发展趋势，引起医学界的警惕和关注。

2007年6月，一个朋友给我电话，痛风急性发作，脚趾剧烈疼痛，撕筋裂骨般痛苦，晚上睡觉，薄被也不能搭在脚上。

西医的处理，首选药物是秋水仙碱，能有效抑制白细胞移动，控制关节炎症。秋水仙碱的治疗剂量和中毒剂量接近，其毒副作用大，会强烈刺激胃肠，引起白细胞数降低、脱发。症状缓解时，或出现恶心、呕吐，需立即停药。肾功能不全者，还需谨慎用药。用了西药，痛风的急性症状一般会得到控制，但病变皮肤区色泽会变暗。此时，只是暂时的风平浪静，多数患者还会复发。每年复发数次，愈发愈频，受累关节越来越多，越来越难以控制。这个时候西医内服丙磺舒、痛风利仙、别嘌呤醇等西药。这类药主要是促进尿酸排出或抑制尿酸合成，通过排出尿酸，降低尿酸来缓解病痛。但这类药毒副作用大，会刺激胃肠，引发不同程度的皮疹、肝肾功能损害，甚至肾绞痛等。

痛风属中医"痹症"。现有医学文献，最早出现"痹"字的是1973底长沙马王堆汉墓帛书《足臂十一脉灸经》和《阴阳十脉灸经》。其中有"疾畀（痹）""踝痹"及"足小指痹"的记载。古人对治"痹症"，用什么方法呢？主要是中药汤剂及灸的方法。

《五十二病方》（也是出土于1973底长沙马王堆汉墓的帛书）中治疗痹症，常用的药物有乌喙（huì音，指乌头）、续断根、防风、白芷、牛膝等。乌头是大热之品，搜风入骨，除湿痹寒痛；其他几味药，同类协同。

在夏商时期，祖先就认识到痹症，包括痛风，是寒症、湿症。痛风的前期，红肿热痛。中医治痛风还有三妙散，用黄柏、苍术、牛膝三味药，来燥湿清热，消肿止痛。怎么理解痛风初期的热？"其热者，阳气多，阴气少，病气生，阳遭阴，故为痹热（也称热痹）。"身体感受了阴邪，阳气抗邪外出，出现红肿。三妙散，能除郁热（黄柏），除湿（苍术），补肝肾（牛膝）。身体的局部的热肿，其本质，乃身体的元气的衰弱，邪气（风、寒、湿）侵袭，元气尚在抗争，表现为红肿热痛。

邪气力量强大时，"其风气胜者为行痹；寒气胜者为痛痹；湿气胜者为着痹"。元气的衰弱，感受外邪风寒湿，"外内相合"，三气杂至合而为痹。仲景《伤寒杂病论》中，有"乌头汤"的方子，对治历节病，脚气疼痛，不可屈伸。"乌头桂枝汤"能对治寒疝，或阳气大衰，不能达于四肢，寒邪痹阻，手足麻痹疼痛。乌头对治内寒，祛寒止痛；桂枝对治外寒，调和营卫散外寒。在经方中，乌头的量很大，用到5枚，一枚约10g，就有50g。桂枝3两，依汉制，约50g。这么大的药量，古人告诉你会出现什么效果："其知者，如醉状，得吐者，为中病。"服药之后，唇舌肢体麻木，昏眩吐泻，或如醉酒状，这时，脉搏、呼吸、神智无大的变化，称之为"瞑眩"，是有效果的征象。若呼吸、心跳加快，脉搏间歇，甚至神智昏迷，则为中毒，急当抢救。

《中国药典》规定：制川乌、制草乌，内服用量为1.5~3g；熟附子内服量为3~15g。用药时不能超剂量。1981年考古出土的东汉大司农铜权（汉代国家铸造的法定衡器），现藏于北京中国历史博物馆。大司农铜权重2996g，按照当时一个铜权重为十二斤计算，每斤是2996÷12≈249.7（g）。按照这个重量折合，一两应该是249.7÷16≈15.6（g）。当时的1两约等于15.6g。李时珍的话："今古异制，古之一两，今用一钱可也。"误导了中医院校的中药、方剂教科书：自明清以来，我国普遍采取16进位制的"市制"计量方法，即1市斤=16两=160钱。从1979年起，我国对中药计量统一采取"公制"，即1公斤=2市斤=1000克。为了处方和配药计算方便，又规定按照以下的近似值换算：1市两（16进制）=30克；1钱=3克；1分=0.3克；1厘=0.03

克。经过以上的演变，我们现在把古方中的一两，统统当作一钱，也就是3克。

医者用药，剂量按照《药典》，很多病其实治不了。用到了古方的量，也是如履薄冰，因为你不合法，不合俗了。医者不敢用，患者不敢吃。

除了服药，还有其他更好的办法吗？答案是：有，用灸法。

前面，我们提到"痹"字作为医学概念，最早出现在《足臂十一脉灸经》和《阴阳十脉灸经》中。灸的方法，中正浑厚，足以对治痛风。后世对痹症痛风论述很多，中医的精髓在于辨证论治，证、症不同，人不同，要去辨别，其治法也随之变化。中医的医药运用，到后世繁琐、零碎、式微，专业的医生都难以究竟，何况普通百姓。

今天，当我们发现痛风时，多数要去接受西医的治疗。西药的应用，无疑是饮鸩止渴。本身就是元气、元阳的不足，肝肾经脉阻滞，西药虽暂息病情，但对身体恢复，却是雪上加霜。

唐代医家王焘著《外台秘要》，其中提到"白虎历节"病，指身体虚损失调，受了风寒暑湿的淫邪，经脉结滞，血气不行。这个病，昼静夜发，在夜间是阴时，阴盛阳微，彻骨酸痛不歇，像老虎的牙齿在咬一样，所以叫白虎历节病。《外台秘要》介绍一个外治法，用3年的浓陈醋五升，煮沸。再切葱白二三升，再煮沸。用笊篱漉出，用棉布或丝帛趁热包裹，敷在病痛处。这类似于现在的热醋疗法。

在临床中，用灸是效果最显著的。宋代窦材在《扁鹊心书》中有记录治疗历节病的经验："于痛处灸五十壮自愈。汤药不效，惟此法最速。若轻者不必灸，用草乌末二两，白白面二钱，醋调熬成稀糊，摊白布上，乘热贴患处，一宿自愈。"

2008年11月初，我到石家庄市人民医院会诊，诊治一位痛风病人。患者祝锡录（化名），51岁，公务员，1998年秋痛风病发作，左下肢及脚疼痛，当时到北京请张宝胜治疗。张宝胜在家中让患者露出左腿，上面敷了卫生纸巾，张宝胜隔空用手抓，纸巾就湿了。提起来还滴着黄色液体，滴在身上，有灼痛感。换了三次纸巾，治疗结束。当时有两个朋友按住患者，因为张宝胜隔空抓的时候，患者腿部痛不可忍。张是用搬运的特异功能把身体的病（多余的尿酸等）直接转移到体外，祝锡录的痛风病10年没有发作。2008年8月，痛风复发，住院接受西医治疗3个月，见效甚微。当时，患者祝某说，痛得我真想从医院的楼上跳下去。

我当时给一些年轻的临床医生讲解，这例痛风也是寒凝冲任。为什么这么断证？从面色看，有隐隐青色，青为寒痛厥阴病，也就是说，病邪在厥阴经。手厥阴是心包经，足厥阴是肝经。而根源是在肾，是肾的元气不足了，衰退了，不能温煦肝和心包。看舌象，胖大、有齿痕。脉象，尺脉（命门和肾）沉弱；左关（肝的脉）弦紧，在肝经是寒邪凝滞才有这个脉象。寸脉浮数，重取无力。数脉，是热象，但这里是假热。浮取，就是轻轻搭上，跳得快；重按，又无力。有时，病人出现口腔溃疡、眼睛红、烦热，都是假热。怎么更明确知道是真寒呢？切诊中，切腹部。我让旁边的年轻医生用手贴在患者脐周，用手指背去体验，几秒钟后，会有阴寒的感觉。手指背比手指腹部更敏感，且手指背属阳面，阴寒不易影响医者。

这时，我们给患者取脐周肓俞（双）、天枢（双），再取左侧足三里。然后用灸法，艾条4颗点燃，对着脚踝施灸。艾之热力透过肌肤，患者顿觉舒适，诊室烟气四起。期间，问患者感受，艾之热力渐透过左脚根骨、趾骨。用艾的热力，慢慢化散其体内寒邪阴霾，直到医者感觉经脉中畅通、清亮为止。近两小时，我告患者："好了。"患者自觉左下肢及周身温透。

我给家人自备乌梅丸汤两剂，予患者，嘱内服。其中，制淡附片、制川乌、细辛各30g。半月后，患者来电话告之，自觉好了99.9%。问是否来京再诊，我答：随意。今已隔4个月，曾来电话，告之尚好。

我施灸过程也是用神用意的过程，费时费力。此时想，河北正定老乡窦材，方法干脆利落，在其《扁鹊心书》治疗历节病的经验："于痛处灸五十壮自愈。汤药不效，惟此法最速。"

2009－02－05

第二章　临证感悟

· 119 ·

给一位乳腺肿瘤患者的信

朱小姐：您好！乳腺的疾病，归根到底也是在肝肾，如果讲经脉就是奇经八脉中的冲脉和任脉。一般在心口下面和肚脐周围有痞结，说俗话就是有凉疙瘩。在腹部堵塞了，憋在哪里，哪里就会有病变。心脑血管病也是这个道理。

2008 年 8 月份，有一位肺癌患者在北京 301 手术。7 月份切除了转移到脑部的肿瘤，8 月份打开肺部，主刀的医生说像撒了一把沙子，癌瘤没有主次，没有手术意义，就又缝合。因为是好朋友的表姐，我就接诊了。病人家属也抱了"死马当活马医"的心态。病灶的主要矛盾在哪里，就在冲任二脉，用针用灸，开通经脉，用了大量温阳、活血化瘀的中药。患者身体发生很大变化，首先是大便通畅，此前，10 天也不能正常大便一次，睡眠改善。2008 年 11 月 14 日在北大医院检查，病灶变小，代之以多个大小不等的结节，呈团片状，边界模糊……中医药的作用只是近几十年来被我们漠视了。

你的情况我想和情志起伏也有关系，我建议您了解艾灸。这是自己在家里随时可以做的，简约实用，但需要智慧和耐心。慢慢入门吧！纸短话长，就写到这里。

顺祝春安！

明空于北京

2009 - 02 - 27

脑部胶质瘤讨论

下午（2009-3-20）接到一位患者家属在深圳打来的电话，诉说其妻子（24岁）在深圳北大医院确诊脑部胶质瘤，病灶在丘脑部位，西医外科手术难度很大，问中医治疗方法。我问，现在医院采用什么手段，答曰输液治疗。我感叹，输液只能使症状加重。患者家属讲，开始是视力模糊，近几日，左手脚发麻无力。

间有暇余，和老中医郝书岭先生交流，脑部胶质瘤，就是中医里的痰症、寒痰。怪病多由痰作祟，痰分有形、无形，在头部这个胶质瘤，就是成形的痰了。郝先生谈到，早年曾治疗几例脑部胶质瘤，主方是二陈汤，要去化这个痰。川芎和赤芍在主方加减中重用。

我认为根在肝肾，一定是元气的不足，元阳的衰败，影响后天脾胃、心肺。厚朴中医学堂堂主徐先生善治痰症怪病，用点穴、针灸的方法，开通心下的痞结，用二陈汤、温胆汤来化痰症。温胆汤对治痰热内扰，郁而生热，脏腑、经脉淤滞久了，都会生一些假热。还有一个黄连温胆汤。胆为甲木，其象应春；脾胃为生痰之源，温胆汤和胃豁痰，破气开郁。虽无温胆之药，但胆得春气温和之义，土得木而达，象春天，草木丛生，土地生机益然。脾胃为土，用化痰的方法，可以调理脾胃。脾胃为后天之本，脾胃健康，先天之本肝肾功能稳固，身心才会和谐自然。

扯远了，回到这个胶质瘤。为什么西医手术后，复发率很高，因为只是拿掉当时的病灶，而没有改善身体脏腑经络的环境。大量的输液，通过静脉各种抗生素进入体内，寒上加寒。许多病情的加重，其实是来自过度的错误治疗，医者、患者，有时都是无知无畏。

点穴、用针、用灸，能充分表达医者的意志和力量，其对身心的影响，有时是药物不能替代的，配合药物事半功倍。

"不治为中医"，就是说，你不用任何医疗方法，倒是中等的策略，瞎治乱来，一定是下策。下午患者家属的哀叹似乎还在耳畔！

颈椎、腰椎病之临床古法漫谈

临床之时，诊断为先。仲景《伤寒论自序》曰："余每览越人入虢之诊，望齐侯之色，未尝不慨然叹其秀也。"扁鹊（秦越人）有透视功能，尽见五藏症结，以诊脉为名，后世称之为"神医"。

为医者，需神明。神为主宰，对疾患转归，要对形、气、神有整体的判断与把握。医者需静坐、站庄养气、练气，使自身之皮肉筋脉骨融为一体，内心虚灵明净，对气的感知就会很敏锐。

临床教学，入手处，我往往将气之感应，寸口脉三部九候及腹部切诊结合，引导后学。

颈椎　腰椎病

颈椎、腰椎病是困扰现代人的一大疾病。现代医学把颈椎病、腰椎病分为各种类型。治疗方法有西医的理疗、外科手术；中医的中药、针灸推拿等等。

古人怎么论述脊柱的病呢？《素问·骨空论》："督脉为病，脊强反折……督脉生病治督脉，治在骨上，甚者在齐下营。"用白话讲，就是督脉发生病变，脊柱强硬反折，屈伸不利……督脉生病，应从督脉治疗。治在骨上，循脊背之穴位治疗；病重的，取脐下部的穴针刺或艾灸。脐下，有多种理解，隋代医家杨上善认为是督脉的发源处，少腹（小肚子）以下耻骨联合中间；唐代王冰及明代马莳、张介宾认为是脐下 1 寸的阴交穴。

在临床中，颈椎、腰椎病患者，做腹诊，在脐下多有寒结。用指腹或指背搭在脐下小腹，稍作停留，能感受到阴寒透入指骨。这个敏感度稍作留意即可获得，不需要特别训练。人体的物理温度和人体的自我感受及医者的触诊感觉是不同的。

颈椎、腰椎病，治骨先治筋。就是说颈椎、腰椎的病变，先要理筋，腰椎间盘、颈椎间盘的变性、位移等各种病变，都要先理顺这个筋。如果把颈椎、胸椎、腰椎组成的脊柱比喻为拉索桥，疟疾往往是拉索的问题。一根拉索出问题，就影响整个桥的功能。桥面、主梁、拉索、索塔整体的力学协同，使桥梁能正常使用。人体及脊柱的整体协同，是形、气、神的协同，更是一个超巨协同的系统。

颈部解剖结构复杂，血管、神经、肌腱、韧带密布，支撑头颅，连通头脑和周身。腰椎也是一样，是身体的一个中心。我们怎么理解这个筋？

在这里我阐述"筋"的理论，是根据师承的自我发挥。在前面治疗"眩晕"用吴茱萸汤中讲解过。中医的"筋"如果对应现代西医解剖学的机体结构，有很多争议。我的理解，主要是指人体的肌腱、韧带。有学者提出胚胎学中，中胚层的间充质细胞中未分化部分发育为筋膜，它的组织学结构为结缔组织，聚集成薄膜状。而肌肉、骨骼、内脏、神经、血管，都有筋膜（也就是结缔组织）的包绕。这些筋膜，也属于筋的范畴。

肝主筋，肾主骨。就是说，人体的筋，由肝来主导；骨骼，由肾来主导。颈椎、腰椎的病变，多是肝肾的寒凝气滞。诸寒收引，皆属于肾。肚脐旁开0.5寸有肓俞穴，肾经经过这里，脐下到耻骨这里都可以反映肾气的盛衰。肾气不足时，不能通过经脉温煦肝；肝寒不能濡养周身筋和筋膜，筋和筋膜会凝滞、挛缩。肝，类比于木，性柔能屈伸，如春天新发的枝条，柔软有韧性。肝肾寒凝，柔筋主骨的功能受限，筋脉强直挛缩，骨骼肌肉不能协同，自然引起颈椎、腰椎病变。

颈椎病，引起一系列症状，复杂多样：

（1）头、颈、肩、背、手臂的不适；

（2）眩晕、恶心、头痛、视力模糊、耳鸣、平衡失调；

（3）心动过速、心慌，胸部紧束感等等；

（4）少数出现大、小便失控，性功能障碍；

（5）久治不愈，失眠、烦躁、发怒、焦虑、忧郁也随之而来。

腰椎病也出现诸多症状：

（1）腰痛、腿痛、坐骨神经痛、下肢发凉、麻木、行走不稳、无力、间歇性跛行等；

（2）椎管病：肌无力、肌萎缩、肢体瘫痪等症状；

（3）脊神经症状：小腹有束带感、排尿困难、大小便功能障碍、咳痛、持物痛、弯腰痛、大小便异常、腹部束带感等。

古今中外怎么去理解治疗呢？先看现代西医。国内的西医，外科手术的处理，颈椎、腰椎的病变，可以处理得很精细，许多不适的症状也能消除。我的一个朋友，地方某医院院长，1998年，腰椎间盘突出，做了外科手术，切除突出髓核。腰痛等症状缓解，但体力却明显下降。

2008年10月份，一个朋友带她的先生何某来诊，何某，1969年生人，曾是省队的运动员。主要症状是胸闷，左心区明显塌陷，凹进去了。观舌象、脉象，是个虚寒症。询问病史时，自述在1999年做过腰椎间盘突出外科手术。怎么理解这个病。因其体格尚好，当时腰椎间盘突出做外科手术，临床症状缓解。为什么后来出现胸闷、胸部塌陷呢？因为心包经和肝经同属厥阴，心经和肾经同属少阴。出现这些症状，根本还是肝肾亏损的问题。运动性损伤，体力透支，有了压迫神经腰痛等症状，直接做了腰椎间盘手术，反而更加损伤了肝肾的元气。胸闷、胸部塌陷等症状，在近10年后显现出来。

怎么入手治疗？用针刺，取冲任的穴位。《素问·骨空论》讲到取脐下的穴位，如阴交、气海、关元等。我发挥，以肚脐为中心，上下、左右延伸，取冲任诸穴，取胃经的天枢穴等。冲任的经脉开通，再用汤药温阳，温通肝肾。这位患者用针后，留针候气1小时余，针感平和。腹诊，胃脘柔软，中焦畅通。这样，可以大剂温阳，温通肝肾。当日下午何某返家，酣然大睡两日两夜。因这个朋友从事中医药，明医理，我果断大剂用药，后连续内服汤剂月余，症状消除，体质亦大为改观。

友人杨某，女，36岁。2008年10月，腰部疼痛，活动受限，西医CT检查，腰椎间盘四、五椎突出。尺脉沉细，关有弦意，寸亦细数；舌暗红少苔；腹诊，肚脐两侧肾经肓俞穴有痞结，脐下扪之甚寒。这是个上热下寒症。我为其针刺水分、阴交、气海、肓俞（双）、天枢（双），背部取膀胱经的俞穴及胆经的环跳、昆仑。

我自觉其体内寒邪外出逼人，森森阴寒扑面。杨某，其母早些年患癌症去世。癌，大阴证，其有阴寒体质遗传。汤药用伤寒论方乌梅丸剂加减，温通厥阴经。此方对厥阴肝、心包，少阴肾、心都有作用。嘱其回家可用艾条温灸针刺诸穴。用药7副后，身心轻松愉悦。2009年3月，陪家人来诊，面色光洁润泽。针药作用迅捷，然艾灸之法，是授人以渔，持之以恒，可取久效。

手法治疗。中方、西方，都有手法诊治。我翻阅西方整脊疗法，对脊柱颈椎、腰椎也讲究精细的手法。中医传统推拿按摩，讲究"机触于外、巧生于内、手随心转、法从手出"，把诊断、治疗融为一体。

1990年，我的堂舅患腰椎间盘突出症，脊柱有侧弯，棘突错位。当时家兄为其手法治疗，先柔筋、理筋，就是把腰椎的肌腱、韧带用手法揉顺，然后用坐位旋转复位法（要坐一个结实的椅子）。拧腰时，肌腱、韧带嘎啦嘎啦响。当时我的堂舅30多岁，正是盛年。手法复位，搞了半个月，也没吃药，就好了。快20年了，没犯病。想来这个腰椎间盘病例，是出大力不当，伤了筋骨，倒不是以寒邪为主。

单用汤药。临床中，也有一些颈椎、腰椎病症，因受外寒而起，如喝冷饮、吹空调冷风。皮肤、肠胃都是人体的表，受寒就会引起颈项、腰背的疼痛。这个时候，解了表寒就好了。有的病例，腰疼，拍CT，腰椎间盘膨出，疼得厉害。一看，舌苔薄白，脉浮紧。这是麻黄汤证，一副药下去，把风寒发散出来，疼痛就消除了。再拍CT，腰椎间盘也复位正常了。中医气化的理论，医者要有形而上的理念，不要拘泥于形象。

在针灸里有个四穴总歌："肚腹三里求，腰背委中留，头项寻列缺，口面合谷收。"比如头项、腰背的病，取委中、列缺的确有效，但是离病根太远了。"治在骨上，甚者在齐下营"，以肚脐为中心，疏通四周的经脉。简明言之，把小腹丹田弄通，丹田气充实，病就好了。或分而论之，颈椎、胸椎以脐上取穴为主，腰椎、骶椎以脐下取穴为主。其实，这个理论就来源于《素问·骨空论》。

上面我们讲的颈腰椎的病变，往往和内科杂症同在，治疗需要耐心和时间。古人是未雨绸缪，还是在《素问·骨空论》讲，因为感受风邪，颈项痛，要针刺风府（后发际正中直上1寸，在颈椎第一椎上）；如果感受风邪而出汗，就灸噫嘻穴。噫嘻穴在背部第六胸椎棘突下，旁开6寸。噫嘻，这个穴名，是个古语。受了风寒风邪，当按摩、针刺或艾灸这个穴位，不由得发出"噫……嘻"的呼声。意思是，对对对，就是这里不舒服，太好了。在河南话里，发出感慨现在还有"噫嘻"的表达。在失枕（落枕）时，灸背部的肩井或巨骨穴。腰痛，不能转摇，还会有痉挛，睾丸也不舒服，就针刺八髎和疼痛的部位。八髎，《骨空论》中说在"腰尻分间"。腰骶部有八个骶孔，左右各四个，称之为上髎、次髎、中髎、下髎，共称为八髎。

看到这里，或许会说自己不懂针刺怎么办？那就用艾灸。用艾条从上至下温灸脊柱及两侧。这样，督脉和足太阳膀胱经的温通，对脊柱，对脏腑和全身都是有益的调节。

> 具体操作：点燃艾条一颗，沿背部脊柱或两侧从上至下缓缓移动，距离以舒适为度，或用艾盒在背部脊柱不适处用灸。

当然，对脊柱、颈椎的治疗，还是强调"齐下营"，肚脐下的阴交、气海、关元等穴位是更重要的，因小腹丹田是人体物质能量的源头。

2009－06－06

第二章 临证感悟

· 125 ·

癌症的临床漫谈

前列腺癌术后来诊

2009 年 6 月 8 日（周一）上午 8 点，大雨滂沱，一外地患者求诊。本要预约，想其求医心切，冒雨至炎黄医院。

患者殷某，男，60 岁。2 个月前在 301 医院前列腺癌术后，经朋友介绍，前来求诊。未带西医病历，自述术后用抗雄性激素疗法，性功能消失，求诊以企恢复。

望诊，面色微黄暗，身有阴霾之气。脉诊，三部脉弱，尺脉按之乏力，尚有根。我告曰：此乃大寒症，阴寒之症。患者曰：西医手术，且术后检查，已经正常。我告曰：西医把认为的病灶手术切除后，病没了。中医认为，局部病变，乃整体脏腑功能失衡。认为只是前列腺局部问题，一叶障目也。

我亦强调，西医将前列腺局部病灶摘除，尿少量潴留等不适症状消除，或有积极意义。为其做腹诊，心下胃脘冰凉，脐上至小腹似痞硬。后唤作陪家属体会，亦能感受其间寒意。我得知其家属从事西医内科，与其分析病情，此乃寒症，需温阳、通阳唤身体生机。需大剂附草姜回阳，身体会有祛病反应。医者用药，药轻，杯水车薪；药重投鼠忌器，忌讳医患沟通不畅。既然家属行医，建议直接灸。家属告曰，知道直接灸。问如何取穴？答曰，先取中脘，再取关元。患者及家属告我大受启发而去。医者欲求其本，患者欲丧其本，南辕北辙也。

同道沟通

我随后与炎黄王院长交流体会。癌症，阴寒固冷，森森扑面，唯有回阳方能救命，医患不能沟通，或能沟通，又恐世俗非议，不能有丝毫闪失，难矣！王院长说昨日我用药，药师亦有难色。昨日患者刘某，男，33岁，痛风，细辛用20g，制附子颗粒剂用120g。患者正值壮年，非用重剂不能解其病痛。患者妻子、母亲、岳母、岳父，我都曾诊治，知其根底，才会放胆用药。

肺癌一例诊治

刘某岳母刘环明（化名），63岁，2009年3月确诊肺癌。病灶在右肺中叶，且纵隔内、右肺门叶间可见肿大淋巴结。在中国医学科学院肿瘤医院再次检查确诊，西医放弃治疗，预言尚可存活3个月。

患者5月10日初诊，面色鬶黑；脉诊，尺脉沉弱，尚有根；关、寸缓弱；舌质暗红、少苔，胖嫩；腹诊，心下胃脘痞结，肚脐左侧有痞结，拊之大痛。自述多痰，右肋作痛。患者山东胶东出生，年轻时在黑龙江农场援边。观其面貌，曾是强壮体质，今患重症，阴寒固冷盘踞胸腹，尺脉有根，未做更多西医处理。其夫其女作陪，属厚道人家，告我放胆施治。

治疗方案：针刺，腹部取冲任诸穴，畅通经脉，为用药开山铺路。且嘱回家用艾条温灸。

汤剂处方：炙甘草30克、炮姜30克、制附片30克、桂枝15克、川芎15克、炒黄柏20克、砂仁15克、泽泻30克、牛膝30克、仙灵脾30克、巴戟肉20克、菟丝子60克、枸杞子30克、车前子30克、生龙牡各30克、灵磁石60克、大枣50克。煎90分钟，7副。

5月17日二诊，上周针刺，回家艾灸、用药后，排灰色大便，右乳房下及左腿内侧出一片水泡。观之，已干瘪，红黑色。我认为毒邪外出也。曾自觉无力，大睡两日，不再似以往烦躁，想上街走动。此乃身体阻塞经脉打开，阳气回复，身心休息之真相。

为之针刺冲任诸穴，留针近2小时。

汤剂处方：炙甘草30克、炮姜30克、干姜30克、制附片30克、桂枝15克、川芎15克、炒黄柏20克、砂仁15克、泽泻30克、牛膝30克、仙灵脾60克、巴戟肉20克、菟丝子60克、枸杞子30克、车前子30克、生龙牡各30克、灵磁石60克、大枣50克。煎90分钟，7副。

5月24日三诊，尺脉亦沉弱，指下甚寒；寸关缓弱。舌质暗红少苔。上周服药后，右肋下出大片水泡，暗红色；左小腿亦出暗红色水泡；眠佳，右肋疼痛减轻。在家用艾条温灸，灸后喜睡。

针刺，取冲任诸穴，汤剂，制附片用至60g，泽泻用45g，其余守方不变。

5月31日四诊，尺脉沉弱，较前有力，指下仍寒。寸关浮缓。舌质暗红减轻，仍少苔。自述身体觉轻松，眠食尚好。又述左腿承山穴（在小腿正后面，当伸直小腿或足跟上提时腓肠肌两肌腹之间凹陷的顶端处取穴）处凝滞、疼痛。

> 我为之针刺左右承山、足三里、昆仑。患者顿觉腿部轻松。
>
> 汤剂：炙甘草60克、炮姜30克、干姜30克、制附片颗粒剂120克、桂枝30克、白芍30克、茯苓45克、厚朴15克、砂仁15克、黄连15克、炒黄柏30克、砂仁15克、泽泻45克、木香15克、牛膝30克、仙灵脾60克、巴戟肉20克、菟丝子60克、枸杞子60克、车前子30克、覆盆子30克、生龙牡各30克、灵磁石60克、大枣50克。煎90分钟，7副。

6月7日五诊，患者自述，周二（6月2日）凌晨2点腰大痛，不能入睡，起床到街上走动，至上午9点，腰痛方止，周身顿觉轻松。脉诊，尺脉仍沉弱，重按有根，仍寒，刺指骨。已有显效，未用针刺，汤剂守上方略作加减。患者准备离京，回外地老家，嘱继续守方服药，以巩固疗效。

分析"腰痛"的缘由

患者6月2日凌晨腰部大痛，是佳兆，由否转泰也。大病，都是个否（pǐ）象，天地不通。在肚脐旁开1.5寸，有天枢穴。肚脐以上是天，肚脐以下是地。天枢，天地的枢纽，所以，这个足阳明胃经的穴位，重病大症皆可取之，目的是沟通天地，沟通人体上下气机。围着肚脐这一圈，俗称"腰"，两个肾脏俗称"腰子"。腰，要也；要，重大、关键也。腰部是人体的关键，在用针、灸、汤药中，会有患者腰中大痛，有的持续一两个小时，有的绵绵作痛几日，忽然好了，身心顿觉舒爽。去年有一个妇人，不孕症，用药后，腰痛如折，像要掰断了，痛了一整天，好了。这往往是气归到了肾里，回到了小腹这个"丹田"。气机将通未通，正邪相争，正能胜邪，霍然痛止。

医药困境

中医药是以道家为本底的，讲究精气神或形气神的学问。"气"文化是其一个核心内容。《内经》中讲经脉、脏腑，内在气的运行，气机的变化，把周身连为一体，为神魂意魄志的活动提供物质基础。古代圣贤感悟到了生命活动的实质内容，总结了五运六气的规律，就是人在春夏秋冬和日月星辰的关系。张仲景著述《伤寒杂病论》，伤于寒是得病主要原因。六经辨证，就是让后人在一定程度上"按图索骥"，这是智慧的总结。后世的医者，聪明多于智慧。再后来，到今日，文化的断层，教育的偏颇，对中医学影响最大。怎么改变这个局面，中医工作者，应立志于此，老老实实或静坐或站庄，每天不能像古人子午卯酉四个时辰专门练功，就每天用 2 个小时。练习 3 个月，多数都能体会到自身精气神的变化，这样再读古人的经典，读圣贤的医案，更有心得。只在文字的圈子里打转，往往是画地为牢。

再谈到癌症之阴寒凝滞，我在写脉象里提到"指下甚寒"。你有了一定的敏感度，尤其在尺脉，癌症及很多阴寒重病的人都会让你感觉到，森森的寒意能穿透皮肤到你的指骨里。看病，是医者在病的层面去哪儿看了看，是要花费医者神气的。我最近看过的几例癌症，诊脉时，静心时，会感到一股邪浊扑面。此时，要定住心神，不再去体会它。针刺，目的也是为用药开通经脉。腹诊，触摸患者的胸腹，一片阴冷。心下胃脘到脐下小腹都有阻塞。要用温阳、回阳的药，目的地是下焦肝肾，但中焦脾胃阻滞，下焦肝肾凝滞，就要用针用灸开出路来。火性炎上，火苗是向上冒的，怎么把附姜草送到目的地，就要看医者的智慧和勇气。附草姜要足量，这时，我习惯用灵磁石、生龙骨、生牡蛎，是用其沉潜、翕收之力；用黄连、黄柏，大学教材讲清热燥湿，泻火解毒。我给学生讲，你可以理解为在中焦脾胃和下焦肝肾设了两道关卡，不让姜附的火上行，让他们在肝肾融化寒邪、阴冷。不管病灶在头脑、在心肺、在肠胃、在肌肤，还是在四肢，都要去求其本，去温肝肾，温暖命门，本固道生。

针刺，我近来体会到为癌症病人取腹部冲任诸穴，如中脘、水分、阴交、气海、肓俞（肚脐旁0.5寸），感觉自己脚心生疼。医患有一个气的交流，更甚者，会"透心凉"，胸腹亦会感应。我曾写过一篇"桃木与阴邪"的文字（参见本书）。请好友潘兄用桃木抵按脚心化解病邪，4 月份，潘兄告我，治疗后，他感到恶心、头晕，体内冷寒。我为其针灸化解。当你体会到阴冷的感受，就知道为什么要用阳，要回阳了，当你感悟到阴邪凝滞，就自然了然于胸了。

正气存内，邪不可干。能感受到阴邪，往往也是正气虚了。2008 年 5 月，一个朋友因心脑血管病，两次急救，胸闷，有窒息感。我用手打在背部对应心区的部位，冰冷一片，念想一叫内力，攉开这个阴寒。后来感到，自己周身也冷了，怎么办？手持 7 颗艾条，背部、胸部用灸，慢慢缓解症状。我给朋友讲，应该叫急救中心。朋友讲，昨天急救中心来之前，还不是你搞好的？后来我咳嗽了几个月，用了大剂回阳饮，附片用至120g，镇摄了咳喘。再就是用了直接灸，古人云："火有拔山之力，惜乎治者之不用耳"。我在两下肢足三里、下巨虚用灸，每个穴位灸30壮。顿觉身心一爽。

医者治病是用阳的过程，其实各个行业建功立业何尝不是在用阳，用你的能量。医者之别，用阳破阴邪，直接在生命的层面和阴邪交锋。当然这指的是好的医生。郝书岭老中医，沧州人，是我的好朋友，用针刀治颈椎、腰椎病，水平很高。我问他感觉到什么了？回答是："打得手、胳膊生疼啊！"今年4月下旬，我为郝老用针，其是经脉敏感体质，腹部留针，整个腰腹下肢气感充斥。为其汤剂处方，四逆汤加减，用制附片30g。五一节后见面，述其吃了第一副药，腹泻八次。上午4次，下午4次，拉的都是烂脓烂血状物。郝老说："我是医生，知道是怎么回事，用了大热的药，阴寒之物从体内排除，平常不懂的人会害怕的。我后来喝了点蜂蜜，你看，现在腿脚轻松。"边说，他边做动作，这也是率真性情。"常在河边走，哪能不湿鞋"，从医者，善治大病重症者，一定有中阴的经历和体会。贵在能知能觉，郝老曾读中国中医研究院研究生班，善用经方，道中人也。

民国沪上名医祝味菊，学兼中西，善用附子、麻黄、桂枝等温热药，屡起沉疴，名噪一时，时人誉为"祝附子"。我们现在讲的"八纲辨证"中"八纲"一词是祝味菊在其《伤寒质难》中正式提出的："所谓八纲者，阴阳表里寒热虚实是也。古昔医工，观察各种疾病之症候，就其性能之不同，归纳于八种纲要，执简御繁，以应无穷之变。"祝味菊是我景仰的近代医家，祝氏1951年病逝，死于喉癌，享年67岁。上海中医学院柯雪帆教授，1927年生人，1997年诊断为胃癌，带病延年。四川唐步祺老医生（1917年-2004年）的学生一源透露，唐老因癌症去世。其实还可以列举许多当代著名医家死于癌症。用阳者，所遇多阴。我曾问两位老医生，何以化阴，就是怎么化解自身所染阴邪呢？一曰喝酒，喝高度白酒；一曰念佛。喝酒，用酒之阳热；念佛，求清净心念。得其法，定然有效。

我2006年夏，为江西省妇幼保健院老中医李衡友（1925年生人）教授诊病，李老谈及自己30多岁发现宫颈癌，后做了外科处理。近20余年她是以内养功益寿延年。李衡友和妇科肿瘤专家杨学志创建了"三品一条枪锥切治疗早期宫颈癌"的新疗法，近期及远期疗效良好且疗法简便、安全、高效。三品一条枪出自明代陈实功《外科正宗》，其配方为：白砒、明矾、明雄、乳香四种药物组成。三品指前三味药，乳香主要是黏合剂作用，是把几种药煅红后作为线状药条放置患处，故称之"枪"。白砒是砒霜的一种，大毒，大阳之物，现在江西妇幼保健医院已经废用多年了。煅烧制药，因为是剧毒操作，当年要给药工特别补助。老一辈退休，西医外科手术发扬，这些古法，自然废弃。我认为，白砒、雄黄这些药物不但腐蚀了病灶，同时对宫颈四周及整个身体的气场或者说生物场是有改变的，而西医外科切除，只是着重形态层面的去除。

我提倡灸法，且亲身体会到"艾草"之阳驱除阴邪威力之大。用针、用灸、用药，能理解些许内景及气机变化，窥其门径，心中豁然开朗，疑虑顿消。

我今日（2009年6月16日）上午8点40分至10点42分，直接灸关元穴30大壮，历时2小时余，自觉下肢脚心、脚趾、小腿腓骨和血海穴（屈膝，在髌骨内上缘2寸，当股四头肌内侧头的隆起处）麻、胀、痛，在右足内侧核骨下（第一跖趾关节后缘，赤白肉际凹陷处）脾经的太白穴"突突"跳着痛。6月13日子时，用毫针刺此穴，且在针柄用小段艾条嵌入温针，约1小时余，方觉舒畅。当日下午诊毕，隐隐不适。今灸关元，其力之大，足能通透此处。友人潘兄在旁，我问可能观察到双脚气机变化？答曰，右足灰蒙蒙变得透亮干净，还能听到"吱吱"的错杂响声，这是病人的东西。

医者悲心。悲心，离苦得乐之心，慈能与乐，悲能拔苦。世俗对此常怀恐惧，不明医理，可叹也。

盲人瞎马，夜半临池，医者、患者，何尝不常常如此。我临床注重腹诊，腹诊亦属于切诊。一是切温度。用指背从心下（指剑突下到中上腹）划到肚脐下小腹。癌症，能感到腹部阴寒，森森然。二是切形态。仲景在《伤寒杂病论》中有 20 多种腹诊的证候，如肋下痞硬、心下痞、心下痞硬、腹满、少腹硬满、少腹急结等等。用俗语讲，在腹部，总能找到一些凉疙瘩，尤其在肚脐四周，这也是病根。用针、用灸、用药，这是更为直观的依据。

癌 症 因 由

癌症患者的病因，一是先天父母的遗传。在临床中发现，父母有一方患有癌症或因癌症去世者，多是阴寒体质。如做腹诊，往往有一些阴寒痞结在腹内。虽不是因癌症来就诊，但有些已是"溪云初起日沉阁，山雨欲来风满楼"了。此时西医生化检查，还是正常的。第二，我们的生存环境很严峻。水源、空气的污染伤害形体，电视、网络的泛滥伤害心神。

"鸡犬之声相闻，老死不相往来"，这种淳朴、自然，现今已多是求之不得了。

医者懂得癌症是个阴邪，才能理智地学会用阳。阴寒凝滞，要去温通身体或者说身心。西医是刀砍斧劈，化疗、放疗。中医也要综合用针、用灸、用药。针，要能中病灶，能影响经脉。

用针，"前面深似井，后面薄似饼"，是说腹部似井，穴位针刺可以深，深到什么程度，深到能到达病灶，能使其发生气机变化即可。教材写某穴直刺 1~1.5 寸，如果墨守这个规矩，治不了大病，因为你没有碰到病灶。虽有"深浅在志"或"深浅在术"之说，此时对"志"和"术"的应用，那是更高的要求了。

"火灸，大有奇功"，药王孙思邈晚年感悟赞叹，但其早年是诋毁灸法的。我倡导灸法，多讲温和灸，但遇癌毒，倒要说唯直接灸，灸足几百大壮才显奇效。当然，医者也要分辨患者病情、病势及其心智的贤愚。

用药，需要对症用药。药材地道优良最为重要，也还有量的问题。

2009 – 06 – 13

一个中医眼中的高血压

高血压病近年来在国内渐呈上升趋势，令人心忧。

血液如江河，在体内川流不息。通常讲的血压指动脉压。西方现代医学，对人体各项指标的量化，对身体生理、病理的深入研究，仍不能解释高血压的真正原因。

锯箭疗伤的无奈

现代西医学认为，血压通过神经和体液调节。高血压的治疗，以此为用药的根据，由神经调节和体液调节，达到降压目的。

一旦确诊为高血压，多数患者都接受西医降压治疗。血压如电压，电压由电流和电阻决定，血压由血流和总的外周阻力决定。降压药物在不断更新，原理不变，能暂缓症状，有时也能解除危机。按其药理，需要终身服药，明确告诫有损内脏，尤其伤肝肾。

血压的变化，是身体机能的自我调节，是某些脏器和组织出现问题后，身体的自我调节，要求心脏要加大压力，满足血液供应。而降压药物，一味降压，进而引起其他脏器、组织的损害。如利尿剂，副作用是诱发糖尿病，升胆固醇、甘油酯和尿酸；β-受体阻滞剂，副作用是心率过缓，末梢循环不良；钙离子拮抗剂的副作用会诱发支气管哮喘、升血脂、扩张血管而降压，引起头痛、心跳加快、踝部水肿等等。

收缩压的升高，或由于心脏输出受阻，此时西医学，会用血管舒张剂，以期有降压效果。如有些患者是脊柱的问题，以颈椎最为多见，而舒张、扩张血管，实则谬矣！或身体其他脏器、组织因炎症或缺氧而呼救，需要血液，需要氧气。心脏加大压力，满足其需求。而此时用药，如β-受体阻滞剂降压药的药理减少排出量，减慢心率，血压指标下降，实则是围魏而不救赵也。

舒张压的升高，是许多高血压病患者主要症状，然而更是西医学降压药的弱项。舒张压升高超过正常范围，往往是血液在肺部的肺泡二氧化碳和氧气不能充分交换，动脉血液含氧量低，身体各部分得不到饱含氧气的血液，舒张压升高是集体无奈的补偿反应。此时，降压药物无论通过神经还是体液调节，如 β - 受体阻滞剂或扩张血管，都收效不大。

世界观不同，方法论有异。如此南辕北辙，知道地球是圆的，也能到达目的，可惜往往时过境迁，机体已是乱象丛生。

寂寞的智慧 认识标与本

中医里本没有高血压病一词，眩晕、头痛、肝风内动等会有高血压的症状。无论原发性还是继发性高血压，都是肝肾的不足。西医学讲的高血压病有三大严重并发症：心脏疾患、脑中风、肾动脉硬化和尿毒症等。逆向思维，高血压只是一个症状，是人体的心脏、肾脏、脑血管等等出了问题，才引起血压增高。只是解决症状，而忽视脏腑整体失衡的机能，舍本逐末也。血压超出正常值，五脏六腑的疾患，处于隐匿的状态。或许不能用西医的仪器、手段检测出来，其实很多人的已经有头痛、胸闷、烦躁、记忆力减退、尿频、男性勃起障碍等等症状。没有不适症状的人，实乃身体报警机制不够灵敏，更为危险。

中医有阴阳学说，阳证浅表，阴证深入。高血压病，是个阴证，是最本底层面的厥阴系统出了问题。厥阴包括手厥阴心包经和足厥阴肝经。西医学的心脏病，多是中医讲的心包经的症状。与高血压病互为狼狈的糖尿病，就是中医厥阴经的病。男性勃起障碍，也是厥阴经的问题。阴茎属于宗筋，肝主筋。自美国风行的"威尔刚"，本是治疗心绞痛的药，后发现可以促进男性体内血液循环，促进阴茎海绵体快速膨胀。其实这个药应该主要走厥阴经，长期服药，消耗肝肾的能量，竭泽而渔也。

肝主筋，中医的筋，人体不但包括肌腱、韧带，且包括筋膜。血管、神经本身也有结缔组织的筋膜，它们本身也会强直、挛缩，失去柔和之性。大脑、小脑内部也有更为细致的神经、血管，它们是不是也有属于筋膜的更微观的组织呢？

肝主条达，筋要舒展条达，有韧性、弹性。《素问·至真要大论》："诸风掉眩，皆属于肝"，指头脑的眩晕，属于肝的问题。脑部有微细神经和血管，这些神经、血管、筋膜的挛缩、拘紧，使神经及血液循环的功能失常，而引起眩晕、头痛等诸多症状。

这些症状多是肝为寒邪所困，需要温肝、柔肝。诸寒收引，皆属于肾。肾是为肝提供能量和温度的。肾为先天之本，肾的元气通过经脉温煦肝脏，发挥其温通全身筋脉的作用。肝肾同源，相互濡养。

诊断寒症，从脉象、舌象及腹诊都能观察到迹象。关键要能认识到假热真寒，上热下寒，外热内寒。有郁而生热，出现脉数，就是脉象快。有舌象黄腻，但舌头的本底是暗红瘀滞，这是假热。脸红、情绪易躁动，腹诊小腹冰凉，上热下寒。有手脚虚热者，或多汗，或无汗，与前症相参，认识根本。

治本与治标　急救与缓图

高血压病或是主症，或是兼症，复杂多变。医者能识得标本，用药分清次第，效果自会彰显。

现代中医教育，对眩晕头痛、急躁易怒者，泻肝火；眩晕、烦热者，镇肝风；眩晕、头痛、呕吐痰涎者，化痰祛湿。上述三种，皆是治标，有一时之效，不可久用。

传统中医讲的风、火、痰抽象笼统，远不如西医的血压计清楚明了；而中医的脉象有几十种，也难以让人究竟。

高血压病，可以配合腹诊及背部、脊柱的观察，明确诊断，配合针灸加强治疗。

腹诊，在肋下、中脘、肚脐四周往往有痞结，肚脐下的关元、气海用手背搭上，能感受小腹寒意。在背部脊柱及膀胱经，检查压痛点。颈部胆经的风池穴，膀胱经的天柱穴，一侧按压有痛点，背部心俞穴、肺俞穴及腰部俞穴，皆有痛点。

我在临床中，对治西药联合应用后，仍不能理想降压者，针刺天柱、风池两穴，当时取效。颈动脉是头部供血的主要通路，颈部气脉的畅通，对血压稳定影响甚大。

腹部的上脘、中脘及肚脐四周，属于冲脉、任脉，我针刺诸穴，再用温热药，使药力能顺利到达小腹，影响肝肾，温通冲任经脉，继而通达周身，血压高低之忧患皆能化解。《伤寒论》中的乌梅丸加减是确有效验的经方，其难点是要先畅通心口和中脘。孙思邈的大小续命汤，虽为中风后遗症所设，对治高血压，辨证用之，疗效显著。

灸法，能治标，亦能治本。若取中脘或关元两穴，能直接灸 1000 大壮，每天 30 大壮，月余完成，对于中青年高血压，能绝隐患。

高血压危象，需急救，或针或灸或药，联合运用，针需久留，灸需大壮，药需足量。危象过后，需缓图，春风化雨，缓缓图之，以企改善体质。

未雨绸缪　补阳还五汤

清代名医王清任的《医林改错》卷下，瘫痿论方有补阳还五汤。现代人大量服用西药抗生素、降压药，对因虚致瘀的中风偏瘫，效果往往不佳，因为病情已不在这个层面。对于健康人预防高血压，我认为是很好的处方。

组成：黄芪 60 克、归尾 15 克、赤芍 10 克、地龙 10 克、川芎 10 克、桃仁 10 克、红花 10 克。水煎服，7 剂，可隔日一服。

清代光绪年间医家陆懋（mào）修撰《世补斋医书》，有"大约欲还五成之亏"来解释补阳还五汤。胞兄粹尧为我释其意：五，五福也。《尚书》五福：一曰寿、二曰富、三曰康宁、四曰攸好德、五曰考终（善终）。明代张景岳有五福饮，王清任的原意应指五福。补人体的阳气，可以五福临门。

2010 – 12 – 13

我和女儿治病的感受

（患者是我的朋友，是中国社会科学院研究员，把她和女儿诊治的感受做了文字记录，朴素平实。）

2009 年 10 月 18 日，周日。一觉醒来，吻一下身边女儿的额头，发现她的额头很烫。一量体温，38.5℃。吃完早饭，赶快又量体温，增加到 39℃。我给她用砭石刮痧，发现肩胛骨以上非常烫。捏脊五遍，仍然没有降温，没有出汗的迹象。然后狠心给她揪痧，沿着肺俞、膏肓一带，揪出了紫黑的痧。温度一度降了一些，但后来又反弹了。这样，尽量不让她喝退烧药，但是晚上温度仍在 38.5℃以上，喂了一次百服宁。然后联系炎黄中医院，准备预约白大夫看看。

晚上用艾绒泡水给她擦了一下脸和手臂。当晚天气非常糟糕，刮着大风，空气中充满了尘埃，不敢外出。与白大夫通电话。白大夫告诉我，明早 7 点再联系。若烧还不退，可以找他。

19 日天气很好。凌晨 3 点的时候，女儿高烧到 39℃，身体因高烧有些小的抽动。她自己后来对白大夫说，这次发烧的时候，觉得背上是旋转的。以前高烧到 40℃的时候，觉得床是立起来的，她紧紧抓住床头的把手，叫着："妈妈，床快倒了！"

7 点一到，马上联系白大夫，约好 8 点半就诊。女儿烧得周身无力，收拾好出门时，时间已经晚了。到炎黄中医院，白大夫脸上挂着笑容，给女儿切脉。讲两尺脉沉、无力，关脉、寸脉浮、数。问得过肾病吗？我回答有肾小球肾炎。然后白大夫给女儿腹诊，摸到腹部中脘有痞结，肚脐右下也有一个包块。白大夫说，这个病是肚脐右边的痞块引起的。以前的肾炎也是这里的原因，肚脐旁边是肾经和胃经。现在发烧，胃经阳明不通，肃降的力量不够。白大夫也教我摸到女儿肚子上的痞结。

白大夫给女儿扎针，取中脘、左右肓俞、中枢和气海穴。白大夫问女儿哪儿还不舒服，女儿说头晕。白大夫就在左腿上足三里扎了一针，没留针，女儿的头晕一下子就减轻了。

针上罩了神灯治疗仪，白大夫说是为温暖一些。拉开窗帘，阳光正好照在女儿的肚子上，感觉真好。白大夫还细心地把小被子给女儿的腿盖上。

给女儿扎上针后，白大夫在诊室给我切脉。我的脉象跟女儿的有相似之处，然后给女儿和我都开了药方。我也接受了扎针治疗。临走前，白大夫还把给自己喝的汤药给女儿喝了半袋，给我喝了一袋。

白大夫的汤药，神奇的力量一步步显示了出来。

第一周的周一，看病回家那天晚上，我做了一个很不寻常的梦。梦见我在父母家里，家里是木楼。父亲领着几个同事在聊天，然后就带着他们上了楼。我很想知道楼上是什么情况，期待了一下。后来想，想知道的话，就上楼吧。我也上了木楼梯，看到一个宽敞的阳台，封了顶，是木栏。木栏底下有一尺高的空留出来通空气（当时我是这么想的）。往阳台外一看。哇！了不得的好景色，绿水、绿树林。碧绿的河水和墨绿的树林连成一片。虽然不是艳阳天，但已经很让人心醉了。这种梦境，应该是身心良性变化的反映。

女儿喝了第一次药后，晚上体温仍在 38.6℃，喝了第二次百服宁。周二已经不烧了。

我周二去单位上班，发现月经刚完 6 天后，又开始有出血。用上护垫。中午和研究室的同事一起午餐，午餐后阳光明媚，我却开始发冷，鼻腔里开始往外冒寒气。在单位的大楼前晒了一会儿太阳。到晚上六七点下班时，发现护垫已经不够用了。又买了卫生巾，心里有些担心，这样的出血是否正常。

回到家里，给白大夫打了一个电话，先汇报了一下女儿的情况，烧退了。开始咳嗽，知道在排痰，所以不担心。然后担心地问自己这样的出血是否正常。白大夫说，没事，身体在排出无用的东西。我说了感冒的事，白大夫说，不是感冒，是寒气在排出来，并让我体会与平时感冒的不同。"没有清鼻涕吧？"白大夫问。我说"没有"。确实，没有鼻涕，鼻子没有塞住。那不是感冒。我说："好的，听您说了，我就放心了。"

这样，我就踏踏实实地开始体会自己的祛病反应了。周三待在家里，仍出血。周四不得不去单位，晚上五六点多钟的时候，突然觉得出来一大股血，去卫生间，发现带出来一大块血块。喔！原来出血的逻辑在这里。这个血块出来后，很快身体就不出血了。感冒的气味更浓了。那天加班到晚 11 点多，觉得非常累。周五，必须去单位。鼻子冒寒气，眼眶痛，耳朵痛，蹲下来的时候还头痛，跟在青藏高原上一样。周六非常累，不想出门，但是女儿的拳友过生日，女儿要去北海和拳友学习推手，我还是硬着头皮带着女儿出门了。吃完生日午餐，来到北海公园，我跟教练请了假，自己的课程推后一周。自己慢慢打了一遍拳。中途停了两次。练完身体的沉重减轻了一些。

第二周，10 月 25 日。周日终于到了，我们又可以见白大夫了。白大夫问了情况，给我和女儿都扎了针。扎针时，觉得肚子到处咕咕响，有时候，病气最重的中脘附近会跳痛，但是鼻子觉得通了好几次。女儿躺在另一边病床上，肚子上面扎了针。她说也觉得鼻子通了。白大夫给我们俩开了药。又把他自己喝的药给我们母女俩喝了。之后回家的路上，汗水透出身体，松快了好多，感冒那样的味道还在。

10月26日，周一。晨起，念诵佛号时，发现气能上到鼻腔，在鼻腔里振动，进而又能够上到印堂了。10分钟后，盘的腿也没有发麻。这周坚持服药和练拳，配合白大夫的治疗。念诵佛号时，有些想去找气上到鼻腔和印堂的感觉，但是后来不太容易找到了。

11月1日，看诊白大夫后的第三周周日，天下大雪，又有些忙和累，没有去复诊。周二单位装修，去清理办公室，尘土飞扬。嗓子遇到这样的情况，加上这几天天冷，11月4日，我真的感冒了。嗓子疼，鼻子塞得很厉害。晚上睡觉只能用嘴呼吸。天冷喝了羊汤，身体里觉得有热。半夜3点起来找水喝，想办法减轻症状。认认真真地练了一遍太极拳架。这次练太极感觉真是不一样，这个钟点练，心比白天静很多。

今天已是11月6日，昨晚梦见去炎黄中医院，在医院和一些来找白大夫看病的女士交流病情。

下周三，即11月11日中午乘飞机去德国参加学术会议，要准备文字材料，现在收笔。

纯粹中医

粉刺与痤疮

辛卯年是个寒春，东风徐徐，无论迟早，毕竟要春暖花开。若将面部的痤疮比作春花，真是愁煞某些青年男女。

痤疮，美其名曰"青春痘"，此外还有"粉刺""酒刺""暗疮"等俗称。西医学认为，痤疮是一种毛囊皮脂腺单位慢性炎症性的皮肤病。它发生的原因很多，直接的原因是毛孔的阻塞。毛孔阻塞后，毛囊里的油脂排泄不畅，就积聚成小痘痘，有白头，有黑头，成为各样痤疮。

究其病因，内分泌的失调或雄性激素分泌旺盛是西医的讲法，而中医讲是脏腑失调。青年人辗转于中医、西医，不能如意，愁肠百转，暗中叹息。

医道本有味　能称今人情

我临床皮肤科杂症，望时下流行方法之偏颇，每每兴叹。青年男女，身心本来具有勃勃生机，皮肤的变化，如粉刺、痤疮应顺其生机为根本。今医者多遵循肺经风热、脾胃湿热、肝气郁结、肝肾阴虚等等对治。观其方药，多是解毒清热、解毒泻火、解毒凉血、清热养阴等，疗效不佳，原因何在？

今人不同前人，自婴幼起就有抗生素、激素的使用。古人讲婴儿有"积五百七十六日，大小蒸毕"，成长中会有三蒸三变。蒸变就是婴幼成长期，会有几次发烧的过程，发烧过后身心随之产生了积极的变化，古人称之为"蒸变"或"变蒸"。

唐代孙思邈说："变蒸者，是荣其血脉，改其五脏。"不懂得蒸变，婴幼发烧，马上就输液、打针，折腾一通，热退了，人也蔫了。抗生素能退热，然而寒凉自脉管、肌肉侵入，伤了婴幼的阳气，若用激素更是透支能量，为以后的生活留下了患病的隐忧。

再者，空调、冰饮，从皮肤、从肠胃，两面夹击。学校中不正常的课业、考试的压力，更是会损伤神气。伤害了生机和阳气，阳损而阴进。这个阴，有邪劲，尤其是抗生素等药物裹挟人体的信息，再夹杂神志的耗损。从脉诊、腹诊，高明的医者能体会其间的乖戾和黏腻，因为寒邪已经渗透到肝肾之中。

青春期的粉刺、痤疮，多是青年人强大的生机把脏腑的阴邪驱散到体表，是积极的现象。类似于婴幼的蒸变。蒸变时古人也会用药物调理，对粉刺、痤疮的治疗有很多提示。儿科有个方剂叫"紫阳黑散"，由麻黄、大黄、杏仁组成。古人的用意是，麻黄辛温发散，使身体的毛孔张开，周身内外能通畅，等于打开一扇窗户，体内的郁热可以向外出；大黄苦寒，积滞郁热从肠胃泻出；杏仁，性味苦温，多油脂，能润肠通便。婴幼小剂量内服"紫阳黑散"，有温通润下的作用，解决问题而不伤正气，对生机是顺势而为，多么智慧的方法啊！

《内经》讲"三阳荣于面"，是说手足三条阳经的能量会滋养人的面庞。为什么粉刺、痤疮生在面部、肩胛内侧呢？这是人体体表的阳位，身体在青春期要排除体内的寒邪、阴邪，正邪相激，争持不下，在皮肤上就表现为粉刺和痤疮。

我常打比方，人体若是一团元气，其中再分为阴阳二气。阴阳如男女，若能琴瑟和鸣，就是一团和气，是健康的状态。体内有阴寒、有杂质，尤其在青春期，在阳气主导下，就要祛除这些阴寒、杂质。这就有了一个逼越的过程，阳气是向上、向外的，阴寒的东西，最后要在人体阳的位置消灭它，就表现在面部和背部。体内正面的力量足够，粉刺、痤疮，过一段时间，就能自然消退，皮肤也随之光洁、自然。

《内经》云："阴在内，阳之守也；阳在外，阴之使也。"阴如女人，是在内守着家的；阳如男人，是在外守着门的。男女一家，要把进入家里的贼邪赶出去，就有了战争。家门口就是皮肤，战争中有了硝烟，就是面部的粉刺、痤疮。此时，要助长正气，就要打开门窗，让贼邪出去，身心就有了和平。此时，若不明是非，只是劝架，或看见火气、硝烟就去泼冷水灭火，甚至压住正常的阴阳男女，不准反抗，就是所谓过度的清热、泻火、凉血、养阴等等。

解毒清热、泻火、凉血、养阴等方法，适度地用，或对体质强健者也有一些好处。等于劝劝架，平息平息战争，等着自我恢复生机，也能祛贼邪外出。或再补足正气，一举驱邪外出。若是一味地清热、泻火、凉血、养阴，就伤了正气，等于助长了贼邪，贼邪更会深入，将是后患无穷。粉刺、痤疮就给憋回去了，面部皮肤就不会光洁润泽，而是晦暗无光。

一味清热泻火，肾气也会受损。《内经》说"肾为胃之关"，肾把握着胃经这个关口，如果肾气损伤，没有能力开关，下降的关口闭着，这个贼邪之火也不能从胃经这个主要通路降泻下来，清热泻火也是空谈。所以多数还要扶正气，以祛除寒邪、阴邪，此为治病的根本。

纯粹中医

针法"一以贯之"及温阳汤药

孔子曰"吾道一以贯之",讲儒家的学问在"一"的层面相贯通。我针法取穴借用其意,在肚脐划一平行线,穿越肚脐两旁的肓俞穴(脐旁0.5寸,属肾经)、天枢穴(脐旁1.5寸,属胃经)、大横穴(脐旁4寸,属脾经)6个穴位。这条线,借称"一以贯之"。若腹诊,患者在肚脐周旁多有痞结,就是凉疙瘩,按压时作痛。这是摸得到的寒邪征象,这些阻隔,造成一个上热下寒、寒热错杂的格局。

粉刺、痤疮患者有的口渴躁烦,欲多饮冷饮而后快,其实燥渴的感觉为假象,是因肝肾有内寒,不能蒸腾津液滋润口腔、胃肠,此时应喝温开水解渴,切莫逞一时之快。月经不调、痛经、寒性便秘、抑郁倾向等等杂症,粉刺、痤疮严重的患者会兼而有之。

用针刺或汤剂对治粉刺、痤疮,每有疗效。针刺为捷法,有患者针刺后,尚未用汤剂,面部粉刺第二天霍然而愈,但这只是极少数体质敏感患者。

相对来说,还是辅以汤剂效果更佳。我用乌梅丸、麻黄附子细辛汤、郑钦安的封髓丹和潜阳丹加减,多有良效。

> 以下介绍潜阳丹和封髓丹加减:淡附片15克,龟板10克,黄柏6克,砂仁10克,炙甘草10克。水煎服,加水适量,同煎两小时。

此外,还可使用药粥疗法。

韭菜粥,出自《本草纲目》。粥方组成:新鲜韭菜30~60克、粳米100克,细盐少许。(粳米又名大米,以南方大米为佳。)

功效主治:补肾壮阳,健脾暖胃、驱寒排邪、养颜润肤。韭菜,性温味辛甘,入肝、脾、胃、肾经。《本草纲目》中说:"韭菜粥,温中暖下。"

煮制方法:取新鲜韭菜,洗净切细。先煮粳米为粥,待粥沸后,加入韭菜、精盐,同煮为粥。

答 疑

问:内服补肾温阳药后,粉刺、痤疮反而鲜明,有旺盛迹象者为何?

答:粉刺、痤疮由晦暗变化为鲜明,变大或鼓起,是由阴转阳,寒邪、阴邪外透,可以继续服药,寒邪转化为火热透出,将要痊愈的征兆。

问:哪种人忌内服汤剂?

答:心下有痞满结块,中脘穴的周围瘀滞,温热药不能顺利下达肝肾,忌内服。

问:青年时期,不长粉刺者是否就是身体健康?

答：不一定。有些人面部不长粉刺、痤疮，皮肤不明润光洁，只是白净。这种人甚至连感冒发烧也少有，或许是寒邪深无声，寒邪藏得深，正邪不相争。其实体质并不好，只是暂时没有外在表现，然而内心的情绪或许容易躁烦、不稳定。

问：30多岁，甚至40岁，忽然脸上粉刺、痤疮长了出来，会是什么情况？

答：这也是虚火、假火，是身体阴寒过重，把体内元阳之气逼到面部，与青少年的痤疮不同。此时不要误服寒凉药或用抗生素治疗。要请明理的大夫治疗，同时要注意身体其他部位，找到病情的根源。这个年龄，更要顾护身体的正气，注意情绪的调节和精神的修养。

2011 - 03 - 14

纯粹中医

过敏性鼻炎

鼻为五官之首，是呼吸兼嗅觉的器官。五官中，鼻子的位置最高，处于阳位。古人讲"鼻引清气入内"。这个清气，不单是指空气，而是指裹挟着宇宙时空的能量，供给身心的"气"。

鼻腔相对人体来说似乎很小，却需要广大敞亮的境地。鼻炎，乃鼻腔及头脑为浊阴所困，闭塞、狭隘。所谓炎症，郁而生火也，因郁滞而产生郁热、假热。五官相连，鼻炎以过敏性为多，同时还会有眼睛、耳朵、口腔、咽喉等不适。观察鼻腔内部，会有鼻黏膜炎症及鼻甲的肿胀，或色淡，或色暗。找准病因再诊治，今论述之。

三点一线　上热下寒

头脑、胃脘、肚脐下的小腹深处，是三个人体能量的汇集处，古人讲的上中下三个丹田就在这三个区域。三田能量相互传递，修行功夫的人，三个区域的能量相对集中、强大。普通人，若用"基里安摄影术"，也会发现人体这三个区域的光辉相对集中强大。人体在生病或衰弱时，这些生物光会减弱变暗淡。

"望而知之为之神"，古代的神医要能望气，以至于能观察病者的经脉、脏腑。高明的医者，高而明，会从大处着眼，能从小处入手，自然不会一叶障目。

头为诸阳所会，鼻炎患者，是头部为浊阴所困。浑浊、阴暗的环境，不光是鼻腔，眼睛、耳朵、咽喉，及整个头脑都会有相应不适的症状。西医的解剖、生理学把其相互关联叙述得很是详尽。中医探究的是脏腑及躯体的整体状态。

肚脐上4寸中脘穴的胃脘部，是五脏能量的中心。肚脐是出生前从母体汲取生命能量的源头。鼻炎似乎是一个局部的问题。轻者，表现为胃脘部的痞结，是脾胃的运化升降失衡；重者，表现为肚脐四周的痞结，是肝肾为寒所困，肾不能为肝提供能量，使脾胃不能运化升清，上达脑窍。若腹诊，手指指腹会感受小腹部的寒凉。鼻腔有炎症、口腔或许有口臭、胃部或许喜冷饮，郁而生热，是假热。小腹的寒凉是真实的。一派上热下寒的格局。

追本探源　着眼肝肾

鼻炎的病因，有内忧外患。先讲外患，空气的污染、水及饮食的问题伤及脾胃。《难经·四十九难》曰"形寒饮冷则伤肺"，无论皮肤还是胃黏膜受寒凉的刺激，都是外寒。脾胃按中医五行讲属于"土"，土生金，脾胃运化水谷，可以给肺提供能量。脾胃伤了，母病及子。鼻者，肺之使，鼻子这个肺的使节自然要出问题。

内寒是怎么产生的呢.无论城乡，医疗中大量输液，液体从静脉直接进入机体，尤其是抗生素等寒凉药性的使用，或能治疗、缓解病情，但寒邪也会直中肝肾。做腹诊时，肚脐四周有痞结和压痛者，病位尚浅、易于治疗。因肚脐两侧0.5寸有肾经通过，四周按解剖学是小肠盘踞，小肠属手太阳经，太阳经最热，能抗寒邪。正邪相争不下，肚脐四周就会按压作痛或形成痞结。正气不足，或说阳气不足，按压反而不痛，或许需要更长的时间调治、恢复。

温通肝肾，就是要把寒邪从肝经肾经祛除。肾气畅通，作用有两个。

一是能给肝提供充足的能量，称之为"水生木"。肝经向上贯穿横隔膜，注入肺经。肺五行属金，若肝气太盛，金的沉降之性能减缓它，称之为"金克木"。鼻炎，是肺经有阻滞和凝涩，需要肝木上冲来解开这个病态。肝经在头部经过一个重要的部位，叫颃颡窍，在咽上部和后鼻道。中医有一个病叫"颃颡岩"，指的是鼻咽癌。肝经上达巅顶，就是头顶。如此可见肝经之重要。杨家女将的故事有穆桂英大破天门阵，暗喻道家的功夫，肝气充足，才能开天门，通智慧。中医里鼻腔的病从肝经着眼，很多头脑的疾患也是如此。

二是肾气畅达可以影响肠胃。肠胃属手足阳明经，主降。鼻炎患者多有便秘，往往是寒秘，肚子里"冻了冰"，大便下不来。肺和大肠是表里关系，内部的问题要到表面来解决。肾气充足畅达，胃肠的关口打开，肺部的郁热，鼻窍的郁热就能从胃肠降泄下来。

中小学生和成年人分论

中小学生患鼻炎，以过敏性为最多。迁延日久，呼吸不畅，性情也会有影响。肺属金，金性肃降、收敛。肺的呼吸功能，不只是获得氧气，参与血液的大小循环，更能让人通过呼吸获取宇宙无形的能量。呼吸通过胸廓膈肌的隔脚牵动到肾脏，或许这可以理解为"金生水"。肺脏的呼吸启动了先天的肾气，这也表现在出生后"哇"的一声，宣告生命的开始。

观察一些患鼻炎的中学生，学习懒散，家长或责备或放任。中医讲，肺藏魄，肾主骨，生髓，通于脑，肾藏志。肾气弱，又为寒邪所困，怎么会有志气呢？肾气弱，体质弱，有些孩子还容易早恋。肾主纳气，不能收纳肾气养脑养神，反而下流，产生情欲的冲动。

成年过敏性鼻炎患者呈渐增趋势，西医有查过敏源、免疫疗法、降低副交感神经兴奋性疗法、手术疗法等等，疗效往往不如人意。成年人的病因更是肝肾的问题，为寒所困，气血不足。成年患鼻炎者，有一次针刺，或一周汤药，霍然而愈。有缠绵留恋，久久不效者。前者正气尚足；后者有男性过度纵欲，女性多次流产，针灸汤药并用，脏腑尚亏空，难以冲开鼻窍。方法对路，也要延以时日。唯有持久用功，以图改善体质，觉悟身心。

有病自灸　金针度人

《庄子·盗跖》："柳下季曰：'跖得无逆汝意若前乎？'孔子曰：'然，丘所谓无病而自灸也。'"这是个有名的典故，无病自灸，比喻自找苦吃或自寻烦恼。这个灸是指直接灸。用艾绒于穴位皮肤上点燃，灼烧之痛，无病之人，那堪如此？有觉悟且真求解脱病苦者，直接灸关键穴位，非但除鼻炎病痛，亦能强健体魄，延年益寿。

我建议可用金艾绒，撮如绿豆大小，至于穴位，可先灸七壮，再逐渐增加。第一壮，有些许疼痛。艾柱如绿豆粒大，常人多可忍受。穴位皮肤经灼烧，颜色微黄。再灸，穴位皮肤发黑，结略厚痂，痛感减轻，细心体会艾火热力传导。

灸法失落，今多提倡艾条，无瘢痕而容易接受。直接灸，耗材少，疗效迅捷，只是有瘢痕而难以接受。有两点需认真掌握，一是撮的艾绒团密实、圆整；二是每一壮都准确地在原地进行。这样，留的瘢痕规则，易于恢复而美观。

艾灸穴位，几日后，会有无菌化脓，有脓液流出，不用担心。古人讲化脓灸，脓液是排邪的形式，切勿过多担心。有体弱或寒邪久困者，反而不易化脓，古法是吃些荤腥发物，促使化脓。直接灸或化脓后，可以正常生活，也可以洗澡，可以用纱布贴敷略作保护。体壮气盛者，流脓月余方能收口，尤以腿部足三里穴为多，也因其本身是多气多血的经穴。

（1）中脘，定位：脐上3寸（本人四指宽为自身3寸）。《铜人》曰："灸二七壮，止于二百壮。"

（2）关元，定位：脐下3寸。

（3）足三里，定位：外膝眼（犊鼻穴）下3寸，胫骨前嵴外一横指。

青少年，建议先灸右侧足三里，每日七壮，隔日灸，灸足四十九壮，可取显效。成年人，先灸中脘，每日七壮，隔日灸，灸足四十九壮。效不显著者，再换关元灸之。以先取一个穴位体验为宜。

宋代范仲淹《淡交若水赋》："如切如磋，自契激扬之义；同心同德，孰分清浊之姿。"灸法需要智慧来学习接受，多疑者切莫轻试。

中医、西医对症治疗，方法无数，患者难辨真伪。灸法简捷，效力宏大。浅尝辄止者，收效迅捷，也会不畏灼痛，勇往直前。真知来自灼见，远古占卜灼龟壳以求上天指示，今灼灸，体验气脉变化，求身心健康，以"灼"见真知。

攘外与安内　弄巧与守拙

西医学中过敏原的测试，已有数百种之多。过敏原或明确或模糊，治疗中有免疫疗法、激光、冷冻、神经切断、手术改善鼻道异常等等，仍不尽如人意。某些人提倡吃酸奶，鼓吹冬泳，更是使脾胃及周身的功能处于寒凉、冷藏的状态，似乎平静，其实更是不堪。

适宜的环境，清洁的空气，不可强求或求不得。中西医治疗的观念、方法、手段很多。过敏性鼻炎，应是个杂症，涉及多个脏腑，唯有固本守中以安内，以拙应巧为善法。

我以守中健脾胃为先，再养血通络，散肝肾寒邪求本。分两步为之，开通鼻窍，平和而有良效。

一、守中安土汤

> 炙甘草30克、白术30克、党参15克、茯苓15克、葛根30克、女贞子15克、金樱子15克、泽泻30克、牛膝30克、干姜30克、大枣10枚。水2400毫升，煮取1000毫升，去滓，分五次温服。

上方可以汤剂服两周，自觉胃脘舒畅，肠中蠕动作响，或放屁连连，鼻窍略畅通，可服下方两周，以图大效。

二、当归四逆加吴茱萸生姜汤加减

> 组方：当归15克、芍药15克、炙甘草15克、通草10克、桂枝15克、生姜45克（切）、吴茱萸30克、大枣25枚（擘）。以水2000毫升，黄酒400毫升，煮取1000毫升，去滓，分五次温服。

粥疗：适应肾虚型过敏性鼻炎，症状有鼻流清涕，喷嚏频频，鼻痒不适，反复发作，早晚为甚；腰膝酸软，形寒肢冷，夜尿多，舌质淡，苔白，脉濡弱。

> 菟丝子细辛粥：菟丝子15克、细辛5克，粳米100克，白糖适量。将菟丝子洗净后捣碎和细辛水煎去渣取汁，入米煮粥，粥熟加白糖即可。

2011－04－19

仲冬医话
——卫生保命　忆汉唐

"厚冰无裂文，短日有冷光。"冬季，水结冰，地冻裂，生机潜伏，万物守藏。人也要顺从天地自然，早睡晚起，避寒就温，内在的要心志平静隐匿。

心志"若有私意，若已有得"的状态，其实是修养功夫的境界，内在的神意充足，志气坚定，自然涵养的深沉，不需外在的狷狂。

身体要避寒就温，温暖一些，但也不要大热大汗，使阳气从皮肤毛孔开泄。这样，就是顺应冬季的气候，从形、气、神三方面来养护肾，来年春天也能少生杂病。

我临床，应对多是病苦。患者病痛中，方寸已乱，求医不得门径。仲冬之月，不揣浅陋，抛砖引玉，试述些卫生浅见，追忆些祖先汉唐遗风，或有启迪。

防卫其生　令合其道也

"卫生"一词出自《庄子·庚桑楚》。晋代李颐在《庄子集解》中把"卫生"理解为"防卫其生，令合其道也"。"卫"是个动词，是会意字，甲骨文就有"卫"，意思是在大道（行）站岗保卫；"生"也是动词，在甲骨文中，字形上面是出生的草木，下面是地面或土壤，本义为"草木从土里生长出来"。

五行之中，金木水火土，只有木可以再生，生生不息。水是生木的，这就是为什么冬季要涵养肾。肾中的能量，为春季肝的生发提供生命的动力。国人诸多杂病，"水不涵木"是病根，即肾水不能正常为肝木提供能量。肝脏和心包（心脏的外层）属于厥阴经系统，与之相关的心脑血管病、糖尿病、乙肝病毒感染、男女不孕不育症等等，都可责之于肝肾。

肾主水，这个水一要充足，二要有温度和活力，能够转化能量为肝木所用，肝木方能吐露生机，供给周身。

古人讲，卫生之道，要远离六害。六害者：一曰薄名利，二曰禁声色，三曰廉货财，四曰损滋味，五曰摒虚妄，六曰除嫉妒。六害有其一，卫生之道远矣！即使你心存妙理，口念真经，也是枉然。

汉唐遗风　大开大合

开与合，温通周身的脏腑、经脉、毛窍，能畅通无阻，为开，开通出去。开出去，方能与宇宙虚空交换能量。合回来，有所收获。

生命活动的根本形式有升、降、开、合、出、入、化。升、降、出、入、化寓于开合之中，开合为根本。开出去，合回来，伴随着呼吸，人体和时空进行着能量的交换。能明了开合的道理，就不会惑于医学中的繁琐，对生命的认识则高屋建瓴矣！

我试从两个病症，论述古典中医的用药法门。

一、肾着病

《金匮要略》有如此记述：冬月之中，如劳作汗出，衣服冷湿，或居处低矮湿冷，久而久之，寒湿之邪就会闭阻经脉。这个时候，人会寒湿腰痛，会有什么症状呢？此时，人身体沉重，腰发冷，如坐在冷水中，腰以下冷痛。腹重如带五千钱。甘姜苓术汤主之。最精彩的描述为"腹重如带五千钱"，在唐代孙思邈的《千金方》中为"腰重"。总之，腰腹重坠，若挂着五千钱一样。如按东汉五铢钱计算，一文钱约4克，五千钱，就是20公斤重。当然这只是形象的比喻。怎么治疗呢？用"甘姜苓术汤"，也叫"肾著汤"。

> 药方：甘草、白术各二两，干姜、茯苓各四两。
>
> 以上四味，以水五升，煮取三升，分温三服，腰中即温。

药方按语：寒湿弊着于腰部，腰部为肾之外府，故又名肾着（著）。后世医家用之治疗呕吐腹泻，老年人小便失禁，男女遗尿，妇女年久腰冷带下等病证，属于脾肾阳气不足且有寒湿者。此为肾著汤临床运用的发展。

二、妇科良方——温经汤（出自《金匮要略》）

> 药方：吴茱萸三两、当归二两、川芎二两、白芍二两、人参二两、桂枝二两、阿胶二两、生姜二两、牡丹皮（去心）二两、生甘草二两、半夏半升，麦门冬一升（去心）。以上十二味，以水一斗，煮取三升，分温三服。

药方按语：温经汤治疗什么病呢？说妇人五十来岁时，气血已衰，冲任二脉不充足，月经本应断绝，而又出现月经下血，几十天不止，属于崩漏的疾患。病的原因是冲任的虚寒，又曾经流产，瘀血停留在小腹。还有什么症状呢？或有小腹肛门坠胀，时时有便意，或伴有刺痛、拒按；傍晚时分发热，手掌烦热，唇口干燥。另外此方还对治妇人小腹受寒，久不受孕，月经不调等等。

按：医圣仲景立意、组方精深，暂且不论，我们现在注意古人用药的剂量。从药量分析，按考古汉制"度量衡"的推算，一两＝15.625克，二两是31.250克，三两是46.875克，四两是62.5克。液体一升＝200毫升，而半夏这味药的一升约130克。从秦砖汉瓦、古代征战兵器的重量，及其诗词歌赋，可以遥想祖先的身体的强悍，胸襟的宽广。古今体质纵有差异，然反观今天中医院校的教材，受李时珍"古之一两，今用一钱（约3克），古之一升，即今之二两"的影响，病重药轻，治病的疗效，可想而知。药量的大小，因人而异，因病而异。医者能因人、因病衡量处方轻重，能轻灵，能浑厚，以祛除疾患为目的。而今，中药的教材，《药典》的规定是近人作茧自缚，遗风荡然少存。以上药方中的药味多是平和之品，更无论乌头、附子、硫磺、砒霜等辛热毒药，有时能救命，却是禁忌森严之品了。

壮哉！古老灸法

灸法之古老，伴随祖先生产、生活久矣！孔丘的"无病自灸"出自《庄子·盗跖》。有病而灸，自是无上的智慧。身心间阴邪寒凝如何化开，就是在艾灼疼痛之中，引起头脑及心神的觉醒，以此统帅身心的通透明亮，恢复健康。

用艾条温灸是明代以后的方法，古法艾灸，多是直接灸。疑难杂症，多伤于寒，古今不二。以下略作介绍。

黄帝说，灸的时候，强壮的人，艾柱基底不小于三分（1/3寸），不然火气不能透达；弱小的人就小一些；七天以上周岁以下的小儿，更小些，如雀雀大小即可。身体的部位不同，大小有别，腹背多可大壮，而四肢、头面宜小些。

壮数的多少。艾灸有灼伤，一柱称之为一壮，壮也有"撞"意，撞击阴邪凝滞也。唐代药王孙思邈在《千金方》中说，成年人，而体质强壮的人，又病根深笃，可以倍于原方的数量，而老少羸弱的人可以减半。医者要视病情的轻重而用之，不可泥于一说，而不知变通。轻症可一壮、三壮；急症、重症则可对大穴、要穴灸至百壮、千壮，以挽救性命于危急。

腹背要穴，卫生救命。膏肓俞，在第四胸椎棘突下，脊柱两侧旁开3寸。无所不疗，羸瘦、虚损、梦中失精、上气咳逆、发狂、健忘、痰病。孙思邈说，现在人钝拙，不会用此穴，所以宿疴难以治愈。如果用心方便，求得此穴灸之，无疾不愈。可灸三壮、七壮、九壮。《铜人》曰：灸百壮，多至五百壮。当觉菁菁然，径路之气似乎有如旋转水流的状态。体力好的，可以端坐姿势用灸，体力困乏者，可以侧卧用灸。

注意事项：患者需 20 岁后灸此穴，又当灸肚脐下气海、关元、中极，三穴中取一穴，又灸足三里，引火气下行。更需清心绝欲，以固元气。

灸法古朴深奥，医者能谙熟此道，指导患者，疑难杂病多能祛除。"敲石不得火，壮阴正夺阳"，寒冬之中，火镰打不着火，环境苦寒所迫。今人大患，疑难杂病，为寒所困，不知所措；小气、偏执、狭隘，又背离古老医学的智慧，不知所措。今天，最需要洞开智慧，需要思想文化回暖，星火可再燎原，强健民族体魄。古老医学，我辈医者需缓缓发力，久久坚持，虽在寒冬，春不远矣！

食 疗

陈茗粥：出自唐代《食疗本草》。

> 粥方组成：陈茶叶 5～10 克，粳米 50～100 克。

功效：消食化痰，清热止痢，除烦止渴，兴奋提神。适用于食积不消，过食油腻，饮酒过量，口干烦渴，多睡不醒，赤白痢疾。

煮制方法：先用茶叶煮汁，去渣，入粳米同煮为粥。

注意事项：陈茗粥宜稀薄，分上下午温服，临睡前不宜。

2011－11－03

纯粹中医

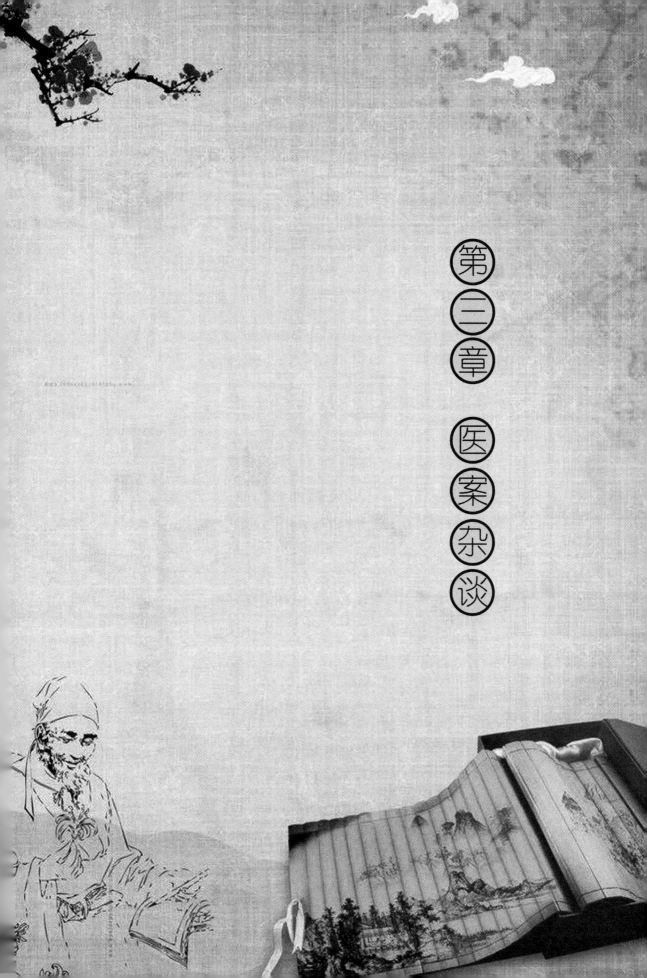

第三章　医案杂谈

针法灸法中的禅意
——老年脑血管病例一则

喜伯，男，71岁，2006年11月诊。

病史：2003年和2006年两次中风（脑血栓），经中西医救治，已脱险情，步履缓慢，左腿尤甚。

其早年游学内蒙古，历经酷寒，中阴寒之邪。盛年之时，委中长脂肪瘤，后破溃，排出豆腐渣样腐臭秽物。妻子为其清理，闻臭秽之气，自此失嗅。

委中，属足太阳膀胱经，人体藩篱所在。其身体平素健旺，自身正气能鼓荡，积极调节，逼体内寒毒外出，在体表集聚为脂肪瘤体。

今两度中风，垂垂老矣！而头脑清晰，能缓步行走。一则儿女谙熟医道，悉心照料；二则其禀赋深厚。

诊其脉，尺沉迟，寸关浮大。腹诊，大腹及脐左侧拊之而痛。肚脐推之略偏斜，手拊脐下，寒气凛凛，阴寒藏内也。其子曰：喜伯已是阴寒之体！2003年初春，尚用冷水擦澡，说自己不怕冷。其子曰：不是不怕冷，是麻木不仁！

喜伯，因家庭出身旧官僚，少年开始，即阶级斗争年代。历数次政治运动，多受冲击，身心倍受磨砺。内心神识多中阴寒，形寒意寒，内外交织。多年辛苦集聚，老来突发病患。针灸用药，不惟调其形气，乃更调神意。

为其取中脘、建里、肓俞（双）、天枢（双）、气海、关元。建里、天枢（双）、气海，用100mm长针，进针约75mm。其形体高大，需触及其病灶，寻得气感。配合用灸法，艾条三颗为一束点燃，自建里至关元，及两天枢间，缓缓移动。

事非经过不知难！初灸，有群针开路，细心体会其间变化，不过如细雨落海，寂然无声。且感觉有寒邪阵阵袭来，督艾草热力与之胶和。医者治病，如用兵，此消彼长。好勇斗狠，在形气的层面或许有效，而此时唯平心静气，凝神会意，引动关窍，启其海底微阳，方可收功。张介宾说"天之大宝，只此一丸红日，人之大宝，只此一息真阳"，化解阴寒，方能真阳抟聚。

医者，意也。此时，医者之神气会患者之神气，端坐病榻，柳宗元《江雪》诗句不由浮现于脑际，能应此时境界：

> 千山鸟飞绝，万径人踪灭。
>
> 孤舟蓑笠翁，独钓寒江雪。

诗禅一味，千山鸟飞绝，万径人踪灭，四周空寂，物我两忘。孤舟蓑笠翁，独钓寒江雪，患者真阳已衰，不久用时刻，扶而不起。此时如老僧枯坐，似拙；而其间医者神意之变迁，用阳神破其阴滞，待时而动，启其关窍，唯用其巧才可取功。

噫！为医者，甘苦自知，冷暖自知。

灸至于 90 分钟，觉患者体内气机通融为一体，化如一池春水。手持艾条，轻点气海穴，如石入静水，波纹荡漾，散至周身，不觉已 2 小时有余。灸毕，去针。又快刺八髎，健腰膝，调下焦。此时刺八髎，气海元阳纳潜，已为有源之水矣！

后又针灸数次，喜伯自觉多轻健，大便仍多日一行，细思之，取卢崇汉先生《扶阳讲记》中温中降逆方意：

广藿香 15 克，苍术 15 克，法半夏、山楂各 20 克，白蔻仁 12 克，砂仁 15 克，陈皮 15 克，白芷 15 克，生姜 45 克。

中阳振奋，提壶揭盖。服药间，大便一日一行。我建议其用四逆辈温肾之元阳，方可取其远效。

谈抑郁症诊疗（癫与狂）

抑郁症是现代西医学用的名词，从字面上可理解为抑制郁闷。表现为情绪的低落，言语减少，精力丧失，疲乏无力，消极悲观，自我评价过低，甚至企图自杀等等。

抑郁症应大致属于中医郁病的范畴，或也可以和中医中的癫有兼容的部分。类属于郁的病例，据统计，约占综合性医院门诊人数的 10% 左右。

《灵枢·本神》曰："忧愁者，气闭塞而不行。"《杂病源流犀烛·诸郁源流》曰："郁，脏气病也，其原本于思虑过深，更兼脏气弱，故六郁之病生焉。"

这句话或许说出了郁病的根结。"脏气弱"是发病的内在因素。而"思虑过深"，这个思虑就像是佛家讲的"妄念"，是一些虚妄的，不合时宜的念头，而这又是最消耗人能量的。你的身子骨本来就有弱的一面，而头脑中的妄念又要大量消耗你的能量。如果头脑是中央，五脏六腑是地方，在精气神的沟通线路上出了问题，或积或滞或结，按照《丹溪心法》就会有气、血、火、食、湿、痰六郁。

《古今医统大全郁证门》曰："郁为七情不舒，遂成郁结，既郁之久，变病多端。"变病多端，古今这个"变"是有不同的。西医学的介入，绝大多数患者长期、大量服用西医的抗抑郁的药物，无异于饮鸩止渴。三环类抗抑郁剂，或单胺氧化酶抑制剂一类的药，多是作用于人的中枢神经系统，对中枢神经系统进行调节。镇痛剂类药，头脑不感觉痛了，而引起疼痛的因素尚在。这时的头脑是个傀儡的中央政府，我们看长期吃抗抑郁药的患者，对身心的伤害是很大的。

我想主要从腹诊和用温阳治疗的方法来说一些观点和临床体会。

第一，腹诊是中医传统诊断方法之一，而中医在临床上已很少应用，几乎已淹没于现代西医学的腹部触诊。当我们去触摸腹部时，头脑中想象的多是具体的内部器官，而缺少的是经络和气的观念。

中医四诊有：望、闻、问、切。腹诊属于按诊的范畴，是切的重要组成部分。《素问·调经论》曰："实者外坚充满，不可按之，按之则痛……虚者聂辟气不足，按之则气足以温之，故快然而不痛。"《灵枢·水胀》曰："以手按其腹，随手而起，如裹水之状。"在《伤寒论》和《金匮要略》中有更多腹诊的论述。

《通俗伤寒论按胸腹》："《内经》曰：'胸腹者，脏腑之郭也'……故胸腹为五脏六腑之宫城，阴阳气血之源，若欲知脏腑如何，则莫如按胸腹，名曰腹诊。"而腹诊从哪里入手呢？我们看《厘正按摩要术》中的一段话，"诊腹之要，以脐为先。人身之有脐，犹天之有北辰也。故名天枢，又曰神阙，是神气之穴，为保生之根。徐按之而有力，气应手者，内有神气之守也。若按之而气不应者，其守失常也（《阳山》)"。肚脐很重要，是人在出生前和母体沟通最重要的通路。有一个先天的生物气场在这里，是身体机能优劣重要的体现部位。

在临床中，做腹诊，中年人，十之六七，肚脐四周会有痛点。而从心口到肚脐，有痞结者，尤其接近心口有痞结者，多会有情志的问题了。这个痞，《说文解字》说："痞，痛也。"而《伤寒论》149 条曰："但满而不痛者，此为痞。"《伤寒论》中的痞，或指自觉症状，即窒塞感。或指腹内的肿块，即痞块，这是体征。此外，痞也指气机阻滞不通的病机。结，是凝聚的意思，可理解为有重压感，如有物结聚于里。

2007 年 4 月，为一大姐做腹诊，肚脐左侧有痛，在心口下有四指长，米粒大小宽的条索状物。我对她说，你心中有抑郁的感受啊。大姐对答："自从我儿子死了，我一直不愉快。你倒是第一个说我抑郁的医生。"为其针，取上脘穴，本来还欲取肓俞穴。这大姐呼道，够了，够了。已经满腹都是得气的针感。这是个对经络和气极其敏感的人。她是这一段时间门诊，留针候气，用穴最少的患者。针毕，周身舒畅自然许多。

2005 年夏天，有亲戚的男孩子求诊，是个中学生。在学校和同学闹矛盾，之后出现精神抑郁的症状，整日呆滞，常喜闷睡，不与人接触，有时又行为叛逆。为其诊，舌苔白腻，脉象细滑。触摸其胸腹，汗渍滑湿。手在腹部略停，肤肌寒湿。我用一小型的红外线热疗仪为其照射腹部，虽在盛夏，却诉说很是舒适。

《难经》曰："重阴者癫，重阳者狂。"《金匮》曰："见于阴者，以阳法救之。"我们在临床中，可以体会抑郁症的患者，病前在性格和体质上多见阳虚的征象。而抑郁症患者，在看中医前，多数已接受了西医药物治疗。有些狂躁者多次用电休克的治疗。西医抗抑郁的药物，作用于人的中枢神经系统，对人体的影响，用中医的语言讲，多是损伤人体的阳气。而电休克，也是一样。《素问·生气通天论》曰："阳气者，若天与日，失其所则折寿而不彰，故天运当以日光明。"损伤了这个阳气，由狂至癫。北方俗语，癫是文疯子，狂是武疯子。武疯子被治成文疯子，由阳证转为阴证，其实更难恢复正常了！

第二，在临床中，我们用理气开郁，化痰散结，效果并不理想。再者，用了西药、西医电击之后的郁证已非昨日之郁证了。在临床上我们用温潜的路子，往往会有较为满意的疗效。师法民国祝菊味先生，用四逆汤（附、草、姜）加灵磁石、龙骨、牡蛎等诸药，引温暖药达到下焦，追复散之元阳，滋不足之真阴。

再用针灸，来调节冲任两脉。针刺取任脉膻中至关元诸穴，取冲脉肓俞、天枢及带脉穴；轮换用艾灸法温通。冲任气脉开了，四逆汤纳下更为便捷。

这只是一点粗浅心得，下面还会举病例来说明。

抑郁症、焦虑症和精神分裂症在西医学被列为精神失常。在中医学中一般把精神失常分为癫、狂两种形式。《灵枢·癫狂》曰："癫疾始生，先不乐，头重病，视举目，赤甚作极，已而烦心。候之于颜。取手太阳、阳明、太阴，血变而止。"

这里的癫疾大致是抑郁的状态，在刚刚发生时，先是感到闷闷不乐，头沉重，两眼往高处看，且发红，心绪烦乱。这时医生怎么处理呢？候之于颜，观察其颜面的表情，取手太阳、阳明、太阴的穴位，运用手法。血变而止，看来是要用放血疗法的，放出的血可能一开始暗红、黏稠，为什么这么推测呢？你看上文，"赤甚作极"，气血应是有瘀滞的，有邪实。血变，应是变为鲜红，变为正常的时候，就停止治疗。

古人是用刺血的方法来对治的，能行吗？有什么道理呢？手太阳小肠经，是和手少阴心经相表里的。"心者，君主之官，神明出焉。"手阳明大肠经和手太阴肺经相表里的，肺主魄。神和魄代表人精神活动的不同层面。相表里是什么意思呢？打个比方，就像一个一居室，有一厅一室。厅在外，是腑；室在内，是脏。这样一对脏腑，相互协调，会主导一种情志活动。如小肠和心，主神。大肠和肺，主魄。通过对手太阳、阳明、太阴经的调整，就起到一个安神定魄的作用。

神魄，怎么观察它们的存在呢？我们平常说眼神，观察一个人的"神"，往往是通过眼睛来观察，"视举目，赤甚作极。"而魄呢？我们说一个人有魄力，内在的这个人肺气要足。外形上，胸的轮廓会充实。有个成语叫"小肚鸡肠"，形容人狭隘小气。当然，不是人的个子高，魄力就大。许多做成大事业的人物，个子矮小，气度伟岸。人体形态有个比例，内在要讲究气质。

有个成语"失魂落魄"。魂失了，还可以找回来；而魄落了，人就要完蛋了。落魄，从那里落呢？从大肠向下落。怎么证明呢？在老辈儿的经验中，人溺水救上来，先怎么处理呢？是要先看肛门松没有松。肛门在中医里被称为"魄门"。肛门松了，魄丢了，一般不好救了。肛门没有松，魄没有丢，要赶紧用东西堵住肛门，不让魄从肛门出来。不要轻视这个方法，是管用的。

为什么调整手太阳小肠经和手阳明大肠经会对情志有调整呢？西方科学家也研究发现，神经元细胞除主要集中在大脑外，还大量聚集在肠胃。我们的古人早在几千年前就知道了脏腑和神志的关系。这也可作为强调情志病从腹论治的佐证。

《灵枢·癫狂》上讲的是取手太阳、阳明、太阴，或多是在上臂。腹部主要是足阳明胃经和冲任二脉，而手太阴肺经，"起于中焦，下络大肠，环循胃口，上膈属肺……"对气血的调节，直接取腹部的经脉会更直接。后面《灵枢·癫狂》中有"癫疾始作"，比始生更进一步时，也强调用足太阴、太阳、阳明。

《灵枢·癫狂》曰"治癫疾者，常与之居，察其所当之处。病至视之，有过泻之，置其血于瓠壶之中，至其发时，血独动矣。不动，灸穷骨二十壮。穷骨，骶骨也。"

这里讲用灸的方法，灸骶骨。在解剖学中，在骶骨和尾骨，到了脊髓的尾部，下面就是终丝和马尾。在临床上，患者尾骨骨折了，有些西医就说，问题不大。如果是未生产女性，在生小孩时对打开产道会有影响，其他不要紧的。但我们发现，有一些人在尾骨受伤后，就出现头疼的问题了。查找原因，其实是尾骨损伤引起的。所以我们不要轻视尾骨的损伤，一定要积极处理。终丝和马尾对脊髓和脊神经的影响是不能忽视的。

在传统练功中，站庄时，头要中正，尾闾也要中正。有一句口诀"尾闾中正神贯顶"。尾闾要中正，神气才会贯通头脑，头脑才会灵明。"要把骨髓洗，先从站庄起。"通过站庄，会对脊髓、脊神经、脑脊液、脑血管都会有良性的调节。在前苏联，科学家做了一个实验，把脑脊液从脊髓抽出来，再注射进去。达到什么目的呢？说是通过脑脊液活动，可以起到对脑的一个按摩作用。

我们在这里是想说明灸骶骨，是对脑神经有调节作用的。

《灵枢·癫狂》对"狂"的论治："狂始生，自先悲也，喜忘、喜怒、善恐者得之忧饥，治之取手太阴、阳明，血变而止，及取足太阴、阳明。"

在这里讲，狂证开始发生，患者先是悲伤，记忆力差，容易发怒，常常恐惧。怎么治疗呢？取手太阴、阳明的穴位，再取足太阴、阳明的穴位。

后面又讲述，狂证发作时，少卧，不饥，善骂，狂言，善笑，目妄见（幻觉），耳妄闻（幻听），治疗时，也是以取手太阴、太阳，足太阴、太阳、阳明等。

狂证刚刚发作，还不太有以上明显症状，古人怎么处理呢？

"狂而新发，未应如此者，先取曲泉左右动脉，及盛者见血，有顷已，不已，以法取之，灸骨骶二十壮。"

曲泉穴是足厥阴肝经的穴位，出膝，在膝内侧横纹头上方凹陷处。这个穴是肝经的合穴。中医里讲"五输穴"，在十二经脉肘膝关节以下。古代医家把经气在经脉中的运行情况比作自然界的流水，来说明经气出入和经过部位的深浅及其不同作用。五输，井、荥、输、经、合。经气像水从井里流出来，所出为"井"，井是水的源头。刚出的泉水微流，就是"荥"；水流由浅入深，就是"输"；水在河流中畅流，就是"经"；经气充盛，进而深入，汇合于脏腑，如百川入海，就称为"合"。曲泉合于五脏，滋始于肾，环绕于血海（曲泉穴的斜上是脾经的血海穴），有清泉自然生发之力，养气含其中……（《会元》）

"及盛者见血，有顷已"，属于实证，血脉盛，泻出血，不久就可以见好了。"不已，以法取之，灸骨骶二十壮。"不见好，就要灸骨骶二十壮，在骶骨的部位灸二十壮。这里又提到用灸的方法。

狂证，开始多是阳证、实证。得病久了，会有阴证、虚证的趋势。我们看《灵枢

·癫狂》最后两条怎么讲。

"少气，身漂漂也，言吸吸也，骨痠体重，懈惰不能动，补足少阴之经也。"

"短气息短不属，动作气索，补足少阴，去血络。"

这里是讲气血衰弱了，就要补足少阴肾经。如果有瘀血，也要去掉瘀血。

第三，癫狂证自古有之，历代医家也在阐释他们的理念和治法。我们看看清末的几位医家的讲法。

河北盐山人张锡纯在《医学衷中参西录》曰："人之元神在脑，识神在心。无病之人识神与元神息息相通，是以能独照庶务，鉴别是非，而毫无错谬。乃有时元神、识神相通之路有所隔阂，其人之神明艰险失其所用，恒至颠倒是非，狂妄背戾，而汩没其原来之知觉，此何故也？盖脑中之元神体也，心中识神用也。人欲用其神，自脑达心；不用其神明，则由心归脑。若心脑之间有所隔阂，则欲用其神明，而其神明不能由脑达心，是以神明顿失其所司。而究其隔阂者果为何物，则无非痰涎凝滞而已。"

我们讲一下元神和识神的概念。"两精相搏谓之神"（《灵枢·本神》），父母的精血相合，形成这个与生俱来的"神"，称为"元神"。而后天获得的意识活动称之为"识神"。人在出生时，哇的一声，先天元神隐退而后天识神接替，先天元炁隐而后天呼吸之气现。识神是元神的具体体现，识神中寓有元神。

《素问·脉要精微论》曰："头者，精明之府。"精明就是神明，脑是头的中心，神明是藏在头脑中的。而《素问·灵兰秘典》曰："心者君主之官，神明出焉。"神明是藏于脑中，而发露于心，所以说是出而不说藏。

有时说"心藏神"，是指藏的"识神"，是后天获得的意识活动。我们举一个例子，在早些年的《参考消息》上有这么一个报道：在英国有一位女士，做了心脏置换手术，换的是一个小伙子的心脏。这个小伙子生前爱酗酒、飙车，因此出车祸而亡。这位女士在换心后不久，也出现爱酗酒、飙车的爱好。爱酗酒、飙车"积神于心……"（《灵枢·五色》）。神，人的情志，也有一定的物质性，是可以积淀在脏器中的。《聊斋》故事中为笨书生换心也是有其理论依据的啊！（玩笑）

今天翻读我在20世纪90年代的学习笔记，是这样记录的：老师讲现代医学的脑电图，可以查到六七个月的胎儿有周期性出现阿尔波（α波），但实际上脑细胞并未对外界起能动反应，是无识无知的状态。而胎儿的神经活动主要是下意识的肢体活动，更多的是心脏自律神经的活动。窦房结是这一自律活动的控制点，这也许是"心藏神"的先天根据吧。做蛙的心脏实验，当心脏离体后，我们观察到在窦房结的主导下，还可以有一段时间的兴奋和收缩。这是心脏自律神经的活动，而这一神经活动的控制点在窦房结。这就增进了我对"心藏神"的感官认识。

张锡纯讲隔阂在心和脑之间的无非是痰涎凝滞。这个痰涎凝滞，是分"有形"和"无形"。现代人一想就是有形的东西，所以不能全面、多维地去理解中医的内容。比如在临床中有一种胳膊痛，是痰证引起。怎么治疗呢？要取任脉的中脘（脐上4寸）

等穴，胸腹的痰化开，胳膊很快就不痛了。这个痰是有形还是无形呢？

张锡纯对脉甚洪实者，投以大剂承气汤，重用赭石辅之，大黄用至一两，名为荡痰汤。有一病例，是张氏治一少年癫狂，服药后下大便连泻七八次，降痰涎若干（应是随大便，下了许多黏黏糊糊的东西吧）。而张氏对思虑过度，伤其神明，或思虑过度，又暗生内热，心脏之血消耗日甚，以致肝火上冲头部，扰乱神志，不至于疯狂过甚者，用调气养神汤。药物的组成如下：

龙眼肉、柏子仁、生龙骨、生牡蛎、远志、生地黄、天门冬、甘松、生麦芽、甘草、镜面朱砂、铁锈。此方可养神明，滋心血、理肝气、清虚热。

四川伤寒学家郑钦安在其《医法圆通》中讲到"癫狂"证时，论述很简约。"按癫狂一证，名异而同源（同者在心经也）。癫虚而狂实，癫为心阳不足，神志昏迷。狂乃邪火之横行，神无定主。"

郑氏指出："癫者，言语重复，嬉笑无常，做事无绪，皆由心阳不足，神识不清，寒痰易生，上闭心窍，亦使人颠颠倒倒。然专于治痰，便是舍本逐末，不可为法，交通上下，是为治本要法，宜细心体会之。"

对狂证，郑氏指出"以下夺清热为主""治癫贵于养正，兼以行痰；治狂务于祛邪，灭火为要"。

而今，我们讲的抑郁证，类似于"癫证"。就是一些"狂"证，多数经过西医的治疗，用西药控制，也元气大伤，变狂为癫了。西药是直接控制患者的"神"，他不是让你的"神"明，而是让你的"神"受控于药物，使"神"昏。它不是从人作为一个整体，从形、气、神的整体上对活生生的人去做合理的协调，而是服用西药直接作用于中枢神经系统，使身体是老老实实，让神昏沉，而病的内因依然存在。服药的患者和家属想必体会是最深刻的。

我在前面提出用针灸来畅通人体的气机，用温阳汤剂内服后面还会阐述。

抑郁的对面是欢畅和喜乐，我们谈谈喜乐的道理。在《论语》的开头有三句话："学而时习之不亦说乎，有朋自远方来不亦乐乎，人不知而不愠不亦君子乎。"

《论语》的开篇，就安排这三句话，说明孔门的弟子对儒家思想理解很精深，阐释以什么样的态度对待人生。学而时习之，学什么呢？形而上，谓之道，形而下，谓之器。我们平常的学习，多是强调器的层面。我们从小学到大学，多强调学习具体的知识，或为谋生获得一纸文凭。而孔子讲的"说"是因感悟人生，获得智慧而喜悦。比如学生时代，苦思冥想，解开了一道数学题目，内心中非常高兴。具体的数学知识，可能在以后的生活中几乎用不到，而享受其中开启智慧的喜悦很是重要。

学习自然科学、社会科学的知识，是在开启身心的智慧，感悟生命的真谛。如学习器乐，是要学习音乐表达内心的情感，体会音乐对生命活动有益的影响。若是为了考级，为升学加分，怎么会喜悦呢？

"有朋自远方来，不亦乐乎。"马克思讲，人的本质并不是单个人的抽象物，实际上，它是一切社会关系的总和。人是需要朋友，需要融入社会的。不管是红颜知己，酒肉朋友，还是伯牙和钟子期。而孔子讲的"朋"来自远方。这个"朋"是二月相照，双方都有内心获得光明的喜悦。孔子或许多是孤月独明，内心凄凉寂寞时，更能体会有朋自远方来的喜悦。有朋自远方来，这个"远"从时空上来理解，人生是难以得一知己的。等一辈子，也不一定会来。南怀瑾先生把远字解释为"难得"！

朋和友是不同层面的交流。朋更多的是精神的传递。友在古字里是手拉手的造型，应该也是相互提携的。朋友是有精神能量沟通的。

如坐春风，是说在有德行的师长周围，内心喜悦的感受。宋代朱光庭在汝州听程颢讲学，听了一个多月，回家给人讲听学的感受说："光庭在春风中坐了一月。"中医的说法，是老师阳气足，在他身边，有教益和感化，如坐春风！

徐文兵大夫曾给我讲，他在北京协和医院毕业实习时，跟老师看糖尿病，一天下来，便有周身发紧的感觉。老师说，这一回知道什么是糖尿病了吧。老师是明师，徐大夫也敏锐。老师说糖尿病到后来，是寒证，是身体的阳气不足了。

"人而无恒，不可以为巫医"，远古，巫与医不分。"不恒其德，或承之羞"，做巫医，要有恒心、恒德。这个德，不但是指"品德"，更重要的是指要有恒定功力，要养自身的浩然正气。不然，解决不了问题，就会蒙羞。医者、患者是有能量和信息沟通的，做能解决大问题的医生常会身处险地。

"君子坦荡荡，小人长戚戚。"君子有宽广的心胸，有纯和的正气，旺盛的生命力，自然坦荡喜乐。别人不理解他，就像小孩不理解大人的智慧，大人可以莞尔一笑，怎么会不愉快呢？颜回，一箪食，一瓢饮，居陋巷，人不堪其忧，回不改其乐。他始终高高兴兴，不要误以为是儒家的穷酸，这是有深刻的修养在里面。

喜和乐，在佛家的修持里，是不同的概念。喜是打心眼里高兴，乐是浑身上下都感到舒畅。由喜而生乐，是从初禅到二禅的功夫。到后面还有涅槃喜。这些是在练功入静后，脱离了日常生活的种种烦恼，身心极度愉悦。我们看佛像都是喜相。

我们讲喜乐，是要说在抑郁时，是身体的气血阻滞，引起神志的失衡。头脑缺少了正常能量供应，会正常吗？如从形上诊查，多是堵在心腹的区域，这是心腹之患。西医学是直接去控制你的脑袋，还不懂心腹之患，用药的方式多是"扬汤止沸"。

抑郁证身体内阻塞了，有的人会有双相障碍。有时好像是有火，急躁易怒，这其实是虚火，是郁而生火。像我们在农村沤粪，玉米秸、小麦秸本来湿乎乎的，堆积久了，再搬运时热气腾腾。你发怒，躁动，等于把热气放一放，凉了，又平静了。

抑郁证主要是阻塞，是能量不足。得病久了，服用西药久了，摸一摸心口下，从胸至腹，已冰凉。

2007年3月，医院同事杜××，女，31岁。接受针灸治疗，她不是抑郁证，是内科有些问题。下班前，为其用腹针。嘱咐值班的年轻医生小董要细心观察，可以久留针，留针候气。

第二天，两人都给我说有一个奇妙的现象。小董说：昨晚，在留针时，杜××讲，留针时，她现在好像在大海边，海面平静，鸟儿在树林中鸣叫，有花香，感到很美妙。小董以为是说着玩。杜××告诉他是真的感觉是啊！

我给他们讲了其中的道理。

这是一种幻觉，它的机理和睡梦时受到种种刺激而招致的梦境相似，但又不等同。冬天睡觉时，没盖好被子，或许梦见在冰天雪地，很冷。梦是虚幻的，而做梦时身体冷的感觉是真实的。

针灸留针（当时还用艾条温灸针刺穴位），"气一动志"，气血的畅通，达到一种整体优化的状态，"气和志达"，体内感到舒适愉悦。杜××是兴奋神经型的人，此时逻辑思维处于朦胧状态，以前生活中给你留下美好感觉的"记忆痕迹"使你不自觉地追忆，曾经的经历即可展现出来。针灸中，自身的"气"的质和量优于平常。此时，景象会比平时更加艳丽和富有光泽，声音也更动听。针灸的环境也是一个因素，下班了，医院周围环境安静了，人也心情平静。

诊疗的环境很重要！嘈杂的环境，浮躁的心态，难有好的疗效。

在宗教的修炼中，也会有幻景出现。道家《性命法诀明指》中说："魔之来害，是我阴神忧吾心君。"把幻景称为"魔"。《金刚经》中说："以色相见我，以音声求我，是人行邪道，不得见如来。"是说修行者，不能把禅定中的形相或声音当作如来，不可以求之觅之，不然，就误入歧途，是邪道。

宗教的修炼，讲精神稳定是为了更高境界的追求，去优化生命的状态。而抑郁症、狂躁证患者出现的幻听、幻觉，是神识混乱所致。气血凝滞，郁火、虚火上炎，就狂躁；神意耗损，元气不足，就冷漠、自闭。

马克思讲，宗教是精神的鸦片。在德语中，马克思原文中的这个鸦片是个中性词，就像中医里也拿鸦片治病一样。西药中这些抗精神失常药，都类似鸦片，有暂时缓解的作用，但对身体的伤害显而易见，且不会根治疾患。

一定有许多方法可以使抑郁的心态舒畅起来，尤其是传统中医的方法。

2007－10－08

中医临床治疗焦虑症一则

患者，毕玉泉，男，36 岁，内蒙古赤峰人，来京务工，近来做马路清洁工人。

2007 年 10 月 14 日下午，初诊。苔白腻，齿痕舌。尺脉弦细无力，沉取则无。关脉亦弦细。寸浮缓。自述额痛，胸闷，腰痛。诊脉时，把头侧放在桌上，说这样舒服。

其姐姐代述，兄妹六人，自幼丧母。患者最小，丧母时 3 岁，性格善良。近五六年，情绪反常，烦躁易怒，多疑虑。他常向妻子发脾气，妻子曾因此服毒自杀未遂。患者的母亲和舅舅也曾有类似情绪反常的情况。

患者妻子代述其近年来，他在外面对人很友善，吃亏让人，回家就把工作的不愉快发泄给妻子。一有不痛快，恨不得马上回家找妻子发泄。什么难听的话都说得出来，逼得她都不想活了，曾服敌敌畏自杀。

就诊时，患者在不停地微笑。姐姐说他的笑也是不正常的，让人发毛（就是害怕）。他除了经常在家里发脾气，还有就是爱睡觉，睡不醒。

《灵枢·本神》说："心气虚则悲，实则笑不休"。这是邪实正虚。而爱睡觉，脉象弦细，是应了《伤寒论》少阴病的纲要，"少阴之为病，脉微细，但欲寐也"。病邪在少阴，少阴在心肾两脏。

为其做腹诊，中脘（脐上 4 寸）有痞结。脐旁肓俞（脐旁开 0.5 寸）及天枢（脐旁 2 寸）为最痛。脐下阴交（脐下 1 寸）、关元（脐下 1.5 寸）亦痛。为其触摸腹部，患者不自主地咯咯笑个不停，说痒，受不了！其病原是冲任二脉的阻塞，在天枢部位堵得厉害，天地上下不能沟通，心肾不能沟通。虚虚实实，正气虚，脏腑经络的阻塞，又造就一个邪实的局面。头痛、胸闷、神昏多疑、易喜怒，就是这么引起的。

患者的姐姐述说：弟弟上班时也会蹲在马路沿睡着。这就是心肾的阳虚，神失所养。《素问·生气通天论》中讲："阳气者，精则养神。"这是个阴寒证，阳气不足，神失所养。

患者惧针刺，但别无他法，才来就诊。为其先轻刺风池、天柱，不留针。毕，患者说，我的眼睛怎么明亮了，也不憋胀了。此时他又说出自己眼睛原来也常憋胀不适。同气相求也，可以在神气层面和医者沟通，是个能见显效的兆头。患者正值盛年，元气未衰，是以经脉气血瘀滞为主。

为其针，取上脘、中脘、水分、阴交、关元、肓俞、天枢、足三里。

患者讲腹内咕咕作响，阵阵像波涛做痛。嘴里直哼哼，眼里流出了泪水。双手紧紧地抓住妻子的手。姐姐在旁边鼓励他，坚持，过去就好啦！

我告诉患者，医者手毒用针，一会儿开方心毒用药，不然就治不了你的病。温言细讲，毒，就是督促、厚道，非毒手难以督促病好。扎针的手法不厚道，就没有在肚子里这么大的动静。你正在一个好年龄，才这样治，年老体弱可不行。花钱治病，1次就要管1次的用。毒药说的是治病的药。所有的药，都叫毒药。用好了治病，用不好要命。

这样唠叨，其实也是一种精神疏导，医者用神用意的过程。

患者述说主要是脐旁及小腹痛，一会儿缓解，一会儿又来。他的疼痛慢慢缓解，也就不用抓他妻子的手了。小痛夹杂着大痛，持续1个多小时。

其间为患者的妻子针刺腹部，取冲任诸穴。也是心下痞结，冲任阻滞。腰痛，白带多，有异味。问其做过流产吧？答：是。几次？答：3次。身体经脉的阻塞，往往会引起情志的问题。而情志的问题，往往是经脉的阻塞。人敢自杀是气弱神昏的表现。

为患者毕玉泉留针近2小时，腹内渐平静，起针。患者摸着喉下至心口说，这里不憋闷了，心中敞亮了。他的姐姐很细心，说，你们看他不再咯咯笑，脸上平静了。嘱咐回家后，若腹内有痛，是针后的自然反应，不要担心。

为其处方，用温肝肾诸药。其妻针后，也摸着脑门说，脑袋不像以前那样胀了，腰也轻松了。

患者，毕玉泉，36岁。2007年10月15日下午复诊。

自述昨日针后，头脑清醒，胸已不闷。回家后，腹部有小会儿的痛，类似留针时的针感。晚上内服汤剂，安然入睡。其妻子亦觉针后心情舒畅。

患者虽惧针，已取显效，又再诊。其妻述其回家后，以前那种无端的微笑已经没有。为其取冲任二脉诸穴，取左腿足三里，用指按压，有明显痛点，有类似条索状物，不是正常的组织结构状态。刺足三里及上巨虚。

"肚腹三里留"，胸腹部气脉的阻塞往往在足三里，能在膝下的阳明胃经发现痛点。高血压，心脏病多有阳明胃经的阻塞。

留针候气，针感仍明显，但已比昨日轻松。留针近2小时。起针后，患者自述，针后腹部比昨天痛。猫着腰，不好直起。我告诉患者，痛过去才会好。今天夜里如果痛，要忍而等。

期间，为其妻针，取中脘、阴交、关元、肓俞、天枢。一刻钟后，小腹部作痛，然后是心口部胀痛。近1小时，渐缓。为其妻处方，用温经汤。

2007年10月16日星期二，上午，毕玉泉夫妻再诊。

患者自述昨天回家，腹内痛得厉害。头痛，胸闷不再有，心中有踏实的感觉。其妻述，昨晚毕某因腹内痛，也像往常一样，又和她发脾气，但是眼神不像以往发直，眼睛也不再红。以前他发脾气时，连嘴唇都憋红变大。其妻又说，顶了他几句，没想到他竟安静下来，9点多钟就睡着了。

其妻自述，昨日针后，胸中及心口痛，痛后心情愉快，周身轻松了。

患者自述晨醒，腹内亦有痛感。来诊时像儿童般请求，只扎腿，不扎肚子。顺其情，俯卧，先为其取背部膀胱经诸穴。约10分钟后，患者告诉，肚子不痛了。留针近1小时。起针，仰卧，温言安慰患者，不要怕。先取头部百会、上星、翳风。腿取三里、上巨虚。患者左侧三里阻滞明显。

患者惧针腹部，取头部、腿部诸穴，是要稳住他。稍待其平息，当我持针准备为其刺腹部时，患者双手挥舞拒之。我轻抵其手，瞬间针已刺入其中脘（针长60mm）。患者呼一声，啊！觉一股大气流从腹部传至整个左侧腿部。

我笑对患者说："老弟，你还是没我快！"患者对曰："我怎么挡不住？"

留针1小时，患者述已不像前两次痛了，有胀的针感，腹部觉畅通，感觉舒适。针毕，嘱其夫妻近日不可有房事，养精蓄锐，以战病邪。近期可内服汤剂，不必再针，以观后效。

此例，男患者是经络敏感之人，针后腹部大痛，是正邪相争之缘故，说明其生机尚旺盛。其进城务工，先是从事建筑业，收入尚可。之后经历些变动，内心始有自闭倾向，再有焦虑，以至失常。

患者生性淳朴，正值盛年，此焦虑症是以脏腑经脉阻塞为主，用针法取效最为迅捷。再用汤剂，事半功倍。

按：数月后，再遇患者姐姐，告知毕某心情舒畅，体力好，做室内装修工人，能轻松肩扛装饰材料运送至楼房高层。

2007－10－16

瞋胀
——妇科杂症一例

（按：虽以瞋胀为此篇抬头，其实这是个杂症。）

金某，女，32 岁，已婚。

2005 年 10 月，因常加班未曾休息而做人工流产。

2006 年初，小腹部胀满，神志恍惚，失眠多梦，自觉度日如年。想自杀，但连拿刀的力气也没有。曾接受中医推拿按摩，有些许疗效。又服中医汤药，觉胸闷，腹部作胀更甚。观其方，多是活血理气药，当归、白术、木香、香附等。后又服其他一些补气活血药，收效甚微。

2007 年 9 月 19 日下午初诊。

尺脉沉细，且有弦意；寸关浮缓；左关亦有弦意。舌略胖大，有齿痕，滑湿少苔，暗红。腹诊，自中脘到脐下及脐旁多痞块，有如花生米，有如核桃大小。在中脘穴和右脐旁痞结为甚。脐下按之亦痛甚。自述小腹部憋胀如鼓，像揣着个西瓜。经期，每每自觉疲惫不堪，经量甚少，几乎是闭经。

患者自述去年初发病时，手足厥冷，且不停地向他人叙说身心不适，夜间出现一些离奇幻觉。我为其解释，在《傅青主女科》中有个妄言妄见篇，说是"气血虚弱，神魂无所依"的缘故。去年的人流手术，养护不足。当时若服用些温阳、安神汤药调养，会大有帮助。发病之时，身体以寒邪凝滞为主，活血理气，难以生效。

诊断：厥阴病，冲任寒凝。

处方：汤剂，乌梅丸加减；腹针：取中脘、肓俞、天枢、气海、关元等诸穴。

我分析病理病因如下：

（1）《内经·素问》讲，"浊气在上，则生瞋胀"，"厥阴气至为瞋胀"。

治病求于本，如果把人看作一团元气，在做腹诊时，以肚脐画一横线，肾经的肓俞，胃经的天枢，脾经的大横都在这条线上。以此线为界，上可为天，为阳；下为地，为阴。临床诊断时，会发现在这条线的附近多有痞结，有些压之甚痛。这就是天地阴阳不能沟通的迹象，清升浊降不能顺利进行，以至于"浊气在上，则生䐜胀"。

（2）《伤寒论·辩厥阴病脉证并治》第340条是这么说的："病者手足厥冷，言我不结胸，小腹满，按之痛，此冷结在膀胱关元也"。

《灵枢·经脉》云："足厥阴之脉，起于足大指丛毛之际……过阴器，抵小腹"。足厥阴经脉经过小腹，小腹满，按之痛，是阴邪独盛。厥阴经阳气衰微，寒邪结在关元。提出"不结胸"，是要说病变部位不在胸膈，而在少腹部，在下焦。

清代医家周禹载说："言我不结胸，知非阳邪结于阳位；小腹满，按之痛，知为阴邪必结于阴位也。仲景恐人疑为五苓散，或蓄血证，故曰此为冷结，则用温用灸，自不待言。"

是说仲景恐后人疑为五苓散证而去利水，或疑为蓄血证而去活血祛瘀。周禹载提出用温用灸、温，可以是温敷，如用炒热的大盐粒用布包住温脐腹，或用艾灸。这是外用法。用温，也可以理解要用温热的药。

清代伤寒大家郑钦安在其《医法圆通》脐痛篇指出"痛在脐上，着重脾胃，痛在脐下，着重肝肾。脐上脐下俱痛者，脾胃与肝肾病也……若脐下独痛，是厥阴之气不宣也。审是烦满囊缩，脐下病痛者，厥阴之阴寒太甚也，法亦回阳祛阴，如吴萸四逆汤，白通汤之类是也。"

郑钦安在其著述腹胀中也讲到，是阴邪伏于中而闭塞其清道也！

我为患者腹诊时，自中脘到脐下及脐旁多痞块，这也是阴邪伏于中，无阳以化之。这时不可见胀就治胀，郑氏主张宜扶一元之真火，敛已散之阳光。一元气复，则运化如常。用术附等方，随宜施用，即可治愈各种胀满之证。

患者每在经期，会有生理反应，疲倦乏力，而经量甚少。

郑氏在其《医法圆通》是这样讲的："按经水少而色淡一证，诸书皆称血虚，统以四物家人参汤主之。以为血虚者宜补其血。余谓此是火化不足，阳衰之征。阳气健，则化血赤；阳气微，则化血淡；阳气盛，则血自多；阳气衰，则血自少。乃一定之理，法当扶阳以生血。何得专以四物人参汤，一派甘寒之品乎？此皆后人不识阴阳盈虚之妙，故有如此之说也。"

郑氏在这里讲的是用"天一生水"的宗旨。

（3）厥阴为阴经，阴极则阳生，故此类症候多是多寒热错杂。乌梅丸法是个绝妙的方法，而乌梅丸中的连柏就是泻心包、肝肾的郁热，且能引姜附热力下行，引火归元。

现代的年轻人很少见到打铁了，几十年前，在北方无论城镇还是乡村，还会有打铁的铺子。家用的物件，农用的农具，有些在这些作坊加工。把铁做成各种用具，需要合适的火候。第一要选优质的煤，火烧起来，还要有一个火盖，这个火盖会限制火焰的高度，让虚火变实；火的外焰温度最高，铁是用火钳夹住在外焰上锻炼的。黄柏和黄连就如是哪个火盖。黄柏入下焦，归肝、胆、大肠、胃、膀胱、肾经。黄连归心经、胃经外；也归大肠经、归肝胆经。黄连、黄柏苦寒趋下；附子、干姜、细辛、桂枝、蜀椒就是炉灶中的煤；黄连、黄柏能引导、牵制姜附诸药的火热之性，以温通下焦肝肾为主。

民国祝菊味在他善用的温潜法时，用附子同时用灵磁石、用牡蛎。也是起一个火盖的作用（祝师或许会笑我的观点）。使附子等诸药能温肾阳、暖命门，使激动的相火不会上冲。

此时，自觉一个古老的画面浮现脑海。炉火熊熊，火盖下窜出蓝色的火苗，匠人一人持火钳夹着烧红的铁块，不停地翻转；另一人手持铁锤，一下一下地砸下。他们平时生产农具，战争时打制刀剑。农具怎么会坚固耐用？刀剑怎么会锋利无敌呢？说出一个诀窍，匠人或翻转或锤击，是要把自身的神意随着千锤百炼注入他们的作品。

医者在用针、用灸、用按摩、用药石时，不要忘了"医者，意也"的古训。

耿某的案例是个杂症，瞋胀只是其中的一个主要表现，嘱其写一些治疗的记录，其文笔朴素真实，下面我们可以借此再做剖析之。

患者诊后日记：

2007年9月19日（星期三）（初诊）

大夫的手很快，初入针并不太痛，扎的比较深入，在针入深处会觉得好像扎在了一个硬硬的物件上（像是带皮的东西，外面包着层有点韧性的皮，越往里越硬……）；随着大夫下针的力道，很疼，有些酸，勉强承受；正要尖叫，还好就结束了。

腹针扎完，躺在床上，还是微微出了身汗。扎腿上的穴位，大夫找穴很准，每针下去都很酸；有的穴位，麻酸劲会一直串到脚趾上，难免引起我的惊呼……

全部扎完，开始"留针候气"。逐渐觉得自己的肚子越来越胀、越来越硬。胀的发疼，可又动弹不得；好像被几根大针牢牢的钉在床上一般，其实是几股气流，力道很大，稍微一动，觉得疼痛难忍。

此间，一股气力从腹间直冲左胸奔左肩而去。忍耐了一会，这股气力逐渐弥漫在整个腹腔。整个胸骨下方及两肋胀痛得难受。以手探摸两肋，皮肤绷紧，完全像小皮鼓一般。气一直顶在胸口下，明显感觉气短。要想做个深呼吸，那么吸入的气息要沿着那"皮鼓"内部的缝隙，一路小心地探入腹腔深处。本来就已经胀的一点逢儿都没有了，再溜进去一小股气，实在是疼啊……

继续隐忍着，约几分钟之后，胀痛略有缓解，可以微微喘些气。休息几分钟后，胀痛又开始了，周而复始，循环往复。持续了不知多久，胀痛的方向又有了转移，从胸骨下方转向了小腹，似有排气的感觉，但排不出；肚子稍微一使劲，那些钉住身体的大针就会让我很疼。又开始周而复始在胀痛和休息间徘徊的感觉。

这样的疼痛是可以忍受的，偶尔会不能说话，或面部扭曲，也就是一会儿的工夫。

临起针之前，突然腹内一阵剧痛袭来，几乎不能忍受！还好大夫宣布今天的治疗结束，不免在心中小小的欢呼……

晚上煎药，平生第一次自己煎药。煎出来的药倒不是难喝，辣辣的感觉，一口气喝下去了，无妨无妨。

按：患者感到针刺入后有发硬和韧性就可以理解是病灶，体内的胀痛是得气的感受。汤剂用的是乌梅丸原方，按比例，制附属片用了9克。抛石问路也。

2007年9月20日（星期四）（二诊）

今天第二次扎针，明显比第一天感觉好了许多，不是那么疼痛难忍了，感觉整个人比较平静。

晚上喝药出现了奇怪的现象，还是同样的方子，同样的药材，居然口味发生了明显的改变，不但辣，而且还咸，说不清的感觉，总之就是难喝。因为事先没有精神准备，喝下去以后，不免咋舌了很久……

大约是凌晨1点喝的药，以观后效。

2007年9月21日（星期五）

凌晨六点，被腹痛惊醒，要泻肚。本想再赖会床，可感觉到一股气流直冲喉间，还带着昨晚的药味，令人几近欲吐，不敢再犯懒了，爬起来往厕所冲。这时才发现自己头重脚轻，且四肢发麻至极，站立不稳，于是连滚带爬，在经历了数次撞墙之后，才冲到了厕所。

开始是普通泻肚子，后来完全变成了水泄。好不容易泄完了，勉强爬回到床上，四肢轻微电击样，麻酥酥的、浑身发冷、打着冷战。盖着被子约半小时后，发冷的现象才有所缓解，但四肢依旧麻涨难受。经大夫电话指导，九点来钟，喝了两杯蜂蜜水。约半小时后，发麻的现象才逐渐缓解，不过全身依旧疲惫无力；且开始出现鼻子发痒、打喷嚏的现象，好似感冒的症状。晚间睡前鼻塞一小会。遵医嘱，停药两天。

剖析：患者是个敏感体质，虽用轻剂，亦有反应。这是制附片作用。饮片质量没有问题，有药房把关，饮片的档次应在北京是高水准，这批制附片我也尝过。患者喝了两杯蜂蜜水，半小时逐渐缓解。这是个眩瞑反应，或许9克的制附片是个临界，既有了反应，又很快缓解。出现鼻子发痒、打喷嚏的现象，好似感冒的症状。是身体阳气生发的表现。

制附片的用量是个小心谨慎的问题，本院药房的药师患心悸失眠，曾用祝味菊先生温潜法，制附片用至60克，先煎两小时。服药后，自述心下咽的一下，心中顿觉敞亮。两剂药后，睡眠香甜。

药师一月后，又求方为巩固疗效，用前法，制附片用30克，嘱其先煎。因是自己亲自煎，以为上次已用过60克，30克应没问题，就和群药一起只煎一小时。服药后，顿觉口麻，连会阴也有麻的感觉。

人的体质不同，同一个人不同的阶段也是有区别的。就像我们西医用青霉素，不是连续注射，就要每次做皮试。我在对一些疑难杂症，需要用制附片剂量大时，一是要用针灸畅通冲任二脉，使其能有通路达到下焦；二是要先煎或小剂量开始逐渐加量。

临床，是把医生请到炕头上，望闻问切，亲自处方用药，观察患者用药后的变化。煎药也是关键环节，旧时代的北京同仁堂煎药的师傅工钱很高，这是细活。现代中医师，多不会和药房联系紧密；患者需要有煎煮汤药的耐心。而汤剂在对治疑难重症时，要准要狠，才可奏效。这时的药，是个双刃剑；医者不能掌控用药的全过程，心中不免惴惴！杂症重病，药下去，病发生变化了，方子也要改变。

2007 年 9 月 23 日（星期日）

早上又开始吃药，遵医嘱，只吃了平时药量的 1/3。

上午出去逛街买鞋，奇妙的现象出现了。在试穿了一双稍微高跟的鞋后（平时不穿高跟鞋），从鞋上下来后，感觉一阵小晕，初以为是从高处下落的缘故，后伴随着部分肢体的麻木与不适，我否定了开始的判断。

先是胃部不适，似乎小小的恶心，然后一股麻酥酥的感觉从腹部顺着脊柱直冲上后脑，同时从肩膀顺着胳膊一直窜到手背，这种感觉大约维持了有二三十分钟的样子，才逐渐消退。

午饭时，感觉腹内满满的，还是吃了好多，觉得有点积食似的……这种感觉后来持续了好几天。

晚上吃药（还是 1/3）味道又发生了变化，这回出现了较明显的酸味，更不好喝了！

按：我此时不在北京，不能面诊，只有让患者减小药量，用药的路数是对的。

2007 年 9 月 24 日（星期一）

白天，开始出现心情烦躁的情况，想找人发脾气似的，中午居然没有睡着，这是很难出现的情况。

中午 12：00 左右，出现了一小会儿肝区疼痛，只持续了几分钟，因为痛感明显，还是应在此提及。

今天扎针的时候，依旧很平静，而且还小睡了一会儿，应该是不错的现象。不知是否因治疗前没吃饭，痛感基本集中在腹腔中部，即胃的位置，突出的痛感就像胃里饿的狠了，空的发疼的感觉，一度难以忍受；不知是否因躺久的缘故，腿也极不舒服。起针后我在诊床上发了好久的呆，浑身不得劲……

今天，针后与往日不同，感觉非常倦怠，整个人没有精神。大夫说这是正常反应，身体生病以来，已形成了一个内部小平衡；现在打破了这个平衡，重新整合，中气一时不济，故倦怠无力。此时再服用药，可以温阳气血，化解病灶，针药配合，疗效会更好。

大夫说：我心口下有一痞结，就是一团气，堵住了任脉通行的路径，所以总是情志不舒畅、愉快。这团气也阻塞在脾胃，导致脾胃不和。少年时我贪吃，甚至故意吃到撑得要死，才觉得很舒服。这在心理学上，是寻求安全感和发泄的一种方式。大夫这个崭新的解释，令我有一种小小醍醐灌顶的感觉：把胃吃得饱饱的，可以按摩到那个气团，令自己感觉舒畅一些……回想，每当贪吃的时候，都是我压力较大，或心情不愉快的时候，尤其爱吃甜的主食，占地儿啊！

对于鼻子发痒，打喷嚏，大夫解释说，是阳气逐渐生发的现象，评价我是个"经脉敏感人"，高兴。

晚上回家，终于开始排气了（我要有半年多很少能够自行排气了），真是一天一个变化啊！

药是新开的，大夫对方子加以调整，所以口味上好了许多，还有一点点小微辣。其中的"附子"先煮了半小时。为了保险，没敢喝太多，喝了正常药量的一半，以观后效。

今天整天都有出现晕的感觉，也没有腹泻。看来这次的药比较合适，晚上可以喝正常量。

按：心情烦躁，肝区一小会儿明显的疼痛，是用药后的反应。走的是厥阴心包经和肝经。身体的疲倦是体内的气脉通了，内气相对不足，就会有这种现象。

2007 年 9 月 26 日（星期三）

下午 15：40 左右，鼻子超痒，喷嚏了好几个。这个时间正是申时，膀胱经当令，该经脉贯穿整个后背，是足太阳经，与足少阴肾经相表里；此时鼻痒、打喷嚏，应该是阳气生发的一个重要表象！

这几天总感觉热乎乎的，后颈窝处总是冒着小汗；五点钟左右后背靠近右腋窝的地方一跳一跳的疼；而且压力大了、紧张了就会胀肚，很难排气；腰里又有了点酸软虚弱之感，不晓得为什么。

今天，扎针又有了新感觉，入针的疼痛就不说了；先是一溜烫疼的热线从中腹部向心窝处升去，在此辗转反复；然后就是觉得浑身发冷，开始抱怨开着窗、又抱怨神灯（重庆制造的电磁波理疗仪）的热力不够。过了一阵，感觉一股凉气，从腰间约两肾的位置，向肩膀迅速蔓延开来；及至整个后背都是凉的；肚子上方的神灯今天的热力也极其微弱，完全起不到作用。后背的凉气开始向上弥漫，我就觉得好像是浸在冰凉的海水中一般，而且随着海水的涨潮，似乎自己也要被淹没了一般……此时，腹中那股热线好像起了点作用，它带着神灯的热力，在努力向下浸润着冰凉的海面……

体内出现了两股力量，一股是从肾部发出的寒气，一股是随着银针而起的热流，两股力量在我体内"天人交战"。我感觉自己好像躺在海面上，下面是冰凉的海水；上面是冬日的暖阳，有点热度，但较微弱。下面的海浪一浪一浪的波涌而来，又缓慢的后退……这样持续了近 1 个小时，好像从冬天慢慢来到了春天。海面上还很凉，太阳的力量正在逐步强大。冰凉的海水还在翻涌，不过波浪已经明显的小了很多。期间偶尔伴随腹部的阵阵刺痛感……2 个小时后，治疗接近尾声，我感觉像步入初夏，阳光的力量占据了主宰。我从海里爬到沙滩上了，躺在还有些凉意的沙滩上，烤着暖暖的太阳，呼呼的喘着粗气……

大夫说这是一个阳气与阴邪寒气斗争、转换的过程。还讲了脏腑的阴阳关系，我的问题在肝肾，在厥阴和少阴，要温通肝肾，才能逐步见效。2天后脖颈处总是汗乎乎的，这是阳气生发的一个表现吧！

晚上回到家，感觉上、下腹部都酸酸的，好像做完仰卧起坐一般。

吃药没有特异反应，觉得最近精神不错；以前上午都是没精神的，中午睡一觉后，下午才能有点精神，又不能坚持很久。现在感觉早上起来就很清醒，精神也不错呢！

今天到了申时，鼻子又开始超痒，看来经络循行说还真是蛮有规律的呢！

剖析：患者是个经络敏感者，这些感受是身心一个恢复的过程。千江有水千江月，每个人感受是不同的。

2007年9月27日（星期四）

今天，扎针想来效果不错的，因为今天好疼好疼……，疼痛的感觉几乎超过了第一天！应该是身体又上了个台阶吧……

初始入针，就觉胃上方（中脘穴）那根针最疼，痛感挥之不去；很快，那痛感就形成了一股力量，集中在了左侧胸腹之间。结合后来的感受，看来我是左边更加不通。不多时，这股力量凝聚集结，从胸下方直冲入左心区，回旋辗转，痛之难当……不晓得停留了多久，这股力量又放射到了整个左肩胛（左心区对应的后背的位置），略作迂回，即顺着肩膀、胳膊，一直通达左右中指的位置；此时，整条左臂都"气感"十足。在这里大约停留多半个小时，这股气流逐渐在左臂消失，它并未在身体内消失，而溜到了左肋上方的位置；不但如此，还溜到了右肋上方相应的位置。好像一个坏小孩在偷偷搞破坏一样，身体的主人疼的冒汗，它还在偷笑！

又是一二十分钟过去了，这个坏小孩逐渐长大了，变成了一个强悍的巨人，宛如孙悟空钻进了铁扇公主的肚子，来势汹汹啊……，只觉得肚子里好像有一根滚烫的擀面杖，从胸口下方一直擀到小腹的地方，真好似春雷滚滚，来回翻涌，所谓"长江后浪推前浪，我却死在了沙滩上"。

如果说第一天的疼痛尚可以忍受，主要是因为那是一种"钝"痛；今天完全不同，变成了一种非常"锐利"的疼痛，好像有人拿刀在一刀一刀地割我。大夫说，每天的治疗都是在不同层面上的，会逐步深入。这一点从我晚上回家后的反应中可见一斑。

大夫看今天状态特殊，开始扎针的时，就在头顶扎了3根针，以助我安神；后见我痛苦难当，就把头顶的针拿掉；用手抚在我头顶；就感觉到一股劲道沿着左腿一直通到了左脚上，没一会儿，右腿和右脚也通了，随之，肚子里就不那么痛苦难忍了。

大约2个小时，逐渐平静了，起针。

每天的治疗就是从平静——极度痛苦——平静，当天的效果就达到了。

晚上回家，不知咋的，肚子逐渐胀了起来。后来变得硬邦邦的，完全不能碰，走路都直不起腰！其实硬邦邦只是自己的感觉，摸起来可能没有那么硬，但我不敢碰……自己估计是着了凉了，因为回家光着脚丫，待了半天；又吃了凉葡萄，还用凉水洗了衣服。

昨天做这些还没事呢，今天就完全不行了！今天，洗衣服，最后我的右手大拇指根处，好像断掉一样疼痛，不能使劲，拧干都费劲。

吃药无特异反应。肚子依旧很疼痛，一度疼到直不起腰来了！排了两次便，每次排完好一点，过会就又不行了。发现最近的排便规律是一天不排，一天排两次。

按：患者体内经脉的反应，一是其是经络敏感，二是医者多年习练内家功夫的基础，同气向求也。治疗期间还是要注意饮食起居的。

2007 年 9 月 28 日（星期五）

今天，扎针就相对平静些。疼痛还是比较偏在左心区，比较昨天而言，已经算是缓和的多了，又变成了"钝"痛。疼痛还是呈波浪阵的，基本可以承受。由此看来，昨天心区部位的经脉已通开好多啦！

大约 1 小时，大夫发现我疼的不够厉害，居然给我捻针来了。这下可好，疼的我差点拍他！别说，他捻完之后还真不一样，马上疼痛就犀利了些。而且从左心区挪到胸膛中间的位置了，在咽喉下方和肋骨上方这一溜沿直线上下运动。大夫这是体内逐步打通的过程。

今天大夫让我练习一个放松疗法，从头到脚想着放松，安安静静。开始总是放松不下来，心里有点胡思乱想的，慢慢才静下来。静躺的时候，恍惚间居然闻见了一股厕所的臭味，好像从厕所门口经过似的。过后，大夫说那是身体里的病气向外排的一种现象。起针后，感到身体有点疲惫，但神清目明，又是与前日不同的感觉。

2007 年 9 月 29 日（星期六）

从前日至今日入针之后疼感即在胸间呈方向行运动，今日转至中间及右心区，但远比左心区时的疼痛可以忍受多了。

须臾，感觉到好似有一大溜派气管横亘在腹腔间，向着腰里肾的方向吹着有力的气息；还有一股细细的气流一致顶到了百汇穴右侧的一个点上，有点刺痛感；

后来痛感又回到腹腔里，最后比较明显的集中在肚脐左侧的一个点上，间或在腹腔内轮转一圈。

其后，大夫在头顶百会穴及两耳侧后位置各扎一针，耳后两针有点疼，头顶一针扎入后即觉得整个头皮发紧，然后就昏昏欲睡了。小睡了 1 小时左右醒来，发现整个头颅顶部（百会穴周围一大圈约一张烧饼大的位置）都鼓鼓的充满了气感。

此时，疼感基本集中在肚脐左侧的点上，很尖锐的疼痛，可忍受。约十来分钟后，疼感逐渐平静。大夫起了针，在背上扎了几个快针，有几个点也是生疼生疼的。大夫说，背上也有瘀堵的地方。

感觉这次治病的效果，的确有了神速的进步。当晚，回家就"倒霉"了。这次倒霉，居然没有像往日那样困倦得睁不开眼，实乃一大进步啊！

今天治疗后，精神尚可，比较清明，身体也不疲惫。

新开的药，回家吃，口感比头几次开的淡了许多，不是那么难吃了，吃后也没有什么特殊的反应。

现在吃药已经没有什么特异性的反应了，大夫也说是摸准情况，可以大些剂量了。

剖析：头顶的充气感，是厥阴肝经气机的畅通。古人修炼，要开天门，开发智慧，肝的气要冲足，不然开不了天们，肝经通着巅顶。古人用"穆桂英大破天门阵"来暗喻开天门。这里是对身体的基础治疗，和练功夫不是一个层次。

2007 年 9 月 30 日（星期日）

今天是放假前最后一次治疗。大夫入针似乎加大力度，疼的我哇哇乱叫。不晓得是身体更敏感了，还是承受能力差了，还是大夫的确加大了行针的力度？反正现在比较忍不住疼了。

留针初期，上半身没什么特别的感觉，倒是腿部一跳一跳的胀痛，好像是有人在捻针一样，又麻又胀。先是两条腿，后来痛感集中到了左腿上，非常清晰的痛感。

约半小时后，后背左肩胛的一片区域开始疼了起来，尚可忍受，坚持了十来分钟，睡意渐浓，又迷糊过去了。小睡了半小时之后，醒来发现各处的疼痛基本平静了。

起针，又加扎了后背。

大夫说后背不太疼，我感觉还是超疼。不是皮疼，就是里面疼，或者里外都疼！留针 20 分钟，动不敢动。

这后背和前面不同，肚子和腿上扎针，可以动胳膊动腿，摇脑袋。后背不然，稍微动一点，就麻胀的要命，有地方痒痒都不敢挠。

好不容易熬过了 20 分钟后，大夫又在我头、颈上扎了几个快针。上次扎过一次，的确并不太疼，今天不知怎么了，超疼。颈后五针就已经难以忍受，头上的更疼，其中有一针下去，我几乎掉下泪来。不过今天几乎没有怎么出汗，大夫说也是我的身体逐渐调制、通透的一个现象。

剖析：阴阳互根，在针灸腹部冲任时，配合背部的督脉和膀胱经也是关键一环。

患者再把近来治疗简单总结如下：

治疗前的状况。

（1）面色萎黄，肤色不够亮泽。

（2）腹部终日胀痛。

（3）经前及经期感觉十分疲倦，几乎不能正常工作、生活。

（4）每天都精神不足，睡得再多，上午依旧昏昏欲睡，午睡后精神好一些。下午3~4点钟后，又会感觉十分困倦。晚上该睡觉的时候，反倒很精神，不是很容易入睡了。

（5）较易疲劳，稍许过力，会腰酸痛难忍；

（6）为人处事，经常觉得反应不过来；事后几天想起来，后悔很多地方处理不够周全。

经过这段时间的治疗，其中大部分的症状得到了相当的改善：

（1）面色明显白皙了，皮肤也多光泽。

（2）腹部一般情况下基本无胀痛感了；

（3）月经初期还是会感觉比较困倦，经前的疲倦好了许多，基本不影响正常工作了；

（4）每天上午和傍晚的困倦感大大减少，周围的同事都说我精神好多了，晚间入睡较以前容易多了；

（5）较易疲劳的情况略有改善，但不如前面4种症状明显；

（6）自我感觉反应慢的情况改善不是很多，尤其是在身体疲倦之后，这种情况会更加突出一些。

匆忙间只总结了这么多，总而言之，经过几次治疗，感觉疗效非常明显，也学到了很多知识，受益匪浅！

按：此例，患者是个杂症，开时治疗是要大刀阔斧，不能使病情再有进展。稳定之后，还是要有个调养的过程。医生的能力是有限，都是助缘，很多病也是束手无策。身心并重调养，或许可以常保平安。

2007 - 10 - 31

对治脑出血及亲历附子的瞑眩反应一例

潘某，北京人，男，46岁，好友。这是其病历：

朝阳区第二医院急诊科病历，号码：003983，时间：2007年11月7日14时15分。

主诉：头晕半月。

现病史：加重一天，伴恶心，呕吐，头痛，无口角歪斜，行动不利。

既往病史：无。

体征：神清，颈软，BP120/80mmHg，心肺（一），腹软，四肢肌力可，病理征（一）。

头颅CT：脑出血。

初步诊断：脑出血。

处置：20%甘露醇，250ml；5%/GS，250ml，脑清静，20ml；0.9%/NS，250ml，酚磺乙胺4g；静脉滴注，1次/日，3天。

复诊病历，号码：0005159，时间：2007年11月19日14时30分。

主诉：脑出血复诊。

现病史：患者头颅硬膜下出血治疗10天，症状明显好转，今复诊。

体征：神清，颈软，BP100/75，心肺（一），腹软，四肢肌力可，病理整未引出。

头颅CT：慢性影膜下出血较前好转，继续治疗后复诊。

处置：20%甘露醇，250ml；5%/GS，250ml，脑清静，20ml；0.9%/NS，250ml，酚磺乙胺4g；静脉滴注，1次/日，3天。

2007年11月25日，始在某堂门诊内服中药汤剂月余，主方天麻钩藤饮加减。始下黏便，略觉轻松，后不更方，渐觉不适，眼睑变肿。

2008年1月9日晚，潘某来访，饭后19时，为其诊。舌暗红，苔少。腹诊，腹部脐周柔软，未有痞块和痛点。未做脉诊。

用针，取腹部下脘、气海、关元，两侧天枢、肓俞，下肢取双侧足三里、上巨虚、下巨虚。自 19 时 30 分至 23 时 50 分，留针 4 小时余。因是旧友，先扎上针，再慢慢交流。这是个上盛下虚的症候。鼻子红，眼神浑浊，知外达内，脑血管自然也有问题。两鬓斑白，头顶脱发，未老先衰。几年不见竟是这等模样。原因还是老问题，他在家庭、婚姻的烦恼中苦苦挣扎，又老实忠厚得让人可气可笑，以至于如此。

潘兄是经络敏感之人，千中无一二。2000 年夏，为其针脐旁两肓俞穴，他能体会气机发动后，气在周身的运行状况。当时只是做针灸的体验。今夜为其针，约半小时，潘自述：唉，脑袋清楚了，耳鸣也没了。全身的气像流水一样在动，似乎身体在轰轰地响，腿部最明显。问：是嗡还是轰？答：是轰，有车字的轰。我边在电脑前整理文件，边和他说话。起针已是夜深，身边有二陈和瓜蒌薤白干姜等饮片打的粉末，大致对路，为其取两汤匙，滚水冲服后归家。

2008 年 1 月 11 日上午，潘某来访，再诊。9 日（应是 10 日凌晨）夜回家，1 个多小时后，全身发冷，感觉越来越强烈，哆嗦了 1 个多小时。整夜似睡非睡，一翻身，针过的穴位就痒，接着全身又哆嗦，发冷发紧，全身往一块抽，冷得直哼哼。他儿子问：怎么会哼哼？回答：冷，巨冷。以前发烧 40℃ 也没这样叫唤过。第二天精神很好，头脑清凉，也不怕冷风吹了。他入秋以来脑袋一直怕冷。

这是体内的阴邪之气转换外出的过程。阴邪在形体在神意兼而有之。潘兄仁慈，往日关怀我的情景，仍暖人胸怀。中医的精髓是以我制彼，神意沟通，方可更易形气。余与潘兄何尝不是如此！其近曾随友练内家拳几年。我建议："你是半路出家练拳，胳膊腿都硬了，还是先站庄为好。内气不能充盈流畅，都是花架子。"

有友人送宁夏盐池滩羊肉一块，从药房取制黄附片、当归，又备生姜。潘兄善烹饪，嘱其可用大铁锅清炖，小铁锅做药膳。小锅是厚铁锅，约 2.5l，羊肉若干，制黄附片 100g，当归 30g，生姜一块。武火水滚后，文火慢炖 2 小时，肉香扑鼻。

我盛小半碗，汤约 50ml，喝下自觉舌有微麻。

潘兄盛一小碗吃完，又食一小碗。一小会儿，潘自述觉得食管发凉，不是寒，这个凉好舒服，腹部也发凉，腿脚也一样。又说，脑子舒服，像久旱逢雨，舒服、舒服，连连感叹！余在半小时后，只是觉得脑门有些发紧，微微的，还有一丝凉意。

吃羊肉汤是下午 1 点半，到 3 点钟，我觉得全身发麻，似乎是冷，又不太甚，似酒后醉意，又不似酒后有颈粗脸红。趴在床头一会儿，几分钟内，似乎头脑空白，抬头时不知身处何地？后来觉得身上向外冒冷风。在水龙头下洗手，搓手时，指尖发麻，有轻微触痛。

出这些症状之前，一直在敲键盘，写"一元初始，感悟大同"的文稿，后竟疏忽丢了 1000 多字的文档。

期间还为潘兄针双侧足三里，上下巨虚。潘兄躺在床上，感叹头脑清凉，久旱逢雨。我只是干坐在椅子上，又喝一杯蜂蜜水。

潘兄又说，这会儿通在右侧肝区，在通气。后来是心口、中腹部、脐下小腹部、背部，像用水清洗了一遍，周身泰然。转眼已5点半，我自觉身体略平静。心口下发空，有些饿，中午其实吃得很少。

为潘起针，请他做面条一碗。潘进厨房片刻，回来又躺在床上。急呼，不行，不行，也头晕了。我煮面一碗吃下，潘表示不吃。

晚9点，潘欲上卫生间小便，跌坐在地板，呼道，好厉害，憋尿又躺下。问其要不要喝蜂蜜水？答：不要，别影响药效。余笑曰：放心，死不了人。

11点50分，潘兄已平静，欲归。嘱其到家给电话。

我躺下，朦胧中，潘来电，已到家。国贸桥遇某邻国大使馆车，像是生手，遇红灯却刹不了车，正直行的潘被追尾，其肇事后逃逸。潘兄肋和左臂受了轻伤。

2008年1月14日，潘兄又来访。我曰：夜间受轻伤，或许是好兆头，这个灾算过去了。

潘自述，当时周身气脉流通，心情平静，心想算了。回家躺在被窝，想这家伙不仁义，说不定下次撞人，还敢逃逸，要报警。后来警方回答，是个穷国使馆的车。我笑指案头潘兄的病历，把这拿上，能吓他个半死。潘兄笑曰，算了吧！

现已是凌晨，简述之。这次是制附片煎煮不够，宽水慢煎会更平稳。意外中，达到一个临界状态，瞑眩如醉，顺利过渡，收到治疗的最佳状态。

潘自觉身心大变。今天查其舌苔，由暗红转为淡红。舌尖仍少苔，舌中及舌根胎白腻。为其诊脉（是第一次），脉象：尺脉略沉细，有力。脉象虽无前后对比，人的整个精神状态大为改观，望之神采奕奕。自述头脑轻松，敏锐许多。胸中仍略闷，我想用瓜蒌薤白温中，或桂枝法开中焦，再用四逆辈固下焦真阳，可保长久平安。

第二日，我觉身体平静，未有什么变化。我在2007年五一假期，因前一段多是给阴寒病人治疗，曾内服麻黄附子细辛汤调理。3剂用制附片60g，尚平静，第四剂用制附片120g，晚饭后服下，半夜自觉身体似要冲胀欲爆，想大声呐喊（并没有喊）。足三里处胀痛，这应是形体的一个滞点。天亮也就风平浪静。这次反应，加深了我对瞑眩如醉的体验，出乎意表！就写到这里，或许对同仁有一点启发。

明空

2008年1月20日星期日凌晨2：09

于北京

儿科两则之咳嗽与哮喘

感冒咳嗽

孙某，女，2004年6月出生，4岁半，2008年11月21日来诊。3日来，咳嗽，略有黄黏痰，2日未大便。舌质红，少苔，舌面前部有2个约直径1cm大小区域，舌苔剥落。倦怠乏力。一周前曾随父母离京到山东旅行，其前因曾少量内服温阳益气汤剂，舌淡红，薄白苔，无苔剥落，呈地图舌。

因半年来，嘱父母为其捏脊及艾灸，少量服汤剂，体质大有改善。其父母和我友人，曾为患儿腹诊，胃脘及大腹部有黄豆及花生米大小痞结，为先天而来，亦嘱常为其揉腹以改善体质。

佯装为患儿腹诊，父母掩其四肢，我手持3寸毫针，轻揉患儿脐腹，瞬间快刺中脘及脐旁两天枢穴，针毕，患儿察觉后大嚎。其母急忙安慰，我阻止，令其畅快哭出。

处方如下：桂枝10克、白芍10克、干姜10克、炙甘草10克、白术20克、茯苓15克、葛根20克、陈皮10克、清半夏15克、大枣7枚、生姜3片。水煎，4副。

通电话得知，11月22日上午，患儿下大便多多，先稠后稀，咳嗽已除，自觉清爽。11月24日，大便亦通畅，至11月25日上午，未咳嗽。

患儿感受外邪，太阳阳明合病，外邪内迫阳明，胃肠之气不降，大便不畅，葛根汤和二陈汤加减，葛根汤解表为主，二陈可健脾化痰，理气和中，以图远功。

哮　喘

李某，男，1999年出生，9岁。2008年9月18日来诊。有哮喘史，4岁时，因多食冰激凌诱发哮喘。2008年9月12日鸟巢残奥会运动场，喝冷饮后，哮喘至今。

证见：无发热，咳嗽，喘，有白黏痰，咽痛，扁桃体有轻度炎症。左尺沉弱，右尺弦数，寸关缓弱。舌质淡，苔白腻。腹诊，脐周有大团痞结，平卧，目测脐周有一直径约4cm轻微隆起。

诊断：哮喘，寒凝冲任，肾不纳气，复感外邪，乃本虚表实。法当"急则治其表，缓则治其本"。治表，用针法，取中脘、水分、气海、肓俞（双）。刺中脘，针下舒缓，患儿平静嬉笑，刺水分、气海、肓俞，针下涩滞，得气，患儿呼痛，泪珠涌出。医者、父母温言、疾言，温色、厉色。留针1小时余。腹内气机和缓，患儿觉呼吸大畅。

处方：炙甘草15克、干姜10克、制附片9克、细辛3克、砂仁10克、黄柏15克、白术20克、茯苓15克、桂枝15克、白芍10克、泽泻10克、菟丝子30克、枸杞子30克、车前子30克、大枣50克、生姜3片。水煎，五副。

患儿祖父为山西老中医，其父为网络技术人员，喜读《内经》。与其父交流，患儿之先天禀赋不足，喘有夙根，遇寒即发。《内经》曰：胸腹者，脏腑之郭也。患儿脐周痞结，为病源之象，寒凝在冲任，用四逆辈加减温肾潜阳，术苓健脾利水，桂芍促气机升降，菟丝子、枸杞子、车前子亦入肝肾，肺主出气，肾主纳气，眷眷顾护元气。家中仍需用艾条为其温灸脐周诸穴，元气渐复，为日后体魄之本。肺为魄之处，肾主志，作强之官，伎巧出焉。脏腑状况，与情志、胸襟关系密切。今之治疗、调身，亦可长养儿童志气、魄力也。

随访，患儿哮喘已愈，上学在课堂亦能稳坐，主动问答。其父告曰：性情确有改善。

2008－11－25

闭经

——妇科一则

边某，1963年生人，2008年4月24下午初诊。双尺脉沉取无力，左尺浮取弦长；寸有弦意；关缓弱。舌质暗红，苔白腻，有齿痕舌。腹诊，心下及脐周有痞结，拊之痛，甚凉。月经两月未至，其前量已甚少。

> 针灸处方：针刺，取中脘、肓俞（双）、天枢（双）、阴交。留针近2小时，腹内得气，觉针感连为一片。
>
> 汤剂处方：乌梅60克、细辛3克、干姜20克、当归20克、制附片9克、制川乌6克、川椒10克、党参20克、仙灵脾20克、仙茅20克、龙骨30克、灵磁石30克、大枣50克。水煎，5副。

患者药后自述：当日下午回家，月经既至，屁多，突然随屁有大便排出，量很大，有一便盆，似煤渣样加水样粪便，只排一次。傍晚到夜11点，尿频、尿急，这也是一任冲二脉畅通后的排病反应。经血持续5日，量小。

2008年5月5日下午二诊，尺脉较前有和缓，腹诊，心下较前柔软，痞结处向下移至水分（脐上1寸），脐左柔和，脐右痞结拊之亦痛。自述4月25日下大便许多，面色较前明朗，眼神润泽。

> 针灸处方：中脘、肓俞（双）、天枢（双）、阴交、足三里（双）、地机（双）。
>
> 汤剂处方：乌梅60克、干姜30克、桂枝15克、川椒10克、制附片9克、制川乌9克、当归20克、党参20克、仙灵脾30克、仙茅20克、菟丝子30克、枸杞30克、牛膝20克、龙骨30克、牡蛎30克、大枣50克。水煎，5副。

患者自述：5月下旬，出差外地，经至，量大出乎意表，失措于纸巾不足，持续7

天。6 月经期推后一周，量正常，行经 5 天。

7 月中旬，携女儿来诊，边某本偏瘦之体略丰满，面色有生机，眼眸滋润，眼白较前清澈、洁净。近数月，在家每日自我艾灸，坚持形意拳站庄，能有心得。我赞叹：渐入道矣！

按：患者青年时代，体质尚佳，因产后胎盘残留宫内未净，致大出血，后又人工流产而元气大损。后有月经不调及闭经，面部多黄褐斑，过敏性鼻炎等诸疾患，一切以顾护元气，温阳潜阳，畅通寒凝之冲任二脉为关键。

边某友人，来我处就诊，过敏性鼻炎，针灸一次。当日回家后，流涕、喷嚏大作后，尚未服中药汤剂而愈。今已半年余，未复发。边某尚为多年鼻炎所苦，身体脏腑经络恢复次第不同，身体之疾患，促使我们关心生命，觉悟身心，福兮祸兮，唯奋勇向前！

2008－11－29

少年过敏性鼻炎及哮喘一则

潘某，男，1995 年生人，13 岁。2008 年 9 月 15 日来诊，患过敏性鼻炎 2 年，鼻塞、流涕，用激素类喷剂雷诺考特，每 6 小时用 1 次。

近一周发哮喘，咽痛、胸闷、咳嗽、气喘、有黏痰。尺脉沉弱、寸关浮数；舌质淡、中后部白腻苔、前部少苔，齿痕舌。腹诊，心下至脐下有如花生米、黄豆大小间隔痞结，脐之冲脉左右亦有。小腹右侧胀满，左侧略松软。

诊断：小腹任脉及冲脉痞结，从先天体质而来，幼童时，每有外感咳嗽发烧，看中医，多用寒凉解表，冲任寒凝阻滞，过敏性鼻炎亦因此清阳不升，浊阴盘踞颅颡窍。哮喘亦因冲任阻滞，肺失宣肃，肾又不纳肺气也。

治疗：手法，徐徐揉摩其腹部。少许，患者言，胸闷大减，且同意针灸。取中脘、肓俞（双）、天枢（双）、阴交。得气，腹内滚动，胸闷全除。又取上星（前发际正中直上 1 寸），鼻塞顿失。家长用艾条为其灸腹部诸穴。又取风池（双）及背部膀胱经诸穴收功。针毕，患者有便意，如厕，大便喷出一大堆。

在药房取冰片，放小纸片上，吹入喉咙，自觉清凉，咽部舒适。

> 汤剂处方：炙甘草 15 克、制附片 9 克、细辛 3 克、黄柏 15 克、白术 15 克、茯苓 10 克、桂枝 10 克、白芍 10 克、泽泻 10 克、菟丝子 30 克、枸杞子 30 克、车前子 30 克、大枣 50 克、生姜 3 片。水煎，五副。

9 月 20 日二诊，咳嗽、过敏性鼻炎症状已除，哮喘大减。9 月 16 日上午，大便许多，黏臭。脉诊，尺脉尚沉弱，寸关缓和，右尺较上次有根。舌质略暗，苔薄白。腹诊，心至脐痞结有散开之势，脐下任脉尚有黄豆大小痞结一群。

针灸，取穴同上。

汤剂处方：炙甘草 15 克、制附片 9 克、干姜 10 克、砂仁 10 克、黄柏 15 克、龟板 10 克、白术 15 克、茯苓 15 克、桂枝 10 克、白芍 10 克、泽泻 15 克、菟丝子 30 克、枸杞子 30 克、车前子 30 克、补骨脂 10 克、大枣 50 克、生姜 3 片。水煎，五副。

2008 年 10 月 26 日三诊，哮喘未发，过敏性鼻炎已愈。尺脉沉取较有根，寸关和缓。舌质略暗，舌端右侧有两个小齿痕。腹诊，心下及小腹有少量小痞结，脐下柔和，痞结散开。

针灸取穴大致同上。

汤剂处方：白术 15 克、党参 15 克、茯苓 15 克、炙甘草 15 克、菟丝子 30 克、枸杞子 30 克、女贞子 15 克、金樱子 15 克、山萸肉 30 克、泽泻 20 克、牛膝 20 克、附片 10 克、干姜 15 克、大枣 50 克。水煎，10 副。

按：患者来诊，家长述其 2007 年初中入学军训时，站姿不规范，平日走路，左脚用力不均，拖拖沓沓。曾去西医就诊，建议手术治疗，对骰①骨进行整理。我告家长病因为其肝肾不足，肝主筋，肾主骨，腹部之痞结，因肝有阴邪，筋挛缩而不舒展，肾之元阳不足，不在形，而在气质。调养肝肾为本，善莫大焉！11 月底，家长告曰：身高两月来增高 3 厘米，神色俊朗，步履轻盈。

2008 - 12 - 09

---

① 骰（tóu）骰骨：足踝部短骨。

为老中医治疗高血压及糖尿病一例

古某，男，1948 年 7 月生人，我好友，教授，中医师，善方脉及针灸。2008 年 7 月 20 日约余为其诊。脉诊，左尺沉取有力，有弦意；右尺沉、弱；寸关缓，略数。腹诊，脐右侧有痞结，拊之痛。古老自述，有轻度高血压及糖尿病，服药数年。我亦述，寒凝冲任，以指拊痞结，痛且有寒意。

寒从何来？内外皆有。古老喜游泳，寒冬亦不辍。几十年行医生涯，为众生化除病邪，多伤于寒。寒邪袭人，医者难免。花甲之年，元气渐衰，阳衰于下，浊阴居阳位。糖尿病、高血压，身体症状，本质乃元阳不足，唯驱除寒邪浊阴，元阳复其本位，则为根本。

我为古老针刺风池（双）、风府。留针 30 分钟。汤剂处方：乌梅丸汤，乌梅 100 克、细辛 15 克、干姜 30 克、制附片 30 克、川椒 10 克、当归 30 克、党参 30 克、黄连 15 克、黄柏 15 克、生姜 50 克。水煎，5 副。

2008 年 7 月 26 日，二诊。古老述身体轻捷。为其针刺腹部肓俞（双）、天枢（双）、中脘、水分、关元，留针 1 小时余。汤剂处方守乌梅丸意，加菟丝子、枸杞子、仙灵脾、补骨脂各 30g，制川乌 15g。水煎，5 副。

2008 年 8 月 10 日，三诊。脉诊，右尺由沉弱转为较有力，寸关和缓。

汤剂处方：桂枝 30 克、白芍 30 克、黄芪 30 克、党参 30 克、菟丝子 60 克、车前子 30 克、枸杞子 60 克、女贞子 30 克、覆盆子 30 克、泽泻 30 克、牛膝 30 克、制附片 50 克、大枣 50 克。

2008 年 8 月 30 日，四诊。古老告我，8 月间，因未谋面，守方又服汤剂 2 周。脉诊，两尺脉略沉，较有力；寸关略数。舌苔薄白，有生机之象。古老告我，血糖已正

· 185 ·

常，血压平稳。脉数，应是前几日诊务劳累，睡眠不足引起。我建议古老，不可过于操劳于诊务，"自天子以至于庶人，一是皆以修身为本"（《大学》）。烦劳则长，或许很多为医者身不由己也。

> 汤剂处方：黄芪50克、桂枝16克、白芍15克、白术30克、当归20克、菟丝子30克、枸杞子30克、仙灵脾30克、干姜30克、生姜30克、大枣50克、制附片75克。水煎90分钟，5剂。

9月15日，与古老会面，告我，血压、尿糖、血糖正常，已停用西药。询能否守方再服1周，我答曰："诺。"

我喜用乌梅丸汤剂对治杂症，前多有论述，近读北京中医学院任应秋教授《我的治学门径和方法》，有一段是回忆蜀中名医刘有余先生："他是以善用乌梅丸治杂证蜚声一时的，记得有一次侍诊，半日中曾经四次疏乌梅丸方，一用于肢厥，一用于吐逆，一用于消渴，一用于腹泻。毕诊以后，问准于先生。他说，凡阳衰于下，火盛于上，气逆于中诸证，皆随证施用，腹泻与肢厥两证，均阳衰于下也，故重用姜桂附辛，而去二黄；呕吐一证，气逆于中也，故重用黄连、黄柏，去辛轻用附姜以平之。从此以后，我对乌梅丸的运用便灵活多了。"

读到此处，许多感慨，当下杂症，针灸配乌梅丸汤，多有良效，有是证，用是药。本例后来用黄芪桂枝五物汤加附子等四逆辈，亦以温阳为本。古老精通经方，善针灸，谙于医术，我用药时心情少有汪洋恣肆，适证为用，真是知音难求。

2008－12－12

心悸 失眠 高血压 痛风综合病症一例

2009年1月8日星期四下午友人张某携同事敬某来诊，这是一例典型寒凝冲任证。

敬某，男，1968年4月生人，自述近来严重失眠，心悸无力。近年来有高血压、痛风，多虚汗，怕热。2008年冬在北京某医院治疗，曾报3次病危。患者端坐对面，我不敏感，亦感阴森森，寒邪扑面。我曰：是个大寒症，寒在冲任。

脉诊，右尺沉弱，尚有根；寸关浮取有弦意、略数，沉取无力。左三部脉沉弱。舌质暗红，舌苔底色白腻夹杂黄意；胖大舌，有齿痕。

我指患者右小腹，阻滞在此，可断为寒凝冲任。为其腹诊，心下上脘、中脘有大小如黄豆一群痞结，且在脐右侧及右侧小腹有痞结，是个阴寒凝滞的包块儿，扪之大痛。

我曰："病根在此。得过阑尾炎？"患者答：上初中得过，是1981年。先是脐周痛不可忍，后吃止痛药，痛减，在右小腹阑尾处鼓起一个包块。当时吃了几副中药，外服大蒜末合芒硝，再用大量抗生素消炎，阑尾炎得到控制。不久，皮肤过敏，瘙痒。诊断为药物引起，停药后，皮肤过敏消除。

我曰：这次阑尾炎用药，大量抗生素入静脉，体质受损，为今后病之根源。当时皮肤过敏的湿疹，就是少年体质，正值生发，体内正气鼓动，驱体内寒邪外出，表现为过敏性反应。

患者曰：在参加工作后体检，发现有肺结核钙化点，右下肺有包裹性积液，后逐渐吸收，右侧肋膈角变钝。肺结核应是在大学发作，不药自愈。身体底子好，有自我修复能力。

我注意到患者的肚脐形态中正，开口椭圆且深，其先天体质或许在此可窥一斑。肚脐的形态位置在临床亦是重要的诊断依据，此不赘述。

我曰：结核病的发作，亦是体内正邪相争。我曾讲述，厥阴的经气，包括肝经和心包经的经气，来自足少阴肾经，宣发于手太阴肺经，循环不息。肺主皮毛，皮肤过敏，肺部的结核，患者后来的心悸、鼻炎、咽炎，皆和肝肾有关，阻滞在冲任，寒凝在冲任。

治疗，针刺：端坐，取风池、天柱，醒脑明神。患者感觉针刺入，有丝丝热气充斥头顶。善兆，速得气则速效。艾条灸半小时。平卧，腹部取中脘、建里、肓俞（双）、天枢（双）、阴交。右侧肓俞、天枢得气强烈，肠鸣。取艾条灸腹部诸穴，针感大增，痛、胀、走窜，肚脐四周气感涌动作痛，传至阑尾处。我持艾条灸患者头顶及印堂，患者觉热流入头内，有光亮感，顿生舒适。我以内力借艾火驱其体内阴霾，患者周身之不适，皆为阴邪所困，我感应其气机变化，灸1小时余，觉其体内祥和方止。汤剂处方乌梅丸加减，2剂。

2009年1月9日傍晚二诊，自述当日针灸后，服汤剂，放屁连连。食欲增强，血压改善，压差缩小5mm汞柱。颈部针感持续，觉麻木，思维似乎有抑制。脚变暖，一夜安眠，间有阳物勃起，少量遗精。9日早，膝部酸软，8点钟后消失。心跳跳动加快，90次/分钟，无不适，跳动有力。以前虚汗、周身无力若失。我观察，患者眼神较昨日有神采，面部润泽。脉诊，右尺脉较昨日有力和缓；左脉亦和缓，昨日沉弱无力之势全无。针灸，同昨日，留针且灸2小时。汤剂处方，因已取效，守乌梅丸汤剂加减。

2009年1月11日下午电话，有些烦躁、心悸，冒虚汗，两腿及膝盖酸乏（以往常有），心态还平和。夜间面诊，无大反复，嘱可以服上方汤剂，再观后效。

按：患者是大寒之体，治疗持续一年余，且用针法、灸法，体质有彻底改善。用药或温阳救逆，寒热并用，或活血化瘀，或醒脑开窍；用腹针及直接灸中脘穴、关元穴、足三里穴，且多用大壮重灸，每每灸至2小时余。再重用附片、川乌等药，我在医院亲自观察患者服药后，身体平静，才允许其回家。用药庞杂，主旨在于化解冲任二脉的阴邪寒凝；用针法、灸法，拓展经脉空间，药力能得以充分渗透发挥。治疗期间，患者有面目及周身肿胀、发痒；药后胸闷，需用手指撑压膻中穴缓解。或工作原因，职场饮酒后身体不适强烈；或夜间有梦，屋漏又逢大风夹杂阴雨等等，皆是身心形气神破阴回阳之变化！药方中剂量超常规用量，是我逐渐加量，并非孟浪。不可一时贪功而出意外事故。

选择3次处方记录如下。

2009年1月8日处方：

乌梅45克、细辛10克、干姜30克、黄连15克、黄柏15克、制附片15克、制川乌15克、当归30克、桂枝20克、党参30、川椒15克、炙甘草15克、大枣50克。水煎服，2剂。

2009年8月21日处方：

> 炙甘草60克、制附片90克、制川乌90克、干姜30克、炮姜30克、党参30克、茯苓30克、白术30克、熟地45克、山萸肉45克、泽泻30克、川牛膝30克、当归30克、白芍30克、丹参30克、黄芪60克、肉桂30克、酒川军20克、生龙牡各30克、灵磁石60克、大枣50克。水煎服，7剂。

2010年1月10日处方：

> 炙甘草60克、乌梅60克、细辛45克、干姜30克、黄连10克、黄柏10克、制附片90克、制川乌90克、当归30克、桂枝30克、党参30克、酒川军30克、补骨脂30克、菟丝子30克、枸杞子30克、仙灵脾30克、五灵脂30克、川牛膝30克、丹参30克、砂仁10克、生龙牡各30克、灵磁石60克、大枣50克。水煎服，7剂。

2009 - 01 - 12

口唇炎及杂病一则

2009 年 1 月 15 日午间，自北京抵石家庄。下午 4 点，友人约诊，记录如下。

口唇炎一例

王某，女，1973 年生人，省某机关职员，自述有口唇炎，干燥脱屑；平日手足冰凉。

望诊，阴寒体质，面㿠白，眉宇间微有青色。

脉诊，尺脉沉弱，关脉有弦意，寸脉弱。指搭在其腕上，有森森寒意。询问其父母身体，皆患有癌症。其体质有先天遗传因素。

为其腹诊，脐周有痛，寒阻冲任也。

此女患口唇之疾，平日自觉身体无大碍，不知寒阻冲任，肝肾隐患不显，我告曰：唯有温通冲任。可艾灸肚脐四周，小腹温暖，上升清阳温煦、润泽口唇，炎症自然消除。这是下寒上热症，寒在小腹冲任二脉，假热在口唇。

我用点燃艾条绕其口唇缓缓移动，患者自觉舒适。为其汤剂处方，温通冲任，再嘱需艾条自灸肚脐及四周穴位，上面灸口唇，下灸足三里、脚心涌泉以配合。缓缓图之，未雨绸缪，免生恶疾。

今日（2009 年 1 月 27 日）告曰：手足温暖，口唇炎症消除。

肥胖一例

张某，女，1962 年生人，近几年，月经不调，体重大增，小腹多赘肉。腹诊，脐下抌之尤痛，针刺脐下阴交穴，如鱼吞饵，针下涩滞，留针 1 小时许，嘱其可自灸脐周，冲任温通，赘肉将自去。

苏某，女，1962年生人，有妇科杂症，平素手足凉。夏季曾服汤剂，冬季手足温暖，为其针刺，取天枢、阴交诸穴，留针候气，觉针感传至左侧腹股沟处，隐隐有痛感。此乃足厥阴肝经路径，痛感是在疏通其阻滞。

程某，颈椎病，口唇干燥，脉诊，腹诊，亦是阻滞在冲任，建议用灸法。

我曰：妇科诸杂症，皆可求之于冲任也。

2009 - 01 - 27

红斑狼疮一例

　　董某，女，1962 年生人，机关公务员。2007 年 11 月 20 日初诊。患者 1993 年初确诊患红斑狼疮，分析病因是 1986 年冬天，乘坐长途汽车，受严寒流产。

　　曾多方求医，2000 年始，6 年多来，北京一老中医为其诊治，疗效尚可，病情稳定。然而，自觉疗效徘徊不前。我为其诊，脉诊、腹诊，寒凝冲任。观前老医生方，属四逆辈。我为其针刺用灸法，再内服四逆辈，制附片用至 30g、60g，收大效。分析原因：用针与灸法，畅通、开阔经脉。如取腹部冲任诸穴，药力畅通之冲任，事半功倍。久病成医，患者对中医药亦钻研实践，多自用灸法。2008 年 11 月 29 日，为其针刺，旁边一女病友见其腹部被灸得伤痕累累，赞叹其很勇敢。董某回答，我是贪生啊。想活下去，艾灸的痛不算什么。

　　2008 年 12 月 1 日再诊，体质大有改善。

　　2009 年 2 月 15 日，患者董某为家人约诊，其把服药及针灸体验记录文字给我，如下：

白老师：

　　您好！

　　很抱歉，拖欠了三个年头才写出来，请原谅。

　　2007 年 11 月 20 日第一次请白老师看病。11：00 开始治疗。感觉医生的手像长了眼睛一般，针所到之处就如同电击。接着肚子胀，不是很痛，渐渐地尾椎开始热起来，仿佛电熨斗在熨烫，很烫！好事，坚持！接着上身暖意融融。

　　14：00 药房已煎好药，白老师看着我服了药，半小时后，无不适才离去。且嘱咐如有不适给他打电话（甚是感动！）。

　　16：00 左右脚开始暖和起来（很久没有的温暖感觉），心也觉得宽松了。晚上终于睡了一个安稳觉——美啊！

11月21日14:00第二次治疗。一针下去（肓俞穴）从腰部闪到右边环跳又到膝盖……肚子如刀绞，绝不亚于生孩子的疼痛！疼啊！腰部开始发热，后背也热了起来；左脚掌外侧到小趾不停地跳动，忽又回到神门和小臂，是心经通了吗？开心！

晚上觉得后腰部向外冒冷风，先小后大，仿佛风机在向外鼓风，暗喜！打坐，1小时后风小了，累了，睡觉。夜了后背稍疼。

11月22日针后，右腹部胀痛，仿佛聚集了一个硬包，因在外没好意思摸，大约半小时后疼痛消失；腰部命门处依旧有冷风，但感觉小多了，大腿外侧也开始冒风。

11月23日晨，拉了四次，黑色糊状物，肚子一下子轻松了。第四次治疗，又是针针有感觉！上至咽喉下至脚趾如闪电！1小时后右大脚趾顶端似钢针扎样疼痛，并沿着脚掌内侧向上到膝盖，起针后右腿外侧、左腿内侧胀痛。白老师在头顶快刺百会、风池等，不留针，顿觉头部轻松，眼睛清亮。

11月24日第五次治疗。开始平淡，半小时后，胸两侧针样刺痛，难忍！晚上乏，睡了个好觉。

没有文采，只是个流水账，所以不好意思写出来，见谅。

此致
　　敬礼！

董某
2009年2月14日

癌症二则

临床中，总会遇到癌症病人，勉力为之。癌症是阴证还是阳证，是虚证还是实证？我的体验，癌症到确诊时，多已是阴证、虚证了。这个阴证，是阴寒凝滞，会有一些假热的症状，是瘀而生热，真寒假热。之所以说是虚证，是说元气虚了，或者说是元阳不足，还是个杂证，虚虚实实，正虚邪实，纠缠一起。

2008年8月末，友人约到301医院为其亲戚赵某会诊。因301医院已确认肺癌扩散，患者及家属希望中医治疗。

301医院出院记录（2008-09-04 11：10）：

赵某，女，50岁，汉族，山西省人，已婚，门诊号：B347872；住院号：639372。因"干咳、间断胸痛1年"于2008年07月24日收入胸外科病区，于2008-09-04出院，共住院42天。

入院情况：患者于1年前无明显诱因出现刺激性咳嗽，咳少量白痰，间断右侧胸痛。无咯血、气促、哮鸣，无发热、乏力、纳差、消瘦、声音嘶哑、胸水，无头痛、头晕、恶心、呕吐。发病后曾用头孢类抗生素治疗，症状无缓解。山西省医院CT检查：右肺下叶见占位性病变，$3 \times 3cm$，纵隔内无肿大淋巴结。

患者目前精神状态一般，体力、食欲、睡眠一般，体重无明显变化，大小便正常。为进一步检查及治疗入院。

入院诊断：1. 右下肺阴影。2. 颅内占位（肺癌脑转移可能性大）。

住院诊治经过：患者因"干咳、间断胸痛1年"入院。入院后完善各项检查，［检查参数］颅脑MRI平扫+增强。［检查所见］右侧额叶及顶叶各见一类圆形混杂略短T2信号，病变边界尚清，大小分别为$1.0 \times 1.0cm$，$2.7 \times 3.4cm$，DWI呈略低信号，周围见轻度水肿；增强扫描后上述病灶明显强化，较大病灶临近脑膜可见强化；脑室系统对称，脑沟、裂、池未见异常，中线结构居中。鼻窦区未见异常信号。［印象］右侧额叶、顶叶转移。转入脑外科治疗。后又入我科治疗，并于2008 - 08 - 25行右侧开胸探查取样术，病理（冰冻）（2008 - 08 - 28）检查结果：[检查所见]术中送检：灰白灰红色组织两块，大小均为0.6×0.5×0.4cm，质中。[印象]（胸膜结节）纤维组织中见中—低分化腺癌浸润。免疫组化染色显示肿瘤细胞：CK8&18（＋＋），CEA（—）。术后抗炎对症处理，恢复顺利，患者要求出院，经请示上级医生，同意出院。

出院时情况：一般情况好，无不适主诉。无发热，刀口拆线，Ⅱ/甲愈合，复查血象正常，胸片示术后改变。

出院诊断：1. 右下肺癌（T2N1M1：Ⅳ期）；2. 脑转移术后。

出院医嘱：1. 注意休息，加强营养；2. 酌情放疗；3. 定期复查，不适随诊。

两次手术情况：

2008 - 08 - 05完成右枕叶转移瘤切除术，肿瘤标本送病理科检验，诊断为（右枕叶）转移性中分化腺癌，免疫组化染色显示癌细胞。

2008 - 08 - 25右侧开胸探查，综合判断，肺癌胸内广泛转移。决定取样若为转移放弃手术。2008 - 08 - 28取样病理诊断（胸膜结节）纤维组织中见中—低分化腺癌浸润。免疫组化染色显示肿瘤细胞。当时主刀医师用一句俗语讲胸部探查景象，癌细胞扩散，像在右肺撒了一把沙子，没有重点，手术无意义。征求家属意见，放弃手术。

中医治疗情况

赵某，女，50岁，已婚育。初诊，2008年8月30日。脉诊，右尺尚有根，寸关缓弱；左尺沉弱，关弦数，寸浮弱。舌淡红，苔白，两侧少苔。腹诊，脐右及右下腹痛甚，指背及指目触之寒凉，便秘已1周。

诊断：肺癌，寒凝冲任。

治疗：针刺，取中脘、水分、肓俞（双）、天枢（双）、阴交、气海、足三里（双）、地机（双）。且嘱家属回家后用艾条温灸针刺穴位。留针1小时余。

内服汤剂处方：白术30克、砂仁15克、黄芪50克、生晒参10克、杭巴戟20克、炙甘草15克、干姜30克、生姜30克、制附片60克、菟丝子30克。水煎，5副。

二诊，2008年9月5日。脉象、舌象似前诊。自述上次诊后，第3副药后，腹内热气滚动，大便下，黏稠，恶臭，用滚水一壶才从便池冲掉。自此，每日大便一次。

针刺，取冲任诸穴似前。汤剂守上方，加党参30克、陈皮15克、菖蒲15克、木蝴蝶10克。水煎，5副。

三诊，2008年9月13日。尺脉沉弱，寸关浮缓。舌质暗红，少苔，水滑，齿痕舌。上周针刺，取右侧天枢穴，满腹胀痛，得气显著，为体内正气渐复之象。服药后，大便日行1次，手术后，身体右侧一直无汗，近几日开始有汗出。不再畏寒。

针刺，取冲任腹部诸穴及下肢足三里、下巨虚。

内服汤剂处方：山药 60 克、党参 30 克、炙甘草 60 克、茯苓 30 克、白术 30 克、怀牛膝 30 克、补骨脂 30 克、仙灵脾 30 克、菟丝子 30 克、肉桂 30 克、五灵脂 15 克、沉香 3 克、车前子 30 克、大枣 50 克、生姜 60 克、制附片 60 克。水煎，5 副。嘱其回家继续用艾条温灸针刺穴位。

四诊，2008 年 9 月 18 日。脉诊，尺脉沉弱，关寸亦缓弱。舌苔白腻，舌质暗红。昨日下黏臭大便许多，打嗝放屁连连，大便日行 1 次，面色明朗。腹诊，心下及脐周拊之痛。

针刺，取穴同上。

内服汤剂处方：山药 60 克、党参 30 克、炙甘草 60 克、茯苓 60 克、白术 30 克、怀牛膝 30 克、补骨脂 60 克、仙灵脾 60 克、菟丝子 60 克、枸杞子 30 克、车前子 30 克、干姜 30 克、细辛 3 克、肉桂 30 克、五灵脂 15 克、沉香 3 克、制附片 60 克、生龙牡各 30 克、大枣 50 克、生姜 60 克。水煎，7 副。

五诊，10 月 26 日，左脉沉弱；右脉亦沉，较左有力。舌质暗红，少齿痕。面色较前明朗，面部及手部老年斑褪去。药后周身及心口有胀感，左腋下肋间原有 2×2cm 黑痣变为干皮脱落。

针刺，取穴同前。嘱其继续艾灸。

内服汤剂处方：白术 45 克、党参 45 克、茯苓 45 克、砂仁 15 克、山萸肉 60 克、山药 60 克、泽泻 45 克、肉桂 30 克、白芍 30 克、怀牛膝 30 克、巴戟肉 30 克、五灵脂 30 克、吴茱萸 30 克、细辛 30 克、制附片 30 克、制川乌 30 克、炙甘草 60 克、干姜 45 克、沉香 10 克（另包，后 15 分钟下）水煎，7 副。

六诊，2008 年 11 月 25 日。右尺脉象较前有力，根固，寸关和缓；左尺沉弱，寸关浮弱。舌质暗红少苔，略胖大。精力旺盛，食香眠佳。大小便正常（手术前曾大便干燥）。

针刺同上。

内服汤剂处方：炙甘草 60 克、干姜 30 克、制附片 30 克、制川乌 30 克、砂仁 15 克、黄柏 15 克、山药 60 克、茯苓 45 克、泽泻 45 克、怀牛膝 30 克、五灵脂 30 克、肉桂 30 克、党参 45 克、黄芪 30 克、菟丝子、枸杞子、车前子、覆盆子、女贞子各 30 克、大枣 50 克、生姜 30 克。水煎，7 副。

七诊，2008 年 12 月 8 日。脉诊，尺脉略沉，较前有力和缓，指目下尺脉部寒意大去，寸关浮长。舌质淡红，少苔。自述精力旺盛，大便有黑褐色变为黄土色，且恶臭味已去；眠佳。上次针刺后，大腿部仍有针刺酸胀感，喉部有不适。已收大效。

> 针刺同前。
>
> 内服汤剂处方：乌梅60克、桂枝30克、细辛3克、干姜30克、制附片、制川乌各15克、川椒15克、当归30克、党参30克、黄连15克、黄柏15克、菟丝子30克、枸杞子30克、补骨脂30克、仙灵脾30克、生姜50克。水煎，7副。

八诊，2008年12月23日。尺脉仍沉，较前有力。关寸和缓。患者家属拿来2份检查报告：

1. 2008年11月14日北京大学第一医院医学影像科X线报告单。

X线所见：右下肺癌治疗后复查，与2008－7－28片比较，原病灶变小，代之以多个大小不等结节状及团片状影，边界模糊。右肋隔角变钝。余大致同前。

X印象：右下肺癌治疗后复查，与2008－7－28片比较，原病灶变小，代之以多个大小不等结节状及团片状影，边界模糊。右肋膈角变钝。余大致同前。

2. 2008年11月19日北京大学第一医院医学影科CT检查报告：

CT表现：（右下肺癌脑转移术后改变。）右枕叶可见低密度灶，大小约1.5cm，边界不清，周围未见异常强化灶及低密度水肿带。余脑实质未见异常密度改变。中线结构居中。脑室、沟、裂未见增宽或变窄。

CT诊断：1. 右脑枕叶皮层小低密度改变，符合术后改变，未见复发或新病灶，请比较老片。

患者家属自述，拿新旧X片比较，他这个不懂医学的人，也看明白了期间变化。当时北大医院医师还集体讨论怎么有如此变化，甚奇之。

> 针刺同前。
>
> 内服汤剂处方：炙甘草45克、党参30克、白术30克、茯苓30克、当归30克、干姜30克、制川乌30克、制附片30克、怀牛膝30克、泽泻45克、五灵脂30克、砂仁15克、肉桂15克、仙茅15克、仙灵脾30克、补骨脂30克、生姜60克。水煎，7副。

我为其针刺诸穴。嘱其继续用艾条温灸，回山西家中可静心安养。2009年3月24日，友人告我，患者眠食良好，生活正常。

赵某肺癌一例疗效很好，析其原因及思考：

一、患者年龄50岁，在301医院两次外科手术，未做化疗、放疗，元气尚存。做化疗者，身心疲惫，大损元气，几乎有害无益。

二、北京权威的医院和医生做了诊断治疗，家属对西医绝了念想，专心于中医治疗。

三、在京行医，如履薄冰，如临深渊，小心惕励之心常有。友人信任，我放胆一搏。

四、针灸药之协同作用。我以内力运针，破其瘀滞寒凝，畅通经脉，为用中药汤剂开路搭桥；嘱家属回家用灸，友人购艾条一箱备用。炎黄医馆中药饮片优良，良医亦需良药。

五、我每每需静坐、站庄、内服中药汤剂回复神气体力。重症大病，往往阴邪逼人，事非经过不知难也，世俗更难理解。

六、我曾建议患者丈夫、儿子返家后，清洁宅院，祭拜天地。此乃斋诚涤虑，虔具祈恩，洗心净意也，以补医药之不逮。家中直系，生命相连，生物场、磁场、电场，何其重要？友人告曰，患者家属以其为迷信，我喟然长叹！

追访：患者2年后，因自觉头部不适，在省立医院进行头部伽马刀手术，不久，病逝。

膀胱肿瘤肺转移一例

2008年12月14日下午，友人携李某来诊。李某，1952年生人，预算师。2006年初体检，发现膀胱有肿瘤，当时诊断为良性，做电烧处理。后复发，年前发现有肺转移，已放疗、化疗数次。来诊时面部眉毛、睫毛、胡子全部因之脱落，体力衰弱。脉诊，尺脉浮取数有弦意，沉取无力。关寸细弦略数。舌质暗，苔白。腹诊，脐周痞满。

> 为其针刺，取冲任中脘、水分、阴交、气海、肓俞诸穴，留针候气，约1小时，始得气，腹内滚动。我为其用艾条灸腹部诸穴，觉寒邪外散。
>
> 汤剂处方：炙甘草30克、党参30克、白术20克、茯苓20克、制附片9克、干姜15克、当归尾15克、牛膝20克、砂仁6克、菖蒲15克、菟丝子45克、枸杞子45克、覆盆子45克、女贞子45克、大枣10枚。

用针用灸后，患者顿觉周身轻松愉悦，作陪者有患者妻子、妻兄。患者已预约西医下周化疗，且已交费，友人建议先暂缓化疗，其妻眼神狐疑抗拒，我不语。

后友人告我，回家途中，患者及妻兄皆不主张化疗。其妻曰：化疗费用已交，不会退还。其妻兄曰：算我的钱还不行。其妻兄，某校校长，兄弟几人已用数十万元为妹夫医治，觉悟西医无望，不是吝惜钱财。其妻，某药业中药师，却不相信中药。患者服药后，神气清爽，在居住小区能轻松散步。患者曾抗拒化疗，曰：难道损害身体也要做吗？其妻坚持，完成化疗。其妻兄曰：命也、运也！

我汤剂处方，轻用附草姜，重用菟丝子、枸杞子、覆盆子、女贞子益肝肾，何也？其妻疑虑戒备，我不由惕励，重用针灸，经脉已开，药虽轻，而效彰。后知其妻为中药师，体谅其心境。中医药从业者，能坚信、明了者几何？病魔、人魔，魔者，磨也，药力有限，医力有限。

　　我当晚高烧，咳嗽数日，神气消耗之故。挚友笑曰：卖菜去吧，不要行医。我感叹：度人度己，各行各业，都有形神之苦。

2009 - 03 - 27

月经不调　胸闷
——妇科诊治一则

金某，女，33 岁。2007 年 9 月我曾为其治疗，2009 年 4 月 4 日，再次求诊，且写了治疗体会，文笔朴实流畅，并医案记录如下。

诊断摘要：左三部脉沉弱，右脉较和缓；舌质淡红少苔，舌尖暗红；2009 年春节后经期错后五、六日，量少；近来胸闷、纳差、便秘。腹诊，小腹部寒凉。这仍是阳虚寒凝，肝肾元阳不足，引起后天脾胃运化之化源不足出现系列症状。

治疗，针刺：中脘、水分、肓俞（双侧）、天枢（双）、阴交、足三里（双）、太溪（双）。

汤剂处方：炙甘草 60 克、干姜 30 克、制附片 30 克、砂仁 20 克、五味子 20 克、当归 30 克、党参 30 克、陈皮 15 克、瓜蒌 30 克、薤白 30 克、厚朴 15 克、黄连 15 克、生龙牡各 30 克、灵磁石 60 克、大枣 50 克。水煎，7 副。

2009 年 4 月 11 日再诊，自述用药后神气大爽，眠佳、食香，胸闷减轻，便秘消除。脉象较上周和缓有力。舌尖暗红转为淡红。

针刺取穴同上。

汤剂处方：炙甘草 60 克、干姜 30 克、制附片 30 克、砂仁 20 克、五味子 20 克、当归 30 克、党参 30 克、陈皮 15 克、栝蒌 30 克、薤白 30 克、五灵脂 30 克、葛根 45 克、泽泻 30 克、菟丝子 60 克、菖蒲 15 克、生龙牡各 30 克、灵磁石 60 克、大枣 50 克。水煎，7 副。

患者自述笔录如下：

（就医前身体不适症状）

1. 严重的胸闷；

2. 没有胃口，吃东西感觉味同嚼蜡，排泄溏稀；

3. 浑身没有任何的新陈代谢的感觉，就好像一个铁秤砣；

4. 3月份有两天气温偏高，自感身体虚弱，不能承受，第三天便出现了虚脱的情况。

4月4日下午三点就医，先请诊脉，大夫说主要问题在身体左侧，因为左侧气机不能上升，相应的右侧气机不能下降，且体内甚寒凉（可能跟我前些日子服用利于通便的芦荟胶囊有关），究其根本还是肝肾亏虚所致。

大夫先是根据我的状况开了药方，其中用了较大剂量的附片，本想用60g，考虑到以前我服用大剂量附片的时候，曾有过小小的不耐受状，这次先只开了30g。等待煎药时，开始为我扎针。

用针重点依旧在腹部，每根扎下去都很痛，有酸胀、麻痛。最疼的地方还是在身体左侧的某一、两个点上，然后又在两腿上的足三里、太溪。留针候气共两个半小时。

开始行针后，胸闷的状况马上得到明显改善。接着，肚子里每个点都酸胀起来。约半小时后，整个肚子胀成了一片。用手触之，腹腔微鼓。这种状况持续了1个多小时。上半身左侧，开始出现强烈的痛感，像用一把薄薄的，并不锋利的刀，慢慢把左侧身体逐渐割出层次一样。这样"割"了一会儿，疼痛感又上移到胸口下方的位置。这回疼痛感更强烈一些，也是一种击碎内部某处的感觉。器具变成了重锤，不能够分清一下一下的，变成了一种高频击打。这两种疼痛差不多持续了半小时，又恢复了肚子里面胀胀的，疼成一片，直到起针。

晚上到家后，下腹右侧中间的位置有一个点轻微绞痛，像岔气的感觉。约起针一个半小时，服下了第一剂药。不久，后侧腹的痛点疼痛加剧，逐渐蔓延到整个下腹部，感觉下腹胀胀的。临睡前排些气，舒适一些。

4月5日早起，又开始出现胸闷。想来这个症状，不是短期能够改善的，但整个身体开始有了新陈代谢的感觉，似乎气机有所动，不再是一个铁秤砣了。

4月7日，吃饭没有胃口、味同嚼蜡的情况，有了较明显的改善。就医前，每次排便，总感觉喝凉些的水，能够刺激肠胃蠕动，能短暂缓解胸闷的症状。今天开始，觉得情况发生了改变，喝凉水并不舒服，反倒喝热的东西能够刺激肠胃蠕动，能缓解胸闷的状况。想来是药力的缘故。

4月9日，是繁忙而难熬的一天。工作内容繁多，时效要求高。难熬在于胸闷难忍。到了下午，肩颈肌肉疲劳过度，酸痛至极。不过今天也有新发现，伴随着胸闷的加剧，发现背部胸衣带的位置，皮肉痛不可触。对应前身的位置，正好是胸闷最紧的地方。这里是不是病灶所在？咬牙使劲捏了一把，疼得几乎掉泪，但胸闷瞬间缓解了。虽只缓解了十几秒钟，终归是痛快了一下子。于是抽空就咬牙捏捏后背，缓解缓解，后背捏得越痛，前胸就越发的松快，可谓之"痛并快乐着"呀！

下班的时候，突获小道消息，周末的考试，无须过分紧张。晚饭后就觉得胸闷大大缓解了，心理作用的确不容忽视，自身的敏感性再次得到印证。

4月10日。服药一周，脾的功能大大提升，开始期盼吃饭时间了，期盼的是正餐，不是零食。吃饭的时候，调味品偏重的话，会觉得不舒服。相比之前每日食之无味，味蕾变得异常敏感。后背的两条皮肉还是疼痛，晚间几乎不能平躺。努力寻找一个合适的位置小心躺好，一旦不慎触及后背的痛点，难免痛到咬牙。此外，发现头顶的位置开始变得爱出油了，一天下来感觉很不舒服，痒痒的，用手摸一下，还有丝丝油脂的味道。

4月11日，复诊，把情况向大夫反映了一下，大夫觉得还是很有效果。头顶出油大概是肝气在头顶有所通畅所致。因出现后背疼痛，扎针先扎了后背，然后才扎肚子。扎肚子是皮肉不疼，里面酸麻胀痛；扎后背确实里面没有太多的感觉，反倒是皮肉痛极。大夫主要沿着膀胱经两侧入针，还兼顾肩颈和腰骶部。刚一入针，就觉得从左侧肩胛一直到左手都好似灌了铅一般，沉沉的。大约10分钟后，这种沉重感突然消失，左臂一下子轻快起来。

扎肚子，入针时依旧疼得我大呼小叫，不晓得是不是先扎了后背的缘故。腹部的感觉，针力直达背部，有种被肚子上的针钉到床上的感觉。肚子里还是痛，不过左侧身子没明显的痛感了。开始肚子里疼成一片，后来感觉一股气从腹中往心口下方冲击，力量很大，一共冲击了两三次，每次持续的时间不是很长，也就10分钟左右，然后就安静了下来。

扎完针后，感觉后背皮肉疼痛缓解很多，胸闷也有明显的改善。

晚上回到家，吃完饭，距离起针已有1个多小时，感觉腰邸酸软无力，汤药没有煎好，遵医嘱先服"附子理中丸"，服用了4粒。药吃下去之后，马上觉得腰不那么难受了。不过这中成药比起汤药来，感觉还是差了一点似的。

我发现，每次到该吃药的时候，腰部都会出现酸软无力的症状，吃了药这种感觉马上就消失了，好像大力水手吃了菠菜罐头一样。这种情况在刚扎完针的两天尤其明显。

4月12日，早起上完厕所，没一会儿就感觉腰骶酸软。吃完早餐稍好一些，吃完药才觉得不再酸软。出去遛弯，找了一片街心公园，活动胳膊腿，打了几下太极拳，又做了几次深呼吸，顿感神清气爽。最重要的是，感觉有片很清明的气从腰间向上蔓延，直达头脑，有脑清目明之感。这股力量不是很强劲，通体清爽的感觉，却是久违了，着实令人感慨！以前，腰邸总是酸软无力，总是塌腰弓背。上午，感觉到似乎塌下腰来就很不舒服，把腰背挺直才够顺畅。

4月13日，继续维持挺腰拔背的感觉，感觉腰里有劲了，有股气支着上半身，向上，再向上。这股力量几乎一直通到头顶，感觉脖子也挺直了，不像以前总是绵软无力地向前探着。肩膀也很放松，不似以前总是觉得肩颈紧张、肌肉酸痛。总之两个字，舒服！

另外，觉得自己看人看事也比以前稳健，不那么浮躁、心慌意乱的。

4月14日，继续保持挺拔的姿态，两个同事注意到了这点。此外，觉得除头顶以外，后脑和颈部上方的位置也开始有点出油。早上洗的头发，下午两、三点钟，就觉得这些位置不是很清爽。晚上六点半左右，左胸腔又出现疼痛，持续了几分钟就过去了。

4月17日，月经，比上个月提前5天，共持续3天。第1天，只有一点点影子；第2天肚子坠痛，正好赶上看病扎针，夜间比较多；第3天白天继续感觉倦怠无力，白天还有一些量，到了晚上基本就没有了。中午非常困乏，午休了3个小时之后，觉得浑身皱巴巴的，出去溜达溜达才好。

最近，两只小臂到手指间，长出一些类似湿疹的小包。开始很痒，抓挠之后，很快隆起一个小包，就好像是被蚊子叮了一口似的，把小包抓破了，可以挤出一点透明的好似组织液样的东西，破了以后就不再那么痒了。这样的小包只在两手臂内侧和手指缝间出现，共有四、五个的样子。

4月18日，今天看病，针感又变得十分强烈起来（第一次很强烈，第二次不是很强烈）。入针的时，依旧是很费劲。在针入关元穴时，觉得一股酸麻劲呈线状一直通到下体。全部刺入几分钟后，就开始有痛感。先是疼成一片，然后疼痛的感觉分成两部分，一部分在下腹部拧着疼，另外一股钝痛的力量逐步盘旋向上，从上腹部→心口下方→胸口中间→气管。等到了咽喉时，并不是痛感，而是想要咳嗽。因为肚子里有针很痛，咳不出，只能费劲地喘着。旁边的病友建议我揪揪难受的地方，病气就能走出来了。我使劲揪了会儿，还真管用！马上嗓子眼就不难受了。而且这一路也没有再疼过。后来一直是腹腔大面积胀痛，时断时续的疼痛一直持续了两个半小时才慢慢消失。

4月20日，今天开始用艾条温灸下腹部，真的很舒服，觉得肚子里暖暖的，很久很久以来，第一次捧着个温暖的肚子入睡，真好！

4月21日，又是神清气爽的一天，肩颈比以前更加挺拔了很多。到家以后煮艾绒泡脚，滚开的水，热气腾腾，把脚放在上面熏着。等水不太烫了，再把脚放进去泡着。同时还用艾条灸着下腹。今天，感觉好像又有了进步，躺在床上，摸着肚子不再像以前那么凉气扎手了，跟昨天相比，肚子里有了一团暖融融的东西。

4月22日，泡完脚，不再是单纯的暖暖的感觉，而是有点怪怪的，说不好。

4月23日，连续第3天用艾绒泡脚了，泡完脚又把手也放进去泡了泡，马上觉得一股暖意从四肢贯穿到全身。今天腹中的感觉比较明显，变得有点疼，连带着腰也跟着疼。因肚子里不舒服，泡完之后又用艾条熏了20分钟。细细体会，感觉肚子里虽有点疼，感觉像是一个大冰坨子，从内部逐渐出现了一些裂缝。这种感觉从下腹部一直横贯到腰部。

单用艾条熏灼，只能烤热一个点。用艾绒泡脚一下子温暖到整个腹腔，才会有大冰块开始裂缝的感觉。这应该是一个很好的趋势，随着肚子里这个大冰块的消融，一定会好起来！

2009－05－05

出诊日志一则

我在 2008 年 12 月 11 日写有"针灸及药后祛病反应"一文,写到脱发、少发一例。林某,女,25 岁,今日下午,由母亲陪同前来复诊。面色明润,观头部,发质乌黑,坚韧且有光泽,"亭亭如盖矣"。脉诊,右脉平和,左尺脉沉取有弦意。我让其母亲体会脉象,林母自修中医,应道:"好像能体会到一些。"左侧尺脉沉取有弦意,对应肾经,其阻滞亦在脐之左侧。腹诊,脐左果仍有痞结,去岁腹诊脐右及脐下痞结处已松散柔软。脐上建里穴(脐上 3 寸)仍有痞结,已比去岁柔软许多。

为林某腹部针刺且留针,得气后腹部流动、回旋。为之汤剂处方,温通肝肾为要。

林母边某,46 岁,我友人,自述上周服药后,口唇内有轻度溃疡,下身白带多且黏稠。我告曰:前用药温阳气血,上述症状,回阳之象也,心情少安毋躁。

蔡某,女,38 岁,子宫内膜异位症,服药及针灸数月。经络迟钝体质,两周前针刺留针,腹内作痛,大汗淋漓,自觉体内气机敏感。今告我,前几日北京高温,打开室内空调,忽觉腹痛,急如厕。今日下午乘公车来诊,车内空调,到医院几分钟后,又急如厕。我告曰:"身体阳气恢复,尚不充沛,遇一丝阴冷即觉,入体内决战于肠胃,下稀便而告结束。以往遇阴寒或不觉或无力抗争,似是平静,并非佳兆也。"

晚,友人全家约我进餐,归来已是 10 点,觉脐下关元穴处异样,打开瘢痕灸敷盖纱布,黑痂已脱落,有直径约 2cm 血肉洞开。换干净纱布敷盖于上。夜虽深,且简约记之。

2009 – 06 – 27

HPV – DNA（人乳头瘤病毒）
阳性一例的中医诊治

金某，女，52 岁，2009 年 8 月 9 日初诊，自述 HPV—HC2 DNA（人乳头瘤病毒 13 种高危型）阳性。5 月份西医检测，标本：宫颈黏液脱落细胞，检测值：500pg/ml（正常参考值：0—1.00pg/ml），定性结果：阳性。

脉诊，左脉，尺细弦，重按无力；关细数；寸略和缓。右脉，尺沉取弱有根；关寸略和缓。舌质暗红，苔薄白。腹诊，脐左有痞结，拊之痛，脐周拊之有寒意。

诊断：肝肾不足，冲任寒凝。

治疗：针刺，去中脘、水分、肓俞（双）、阴交、关元，留针 1 小时余。汤剂：炙甘草 60 克、干姜 30 克、制附片 45 克、制川乌 45 克、细辛 30 克、党参 30 克、白术 30 克、山药 30 克、茯苓 30 克、小茴香 15 克、黄芪 30 克、菟丝子 30 克、补骨脂 30 克、仙茅 20 克、仙灵脾 30 克、枸杞子 30 克、生龙牡各 30 克、灵磁石 60 克。水煎，药房大锅煎煮，水沸后再煎煮 90 分钟。7 副。

8 月 30 日二诊，患者持北京友谊医院 HPV—HC2 DNA（人乳头瘤病毒 13 种高危型）检测报告，标本：宫颈黏液脱落细胞，检测值：1.63pg/ml　正常参考值：0—1.00pg/ml 定性结果：阳性。虽仍为阳性，但指标大有变化。

脉诊。左脉，尺沉弱，细弦已去，关寸略和缓。右脉有根。

针刺，取腹部诸穴同上次。汤剂：炙甘草 60 克、干姜 30 克、制附片 45 克、制川乌 45 克、细辛 3 克、桂枝 30 克、肉桂 15 克、吴茱萸 15 克、砂仁 15 克、厚朴 15 克、党参 30 克、当归 30 克、山萸肉 30 克、山药 30 克、茯苓 30 克、小茴香 15 克、黄芪 30 克、酒军 15 克、生龙牡各 30 克、灵磁石 60 克、大枣 50 克。水煎，药房大锅煎煮，水沸后再煎煮 90 分钟。7 副。

按：西医学认为，高危型人乳头瘤病毒（HPV）持续感染是引起子宫颈癌的必要条件。HPV的人群感染率达20%~30%，预防及早期发现HPV感染可以有效规避宫颈癌。感染HPV并不代表得了癌症。西医用干扰素治疗是现在常用一种方法。我近在中医临床中，对治妇科杂病中兼有HPV阳性患者，发现患者多为冲任寒阻，肝肾不足。用俗语讲，就是小肚子有些凉疙瘩，有寒、有湿，时间久了，还会生出一些瘀热。用针刺开通经脉，用汤剂温通，离照当空，阴霾自散，是个治疗法则。

2009 – 09 – 01

纯粹中医

糖尿病一则

2009 年 10 月 23 日下午，友人齐某复诊，告我曰：几日来最大感受，酒量大增，去内蒙古出差，与合作方饮酒，高度河套王，一斤半余，头脑清晰。司机也讲，连饮 3 日，似无醉意，而对方经理多已酩醉。我诊脉，尺脉沉取有力，又有寒意，告其，戒之戒之。回顾以往医案，记录如下。

齐某，男，1970 年 2 月生人，某企业经理。2009 年 7 月中旬体检，异常指标如下：

1. 身高：175cm，体重：95 公斤。

2. 血压：150/100mmHg，偏高。

3. 血糖：10.7mmol/l 偏高；尿糖：＋＋＋＋＊；尿酮体：＋ mmol/l＊。

4. 心电图：窦性心律，72 次/分，ST：II、AVF、V5、V6、下降 ≥ 0.05 T：I、II、III AVF、V5、V6 低平、双向。心电图表现多导联的 ST—T 异常改变，常提示心肌供血不足。

5. 总胆固醇：5.38mmol/l 偏高；甘油三酯：4.51mmol/l 偏高。高密度脂蛋白胆固醇：0.75mmol/l，偏低。

6. 颈椎：颈椎曲度僵直，3~6 骨质增生。

7. 肝脏：中度脂肪肝（B 超提示）。

8. 前列腺：前列腺轻度增生：4.1＊4.4＊3.8（B 超提示）。

9. 结膜检查：双眼慢性结膜炎（眼底摄影室提示）。

10. 双下肢轻度指压性水肿。

初诊，2009 年 8 月 23 日下午。望诊，面虚浮，色微红，头部多汗。舌质暗红，略胖大，齿痕舌，舌中有腻白苔；脉诊，尺脉沉弱散乱，指下甚寒，关细数，寸浮大。腹诊，胃脘部有条索状物，脐右有痞结，拊之痛甚。询其病史，体素健，数年来，因工作压力大，烟酒无度，近多觉困倦，烦躁，口渴，食量大，仍有饥饿感。上月体检，尿糖、血糖异常，曾口服几次二甲双胍类降糖药，自觉腰痛，未敢再服。

中医诊断：冲任寒凝，肝肾两损。治则：针刺、汤剂温通冲任，涤荡阴邪，补益肝肾。

> 针刺：取中脘、水分、阴交、气海、肓俞（双）、天枢，自觉腹中温热，属敏感体质，留针 1 小时余。汤剂：炙甘草 60 克、干姜 30 克、制附片 90 克、桂枝 30 克、白术 45 克、茯苓 30 克、党参 30 克、当归 30 克、山萸肉 45 克、山药 30 克、仙灵脾 60 克、仙茅 30 克、生龙牡各 30 克、灵磁石 60 克、大枣 30 克。水煎 120 分钟，7 副。

2009 年 8 月 28 日下午二诊，尺脉沉弱，关寸略缓和。舌质转淡红，白腻苔。脉象变化，似有神助，尺脉虽沉弱，散乱已去，沉取有根；关寸亦缓和。自述口渴已去，神气清爽，不再虚汗连连，工作中动辄烦躁发怒亦除。服药后，背部作痛，连及左前胸，左前胸不是痛，是胀、闷。背部是脊柱及两侧，以左侧为甚，要慢慢侧身，始能起床，持续五、六日。昨日挪动办公室器物、文件，小劳出汗，反觉舒适。

> 为之汤剂处方如下：炙甘草 60 克、干姜 30 克、炮姜 30 克、制附片 60 克、制川乌 60 克、白术 45 克、茯苓 30 克、白芍 30 克、肉桂 15 克、黄芪 30 克、酒川军 20 克、当归 30 克、熟地 30 克、山萸肉 30 克、泽泻 15 克、砂仁 15 克、生龙牡各 30 克、灵磁石 60 克、大枣 30 克。水煎 120 分钟，7 副。针刺：取中脘、水分、阴交、气海、肓俞（双）、天枢，留针 1 小时余。

2009 年 9 月 4 日三诊，尺脉沉取有根、有力，关寸较和缓。自述白日神气大增，夜间 9 时，困倦欲睡，而往日夜深反而兴奋不眠。我告曰：此身心恢复，阴邪大去，阳气复生，神机自调之佳兆。

> 汤剂处方如下：炙甘草 60 克、制附片 60 克、制川乌 60 克、细辛 30 克、肉桂 15 克、吴茱萸 15 克、熟地 60 克、山萸肉 30 克、山药 30 克、茯苓 30 克、茯苓 30 克、黄芪 30 克、酒川军 20 克、巴戟肉 15 克、菟丝子 30 克、补骨脂 30 克、仙灵脾 30 克、生龙牡各 30 克、灵磁石 60 克、大枣 30 克。水煎 120 分钟，7 副。

2009 年 9 月 11 日四诊，面色明润，尺脉有根，关寸脉和缓。舌质淡红，有薄白苔。自述眠佳，食欲能节制正常量，体重已减 16 公斤。8 月下旬初诊，体重 100 公斤，今天 84 公斤。其妻曰：身体由圆拍扁了。我望之，其衣裤空松许多，神气爽朗。肾主收摄，肝肾温通，体重大变，乃是奇观。

汤剂处方如下：炙甘草60克、制附片80克、制川乌80克、细辛30克、肉桂15克、桂枝15克、赤白芍各15克、黄芪45克、乌梅30克、党参30克、当归30克、川椒15克、牛膝30克、泽泻20克、菟丝子30克、补骨脂30克、仙灵脾30克、生龙牡各30克、灵磁石60克、大枣30克。水煎120分钟，7副。

2009年9月25日五诊，因出差外地，停药1周，略觉疲乏。尺脉有根，关脉有弦意，寸略浮数。

汤剂处方：炙甘草60克、制附片90克、制川乌90克、细辛30克、干姜30克、吴茱萸15克、熟地45克、山萸肉30克、牛膝20克、泽泻20克、丹参30克、五灵脂30克、茯苓30克、黄芪60克、党参30克、当归30克、酒川军20克、黄连15克、黄柏15克、菟丝子30克、补骨脂30克、仙茅20克、仙灵脾30克、生龙牡各30克、灵磁石60克、大枣30克。水煎120分钟，14副。因十一长假，故用药两周。针刺：取冲任诸穴。

2009年10月9日六诊，尺脉沉去有力，关寸亦和缓。面色明润，色质淡红，有黄白相间苔。

汤剂处方如下：炙甘草60克、制附片90克、制川乌90克、细辛60克、吴茱萸15克、干姜30克、炮姜30克、桂枝20克、肉桂20克、熟地45克、山萸肉45克、茯苓30克、白术30克、五灵脂30克、砂仁15克、黄芪45克、党参30克、当归30克、酒川军20克、黄连15克、黄柏20克、菟丝子30克、补骨脂30克、仙灵脾30克、生龙牡各30克、灵磁石60克、大枣30克。水煎120分钟，7副。针刺：冲任诸穴。

2009年10月16日七诊，自述体重158斤（79公斤），望之，神色平和。三部脉和缓有力。

汤剂处方如下：炙甘草60克、制附片60克、制川乌60克、细辛30克、干姜30克、炮姜30克、桂枝20克、肉桂20克、熟地45克、山萸肉45克、山药30克、茯苓30克、白术30克、丹参30克、五灵脂30克、砂仁15克、黄芪45克、党参30克、当归30克、酒川军20克、菟丝子30克、补骨脂30克、仙灵脾30克、生龙牡各30克、灵磁石60克、大枣30克。水煎120分钟，7副。针刺：取冲任诸穴。

2009年10月23日八诊，今日告我，连饮大酒3次，自觉体力无恙。脉象，尺脉有根有力，然双尺肾经、命门有寒意，我觉从其双尺不时有寒邪透入诊脉四指指骨。医嘱不可造次身心，自毁长城。

汤剂处方如下：炙甘草60克、制附片60克、制川乌60克、细辛30克、干姜30克、炮姜30克、桂枝30克、肉桂30克、熟地30克、山萸肉30克、牛膝30克、砂仁15克、乌梅30克、党参30克、当归30克、黄连15克、黄柏30克、菟丝子30克、补骨脂30克、仙茅30克、仙灵脾30克、生龙牡各30克、灵磁石60克、大枣30克。水煎120分钟，7副。

糖尿病，阴寒证也，寒邪入三阴，非大辛大热不足以搜脏腑之阴寒，下次再详细论之。

10月30日下午九诊，面色明润。脉诊，尺脉指下有寒（指我摸脉之手指能感知病者脉象），右尺为甚；关寸脉略浮大。舌质淡红，苔薄白，上周舌苔略黄腻。告我昨夜饮白酒斤余，今日午间食羊肉火锅，再告其戒大酒。我亦想知道，体质改善，生化指标如何呢？开化验单，15点，取指端末梢血，化验师即刻出报告，餐后2小时血糖9.8mmol/l（末梢血参考值：空腹血糖3.9~6.1；餐后2小时＜7.8 mmol/l）。饮酒及午间食肉应对指标有影响。

为其汤剂处方：炙甘草60克、乌梅60克、制附片60克、制川乌60克、细辛30克、桂枝30克、干姜30克、炮姜30克、川椒15克、黄连15克、黄柏20克、黄芪45克、党参30克、当归30克、丹参30克、酒军20克、熟地30克、泽泻15克、山萸肉30克、丹皮15克、补骨脂30克、仙茅30克、仙灵脾30克、生龙牡各30克、灵磁石60克、大枣30克。水煎120分钟，7副。针刺：取冲任诸穴。

11月6日下午十诊，脉诊，脉沉取较和缓，左脉尺、关略弱。舌质淡红，苔黄腻。

汤剂处方：炙甘草60克、乌梅60克、制附片60克、制川乌60克、细辛30克、桂枝30克、肉桂15克、干姜30克、川椒15克、黄连15克、黄柏30克、党参30克、当归30克、熟地30克、泽泻15克、山萸肉30克、川断15克、杜仲15克、补骨脂30克、仙茅30克、仙灵脾30克、生龙牡各30克、灵磁石60克、大枣30克。水煎120分钟，7副。针刺：取冲任诸穴。

有网友留言："开方一次二十几味药，乱枪打鸟。"非也，汤剂处方，时而大辛大热，纯阳为胜；时而寒热并用，如加黄连、黄柏，取仲景《伤寒论》厥阴经总方乌梅丸与金匮肾气丸合用。生龙牡、灵磁石取其重镇、收摄；酒军之类，引废浊自阳明肠胃降泄。用温、用补同时，酒军自有其妙。大黄，《本经》曰："气味苦寒无毒，主下瘀血，血闭寒热，破癥瘕积聚，留饮宿食，涤荡肠胃，推陈致新，通利水谷，调中化食，安和五脏。"生大黄峻烈势猛，酒军，酒大黄也，取其缓也。其效大便顺畅，始而恶臭，肠内鸣叫，放屁山响。

糖尿病，厥阴诸证，寒热错杂，阴阳胜复。上中下三消之说，分而治之，医者当识其根本，元气不足，寒邪、阴邪盘踞三阴，温之、通之为务。我用针、用灸，畅通冲任，以冲任立论，识病情更为简明。腹诊，冲任阻滞，或痞结，或条索状物，扪之痛者，阴寒之邪，凝为有形之物。针之、灸之，冲任经脉畅通，为大剂用辛温大热开山辟路。

齐某述其数载以来，性功能近失，服药后，今大胜昔，两个黄鹂鸣翠柳，一行白鹭上青天。我告其节欲葆真，以求康复，齐某诺诺。

初诊，针刺，齐某自觉腹内气机涌动，周身温热。其体格素健，经络敏感，性情醇厚，我始辛辣施治。京畿之地，人心反复，为医者选用针灸方药，更需细察。初诊，8月23日，处暑之日，傍晚，街头仍为炎热，我自觉周身有寒意，头部两耳以上至巅顶，冰凉冰凉。厥阴之经会于巅顶，医者，意也，依此制彼，乃感受齐某厥阴之寒邪也。灯火阑珊，暑意未尽，却似处瑟瑟寒秋。用阳者，识其阴也。此阴，非阴阳之真阴，阴邪、阴寒也。未乘车，步行数里还家。

2009 - 10 - 29

大青龙汤对治感冒三则

第一则

孙某，女，5岁半。家长2009年10月30日午间来电，发热、无汗，有少量黄黏痰。不能面诊，我处方小剂量大青龙汤：麻黄6g，桂枝10g，炙甘草15g，杏仁10g，石膏15g，生姜5大片，大枣10枚。嘱配两剂，服一剂，若热退，不需再服第二剂。晚间电话得知，下午服药后，幼童自述身体发冷约半小时，热退咳止，身心安静。

第二则

耿某，女，33岁，职员。2009年11月2日，来电告我，喷嚏、流涕，为之处方大青龙汤，下面乃其自述。

饮大青龙汤有感

周日（2009年11月1日）温度骤降，由于没穿棉衣，室内尚无暖气，受凉了，下午就开始频繁地打喷嚏，流清鼻涕，当时并没有引起注意。

周一，上午打喷嚏、流鼻涕的情况加重，出现了头晕的感觉。白大夫给我开了大青龙汤的方子：麻黄6克，桂枝10克，炙甘草15克，杏仁10克，石膏15克，生姜5大片，大枣10枚，水煎服，两剂。下午我早早回家，先穿上了棉衣，就开始泡药、煎药，差不多晚8点钟左右吃药。吃完不久，感觉心跳变得快速有力，心跳虽然很快，但是并不觉得胸闷，反倒是呼吸畅快了许多。

因为以往的印象，受了凉就要好好睡一觉，发发汗，才能好起来，所以服药后很快躺下，想早点入睡，但这次和以往吃普通感冒药不同的是久久不能入睡，整个人胀胀的，处于一种类似于有点兴奋的状态（仅指的是气血流动，而不是情绪，不过这种感觉并不太舒服）。迷迷糊糊间觉得胸腹及后背间"唰"地出了一层东西，人一激灵，又清醒了许多。看看表，刚过去 1 小时左右。自己感觉了一下，身上并没有汗湿，也没有黏糊糊的感觉，不晓得刚才出的那层是什么东西（这一顿药里，我忘记放生姜了，没有出太多汗是不是跟这个有点关系？）。出了这层东西之后，剧烈心跳的感觉稍微平复了一些，能够入睡了。差不多 3 个小时以后，又醒了，还是感觉身上出了层东西似的。然后一觉睡到了天亮。和以往不同的是，往常感冒的时候一旦睡着了，再想起床非常困难，但这次几乎没费什么劲就起来了。受凉的症状已大大减轻，头不晕了，喷嚏和鼻涕也减少了很多。

周二，早上吃不下东西，上午 10：30 左右吃了第二顿药。这次配上点生姜水一并服下。吃下以后又开始心跳加速，人也有点迷迷糊糊的，索性就提前躺下午休了，午饭也没有吃。依旧是睡不踏实，身上往外冒东西，人也激灵激灵的，整体感觉不如头天晚上强烈，不晓得是因为加了姜水，还是办公室里太热的缘故。下午起来，出了不少的汗。喷嚏和鼻涕几乎没有了，脸上和眼皮的浮肿都消了，虽然面皮还有些潮红，但看上去精神好了许多。下午 4 点多钟觉得有些困倦、还有点虚弱，大概是这两天身体正邪相争，耗费了一定的元气，吃东西又不够的缘故。趴在桌上小睡了不到 1 个小时。晚上回家，依旧没有什么食欲，努力喝了一点粥，吃了一个饺子。煎第二剂药，吃药之后，就躺下了。这回虽然还是心跳持续加速，但身上出东西的感觉却比较费劲了，等了很久也没见动静。迷糊间快入睡的时候似乎是出了一层东西，劲头和量都不如头两次的多了。一晚上只出了这一次，然后安睡到天亮。

周三，早上起来依旧没有什么食欲，索性没有吃早饭，直接吃了药。这次除了心跳加速、血脉流动加快以外，几乎没有再感到身上往外出东西。上午 10 点多钟，出现了肠鸣的现象，想来是大好了，身体告诉我可以吃东西，补充给养了。中午吃了一些清淡的菜，小半碗米饭，喝了点粥，下午身体就没什么事了。

第三则

王某，男，5 岁半。2009 年 11 月 4 日上午 10 时，其母电话告曰：万圣节，小儿恣意多食糖果、点心，正值大雪降温，天气陡变，后玩雪人、打雪仗，受寒后发烧 2 日，38.9℃。为之处方：麻黄 6g，桂枝 10g，炙甘草 15g，杏仁 10g，石膏 15g，生姜 5 大片，大枣 10 枚。两剂，告知若服 1 剂，汗出烧退，第 2 剂无须再服。

下午 3 时电话告我，服药后不久，汗出，烧退。我告其，近几日，适度饮白开水，注意休息。

按：我悉患者体质，病家信赖，果断处方，内有郁热，外感风寒之证，用麻、桂发其表，以驱除寒邪；杏仁苦以降气；石膏甘以生津，沉寒之性降肺胃之郁热；姜、枣和中。内外通透，升降有常，身心自然安泰。

天气变化，感其寒，或曰为普通感冒；岁时不和，温凉失节，感乖戾之气而生病，易于传染，或曰为病毒性感冒。体温升高，或高烧，乃正邪相争，抗邪外出之象。人体各异，变相百出。医界有辛温解表、辛凉解表之法；有伤寒派、温病派之争。是用温药、还是凉药？北京的老中医刘弼臣讲，他早年在上海复兴中医中药学校里。学校有好多大学问家，儿科有徐小圃、奚晓岚、钱今阳等。徐小圃是温热派，奚晓岚是寒凉派，两大派系，互相排斥。他还跟谢汇东学习了杂病论，兼收并学。刘弼臣说，奚晓岚的寒凉药确实效果好，但是不能多用，再多用下去效果就不好了。须改方子了，要多掌握一些才能够随机应变。

疾病发生，人体正气之虚，外邪乘虚而入。正气与外邪相抗，交争不下，发热之缘故。温通，益正祛邪，顾护人体正气，温热派也；寒凉，去其邪热，病家顿感舒适，寒凉之法。一味寒凉，热象虽退，必伤其正气。体壮者，邪热去，体力神气可自复。体羸弱者，邪热去，需补益正气，助其自复，此善法也。

龙能兴云致雨，大青龙汤，发汗峻剂，故名之。其原方：麻黄六两（去节），桂枝二两，甘草二两（炙），杏仁四十枚，生姜三两（切），大枣十枚（擘），石膏如鸡子大（碎）。1981年考古发现汉代度量衡器"权"，就是秤砣，经上海柯雪帆教授核实，一两＝15.625克，麻黄六两，等于93.750克。以此逐个换算应用，方为峻剂。方法，仲景为后人指明路径，法无定法，量体裁衣，能窥其原貌，探索究竟，为医者之本也。

2009－01－07

子宫肌瘤（排病有大量宫血）一例

魏某，女，1973年生人。2009年12月6日上午初诊。自述2年前体检，发现子宫肌瘤6cm×6cm，未作处理。面色晦暗，内侧眼白处有睑裂斑各二三，左眼为甚。有便秘史，二三日一解。

脉诊，左尺脉沉取无力、细弱；右尺沉取略细数；关浮大，寸浮数。舌质暗红少苔，齿痕舌。腹诊，肚脐下1寸（阴交穴）到3寸（关元穴），皆有痞结，扪之发硬。

辨证：肝肾元气不足，冲任气滞寒凝，瘀阻生假热。右尺细数，此细数之脉象，假热之象。另关寸浮大、浮数之象，亦是假热，本质乃下寒上热。

治则：温通冲任，活血化瘀。

针刺：中脘、水分、阴交、关元、肓俞（双侧）、天枢（双侧）。汤剂处方：炙甘草60克、乌梅30克、干姜30克、炮姜30克、桂枝30克、赤白芍各15克、川椒10克、黄芪45克、当归30克、五灵脂30克、川芎10克、黄连10克、黄柏30克、酒军30克、补骨脂30克、仙灵脾30克、菟丝子30克、生龙牡各30克、灵磁石60克、大枣30克、细辛30克、制附片60克、制川乌30克。水煎，7副。

2009年12月13日二诊，面色明润；双尺脉沉取皆有根，关寸脉较前和缓。自述12月8日协和医院查体，子宫肌瘤5.8cm×4.6cm。便秘改善。

针刺：取穴略同上次。汤剂处方：炙甘草60克、乌梅30克、干姜30克、炮姜30克、肉桂15克、桂枝30克、赤白芍各15克、厚朴10克、枳实10克、黄芪45克、当归30克、五灵脂30克、酒军30克、熟地30克、山萸肉30克、补骨脂30克、仙灵脾30克、菟丝子30克、生龙牡各30克、灵磁石60克、大枣30克、细辛30克、制附片60克、制川乌30克。水煎，7副。

2009 年 12 月 20 日三诊，面色明润、光洁；舌质暗红，有薄白苔，舌齿痕减少；脉象，尺脉沉取有根，仍细弱；自述大便今日正常，大便较前几日更佳，睡眠香甜。

> 针刺略同前。汤剂处方：炙甘草 60 克、乌梅 30 克、干姜 30 克、炮姜 30 克、肉桂 15 克、桂枝 30 克、赤白芍各 15 克、黄柏 15 克、黄连 10 克、黄芪 45 克、当归 30 克、五灵脂 30 克、川芎 10 克、续断 15 克、酒军 30 克、熟地 30 克、山萸肉 30 克、山药 30 克、补骨脂 30 克、仙灵脾 30 克、菟丝子 30 克、生龙牡各 30 克、灵磁石 60 克、大枣 30 克、细辛 30 克、制附片 90 克、制川乌 30 克。水煎，7 副。

2009 年 12 月 27 日四诊，脉象，尺脉沉细，左侧为甚，关寸和缓；舌质暗红转淡，有少量薄白苔，齿痕舌消失；睡眠尚可，多梦；大便畅通。

> 针刺略同前。汤剂处方：炙甘草 60 克、干姜 30 克、炮姜 30 克、肉桂 15 克、桂枝 30 克、赤白芍各 15 克、黄芪 45 克、党参 30 克、当归 30 克、五灵脂 30 克、酒军 30 克、熟地 30 克、泽泻 15 克、山萸肉 30 克、山药 30 克、补骨脂 30 克、仙灵脾 30 克、菟丝子 30 克、枸杞 30 克、小茴香 15 克、艾叶 15 克、生龙牡各 30 克、灵磁石 60 克、大枣 30 克、细辛 30 克、制附片 90 克、制川乌 30 克。水煎，7 副。

2010 年 1 月 2 日五诊，面色润泽，眼白处睑裂斑有散开态势；脉象，左尺沉细有弦长意，右尺仍沉弱，关寸较和缓；舌质淡红，少量薄白苔；上周服药，在胃口有阻滞感；大便畅通。左尺沉细有弦长意，乃肾气恢复鼓荡，驱邪外出之象；服药后胃口有阻滞感，乃药力开通新的经脉空间，身体正邪相争，新旧相争不下之感觉。

> 针刺略同前。汤剂处方：炙甘草 60 克、乌梅 60 克、干姜 30 克、炮姜 30 克、肉桂 10 克、桂枝 30 克、黄芪 60 克、党参 30 克、酒军 30 克、厚朴 10 克、枳实 10 克、黄连 10 克、黄柏 30 克、山萸肉 30 克、山药 30 克、补骨脂 30 克、仙灵脾 30 克、菟丝子 30 克、枸杞 30 克、生龙牡各 30 克、灵磁石 60 克、大枣 30 克、细辛 30 克、制附片 90 克、制川乌 30 克。水煎，7 副。

2010 年 1 月 10 日六诊，面色明朗，同诊友人称述其面色由干瘪转为饱满妩媚，身材挺拔许多；脉象，左右尺脉沉取皆有力，关寸和缓；上周月讯，觉腹内胀满。脉象甚佳，腹内胀满，乃气机鼓荡腹腔，驱邪之象。

> 针刺略同前。汤剂处方：炙甘草 60 克、乌梅 60 克、干姜 30 克、炮姜 30 克、肉桂 10 克、桂枝 30 克、赤白芍各 15 克、黄芪 30 克、党参 30 克、酒军 30 克、厚朴 15 克、枳实 10 克、黄连 10 克、黄柏 30 克、山萸肉 30 克、山药 30 克、补骨脂 30 克、仙灵脾 30 克、菟丝子 30 克、枸杞 30 克、生龙牡各 30 克、灵磁石 60 克、大枣 30 克、细辛 30 克、制附片 90 克、制川乌 60 克。水煎，7 副。

纯粹中医

2010年1月24日七诊，脉象，左右尺脉有力，沉取有根，关寸和缓；舌质淡红，有薄白苔。1月16日月经干净后，下身又大量出血，两次赴协和诊治，排除各种情况，出血原因不明。18日夜7点半，电话咨询我，告其乃排毒、排病反应，定住心神，且勿叶公好龙，不再西医止血，很快会过去。19日凌晨，忽一团状大血块排出体外，血止。腹诊，肚脐下小腹部柔和，原有痞结散开，且向下移至耻骨上，尚有痞结。此次出血，非单单是子宫内旧毒瘀滞排出，乃身体整个脏腑经络之净化过程，体内杂质化为瘀血，借子宫排泄之通路，涌泄而出。

> 针刺略同前。汤剂处方：炙甘草60克、乌梅60克、干姜30克、炮姜30克、肉桂10克、桂枝30克、黄芪60克、党参30克、酒军15克、厚朴10克、枳实10克、黄连10克、黄柏30克、山萸肉30克、山药30克、补骨脂30克、仙灵脾30克、菟丝子30克、枸杞30克、生龙牡各30克、灵磁石60克、大枣30克、细辛30克、制附片90克、制川乌50克。水煎，7副。

2010年1月31日八诊，脉象、舌象略同上周；自述大便有不尽感，乃身体调整中自然现象。

> 针刺同前。汤剂处方：炙甘草60克、乌梅60克、干姜30克、炮姜30克、肉桂10克、桂枝30克、黄芪60克、党参30克、茯苓30克、酒军15克、厚朴10克、枳实10克、黄连10克、黄柏20克、山萸肉30克、山药30克、补骨脂30克、仙灵脾30克、菟丝子30克、枸杞30克、生龙牡各30克、灵磁石60克、大枣30克、细辛30克、制附片90克、制川乌30克。水煎，7副。

患者停药1周，汤剂医院药房第二日才可煎出。我拿自服汤剂一包予之，嘱其此乃我自服，与其处方相似，药力更峻猛，服后全身发麻，头部有瞑眩感，切勿惊恐，自会缓缓消退。

2010年2月7日九诊，面色明润，眼神灵动清澈；左右尺脉有力，沉取有根，关寸较和缓，右寸略弱；舌质淡红，有薄白苔；大便略干。2月4日，发烧，烧退后头疼，太阳穴、头顶、后脑部难忍，自下午2点至夜间。2月6日，觉左腿发凉。立春日发烧，阳气生发，正邪相争。头顶乃厥阴肝经所主；太阳穴、后脑部乃胆经所主。初春，肝胆之气生发，腿部发凉，乃寒邪外出之象。

> 针刺同前。汤剂处方：炙甘草60克、乌梅60克、干姜30克、肉桂10克、桂枝30克、黄芪60克、党参30克、酒军15克、厚朴10克、枳实15克、黄柏30克、黄连10克、熟地15克、山萸肉30克、山药30克、补骨脂30克、仙灵脾30克、菟丝子30克、枸杞30克、生龙牡各30克、灵磁石60克、大枣30克、细辛30克、制附片90克。水煎，7副。

患者服药自述：

2010 年 1 月 16 日 周六

自去年 12 月 6 日服药后已月余，其间未感太多不适，亲友皆告脸色好转。今日距月经结束一周左右，忽觉有血流出，开始未甚在意，自觉休息一下即可。周日遂卧床，觉好转。晚出门用餐，又觉血不断涌出，待起身，竟自腿流下，惊惧不已，急赴协和，检查，B 超，无结果，用止血药点滴，无效。觉有血块奔涌而出。夜归家，觉尚好。至周一下午，血量再次加大，又赴协和，再次止血未果。致电白大夫，告为排毒、排病反应，嘱静心，无须惊慌。其时至夜间，血如决堤之势汹涌而出，伴越来越大血块。凌晨，觉一手掌大小血块滑出，至洗手间，心里感觉出血应已结束。果然自此再无出血，如闸门已关。甚觉惊异。遂留文字，以记之。

1 月 24 日周日

今天，再次就医。起针后，白大夫让我喝了一袋他的药，并嘱咐这个药会很麻，不要紧。喝完药出门会友，1 小时后觉得全身发麻，如有电流穿过，走路都有点发晃。两小时后竟然觉得眼疼、胀，似乎有东西往上冲，眼前一片白花花，好像看到太阳一样，几乎什么也看不见。有点害怕赶紧回家睡觉，醒了后，觉得好多了，只是似乎有点虚。中药的功效真是太神奇，无法用言语形容。

2 月 4 日周四

今天立春。早上起床，正常上班。到办公室，和同事谈了几个工作上的问题，觉得后背有点发冷，心想今天暖风怎么这么不好，还是我穿得少了？没太当回事，继续如常上班，做事。到 9 点多钟快 10 点的时候，觉得越来越冷，全身止不住打冷战，后背像一个大冰块，手脚冰凉，想喝点热水暖和一下，杯子都似乎有点端不住，不停发抖。心里觉得莫名其妙，想试试体温吧，看会不会发烧了，没想到一试竟然烧到了 38.6℃，只好决定回家休息，睡觉。过了 1 小时左右，11 点多吧，觉得全身开始暖和了，不发抖了，手脚也不觉冰凉了。也没有再试体温，只是想睡觉。到了下午，自己觉得已经不发烧了，但是头疼得不行。印象中似乎没有这么疼过，以前头疼如果睡了一觉就会好得多，这次不行，几乎疼得睡不着，一直到晚上 8~9 点还不行，只好吃了点止疼药，不知几点昏昏睡去。第二天，一切正常，头不疼了，也不发烧了。

按：宋人吕东莱曰：天下之事，胜于惧而败于忽。

我对治妇科杂症，用药看似峻猛庞杂，亦如履薄冰，深思熟虑，甄别个体禀赋，斟酌药材品质及用量，且亲身尝药体验，以验古典经方效力。病深而药浅，不免杯水车薪；如上方多用经方乌梅丸之加减，寒热并用，杂以补肝肾之药，熟地、山萸肉诸药，乃附草姜、细辛重用后，再中添油，方可转化为身体能量。药味数量名目杂陈，效用却专一宏大。

细察患者身心素质，患者身材娇小，气概却伟。心神稳定。如此药力，能在脏腑流转化解。肝肾不足，阴寒凝滞，子宫肌瘤乃冰山一角，需宏观着眼，其实各个病症何尝不都如此？同时有两位有多次流产史女子诊治，药力三分之一，瞑眩反应出现，令其心怀忐忑，我警醒，引以为鉴，苦心慈悲，或误解为孟浪。气量心眼大小不同，确有需缓缓图之者。

　　针刺开通经脉脏腑，我用针刺冲任诸穴，开山辟路亦有玄机。

2010－02－16

过敏性鼻炎　眼睛痒及妇科杂症一例

王某，女，公务员，1972 年生人，2009 年 8 月 29 日初诊。

自述过敏体质多年，上月在北京协和医院检查，24 种过敏原有 23 种过敏。近过敏性鼻炎发作严重，喷嚏、鼻痒、流涕、鼻塞频频；眼痒，自觉在眼球深处，有将眼球抠出的冲动。有宫颈息肉切除史，近 2 个月，月经 2 周尚净；数年来手脚冰凉，6 月初出现晨僵，四肢及关节痛。

面诊，面色略晦暗。脉诊，两尺脉沉弱，左尺有弦意，右尺沉取有根；关寸缓弱。舌质淡红，黄腻苔，齿痕舌。腹诊，心下拊之柔和，脐左侧有痞结，拊之痛；气海、关元拊之冷。

辨证：冲任寒凝，上热下寒。患者禀赋尚好，如舌质淡红，有黄腻苔，善象。心下柔和，用温热药无有阻隔，可顺达下元肝肾，温养周身。五官、四肢之表象，莫为所惑；根者，肝肾不足，阴寒凝滞，阳气不达官窍与四末。手脚冰凉，阴阳之气不相顺接，《伤寒论》337 条厥阴病提纲："凡厥者，阴阳气不相顺接，便为厥。厥者，手足逆冷也。"

治则：温肝肾，畅冲任。

针刺：建里、水分、肓俞（双）、气海。

汤剂处方：

乌梅 60 克、制附片 60 克、制川乌 60 克、细辛 30 克、桂枝 30 克、干姜 30 克、炮姜 30 克、川椒 20 克、黄连 20 克、黄柏 20 克、砂仁 15 克、厚朴 15 克、山药 30 克、茯苓 30 克、山萸肉 30 克、丹皮 15 克、补骨脂 30 克、仙茅 30 克、仙灵脾 30 克、生龙牡各 30 克、灵磁石 60 克、大枣 30 克。水煎 120 分钟，7 副。

2009 年 9 月 6 日二诊，面色晦暗已去；两尺沉取皆有根，关寸较和缓；舌质淡红，

苔腻（黄腻苔已去），齿痕减弱。服药1剂，眼痒大减，鼻塞好转；下肢转暖，膝关节及手臂痛感大减，手指胀痛明显（阴阳之气欲通未通之象）。

> 针刺：略同上。
>
> 汤剂处方：
>
> 乌梅60克、制附片60克、制川乌60克、细辛30克、桂枝30克、干姜30克、炮姜30克、川椒20克、黄连20克、黄柏20克、砂仁15克、厚朴15克、小茴香15克、山药30克、山萸肉30克、丹参30克、牛膝30克、仙茅30克、仙灵脾30克、生龙牡各30克、灵磁石60克、大枣30克。水煎120分钟，7副。

2009年9月13日三诊，面色较明润；两尺有力，沉取有根，关寸略和缓；舌质淡红，薄白苔，仍有齿痕。下肢及足温暖，手指痛。过敏症状大减。

> 针刺：略同上。
>
> 汤剂处方：
>
> 乌梅60克、制附片60克、制川乌60克、细辛30克、桂枝30克、干姜30克、炮姜30克、川椒20克、黄连20克、黄柏20克、砂仁15克、厚朴15克、山药30克、山萸肉30克、黄芪30克、仙灵脾30克、生龙牡各30克、灵磁石60克、大枣30克。水煎120分钟，7副。

2009年9月20日四诊，面色明润，自述食、眠香甜，心绪舒畅；手足渐暖，过敏症状消失；脉诊，双尺沉取有力，但指下寒意甚（此乃肝肾阳气回复，驱寒外出，显象于尺脉，关寸此象尚未见）；舌质淡红，薄白苔，齿痕尚有。

> 针刺：略同上。
>
> 汤剂处方：
>
> 乌梅60克、制附片60克、制川乌60克、细辛30克、桂枝30克、干姜30克、炮姜30克、川椒15克、黄连20克、黄柏20克、熟地45克、山萸肉30克、仙茅20克、仙灵脾30克、生龙牡各30克、灵磁石60克、大枣30克。水煎120分钟，7副。

2009年9月26日五诊，神态安详，面色明润光泽，面庞收紧，脸型由以前较大明显缩小一圈。我第一眼告曰：脸收紧了。患者答曰：同事及家人亦有同感。肾主收摄，肾气回复，面庞及身形收紧，身心佳象。

脉诊，双尺沉取有根，右尺有力，左尺弱且指下有些许寒意，关寸较和缓；舌质淡红，有白腻苔，有齿痕。

针刺：略同上。

汤剂处方：

炙甘草 60 克、制附片 60 克、制川乌 60 克、细辛 30 克、肉桂 20 克、桂枝 30 克、干姜 30 克、炮姜 30 克、川椒 15 克、党参 30 克、当归 30 克、五灵脂 30 克、牛膝 30 克、黄连 20 克、黄柏 20 克、熟地 45 克、山萸肉 30 克、仙茅 20 克、仙灵脾 30 克、生龙牡各 30 克、灵磁石 60 克、大枣 30 克。水煎 120 分钟，7 副。

按：

过敏性鼻炎及眼痒为患者来诊首要症状，人的眼睛、耳道、鼻腔、口腔、咽喉相通，眼睛和鼻腔有鼻泪管相通。鼻腔内的分泌物会通过鼻泪管、泪囊、泪总管、泪小管等到达内眦部，引起眼睛发痒。

按照中医经络、气化的理论，乃肝肾清阳之气不能上达官窍，浊阴不降所致，至于花草粉尘等等过敏原乃诱因而已。如本例患者之月经不调、宫颈息肉、四肢厥冷等等，与过敏现象皆同一病根。

学生问曰：为何不用辛夷等祛风、通窍之药呢？

我答曰：《本草纲目》曰："辛夷之辛温走气而入肺，能助胃中清阳上行通于天，所以能温中治头面目鼻之病。"辛夷可用，然今无论成人、幼童所患之过敏性鼻炎等，多寒邪凝滞于厥阴、少阴之肝肾，重用姜附桂以求其本，标本兼治。如此例，妇科杂症及身心状态亦大改善，时过半载，追访尚好。

2010 年 2 月 19 日
于南粤寓所

纯粹中医

妇人闭经　喉部不适一例

张某，女，1962 年生人，2010 年 1 月 30 日初诊。

自述闭经 5 个月，喉部常有阻塞感，有痰，难以咳出。患者面容和善，脉诊，左右尺脉皆沉弱，关寸缓、无力；舌质暗红少苔，略胖大；腹诊，心下有轻度痞结，肚脐左右有痞结，拊之痛。

我告曰：闭经乃表象；虽天癸将尽之年，从脉象看，应从青年时代即有月经不调、痛经诸症。患者诺诺。

喉部不适，前医曾断为梅核气，症状与脉象虽不典型，然犹可析之。

《金匮要略·妇人杂病脉证并治》："妇人咽中如有炙脔。"《灵枢·邪气脏腑病形》曰："心脉大甚为喉营。"心脉大甚，会喉部不适，而此证是缓弱，为何亦有不适？《脉经》手少阴脉里讲："微缓为浮梁。"什么是"浮梁"？它是一个积症，就是在肚脐上至心口下有包块，大如手臂，久久不能散开，会让人心烦，睡眠不安等。但这个脉象是微脉、缓脉。寸口三部脉反映人体精气神的状态，医者要整体上有个综合判断。肝肾之经脉皆达于咽喉，手少阴心脉，左寸，脉象大甚，为气滞，气血凝滞于此，不能畅达。表实而本虚，肝肾之经脉气血不足为本。脉象微缓，亦为气血阻滞，自肚脐至心口下，堵塞，如河之下游，水流少，现缓弱之势，其亦本源之虚弱也。医者唯高屋建瓴，方能执简御繁，一目了然。

《金匮要略·妇人杂病脉证并治》中"妇人咽中如有炙脔"，用"半夏厚朴汤"对治，辛散苦降并施，化痰散结。浮梁之症，有一方为"浮梁丸"，出自《东垣时效方》，寒热并用，热有川乌、巴豆霜，寒有黄连、黄芩。然此例，患者三部脉皆缓弱，非浮梁。浮梁乃重症，腹诊，其心下与脐周痞结，不至于浮梁也。非梅核气之典型症状，且求诊于闭经，如何施治？唯求于本，以针刺开通其冲任之脉，以汤剂温通、补益肝肾为务。月讯、经期，身心状态之表象。患者年龄，天癸将尽，调治之目的为净化身心，延年益寿也。

> 针刺：中脘、水分、肓俞（双）、天枢、气海。
>
> 汤剂处方：乌梅丸加减，炙甘草 30 克、乌梅 45 克、制附片 30 克、制川乌 30 克、细辛 15 克、桂枝 30 克、干姜 30 克、川椒 15 克、当归 30 克、党参 30 克、黄连 15 克、黄柏 20 克、生龙牡各 30 克、灵磁石 60 克、大枣 30 克。水煎 120 分钟，7 副。

2010 年 2 月 7 日二诊，患者自述各种服药后反应，我为之将乌附剂量减小。

针刺：略同上。

汤剂处方：炙甘草 30 克、乌梅 45 克、制附片 15 克、制川乌 3 克、细辛 3 克、桂枝 30 克、干姜 30 克、川椒 15 克、当归 30 克、党参 30 克、黄连 15 克、黄柏 20 克、补骨脂 30 克、菟丝子 30 克、生龙牡各 30 克、灵磁石 60 克、大枣 30 克。水煎 120 分钟，7 副。

患者吃药反映（汤剂为医院药房代煎，分袋包装）：

1 月 31 日，中午 1：30 以后吃 1 袋。1 小时后从舌头麻到全身麻，四肢坠胀，胸口像压了一个大石头，后背麻，左臂酸（20 多年来只要走路时间长，左肩臂就会感觉酸，手需要举高才舒服），后背、胳膊有凉的感觉，头顶感觉有跳动，睡眠尚可。晚 9：00 药的反应大部分消失，全身有些软，腰酸。

按：汤剂用量之关键乃制附片和制川乌之剂量，根据患者腹诊及针刺得气状况来决定用量。附草姜目的在于温通肝肾。路径，冲任经脉是否顺畅？容量，能容纳多少？乌附用量，医者经验的运用需要头脑空灵的应对。对患者的心性、体质、感悟有个性的把握。此次服药前，我告患者若有发麻、头晕、发冷，瞑眩反应，需静以待之。

患者在初诊时，心下有痞结，较小，且针刺时针感明显，腹部取穴，传至腰背。患者属敏感体质，对经脉、气机的变化感受明显。

1 月 31 日药后，身体之变化仍有超出患者想像。胸口犹如压了块大石头，四肢坠胀，全身发麻，乃冲任有阻滞，不能化开药力，还是药力要化开阻滞？见仁见智，只是患者的心境此时尤为关键。胳膊、后背凉，体内寒邪外出之象；头顶跳动，气机到达巅顶，走足厥阴肝经；左臂酸，腰酸，全身酸软，身体经脉大开，内气相对不足，就像原先 10 个空间，现在有 100 个空间，而内气只能灌满半数，能量相对不足，身体疲乏无力。

2 月 1 日：早上大便好，整天痰较重，偶尔能咳出。早饭后吃一半药，左臂隐隐有些酸的感觉，舌头和头有很弱的麻。

下午 1：00 多吃另一半药，微麻，左臂别扭。后背、肩感觉凉。

晚喝一袋，全身麻，后背凉，躺下后腰下冒凉气，腿、胳膊没有明显的坠胀，胸紧得厉害，因反应大，入睡较晚，睡眠尚可，有鼻塞（很长一段时间，晚上睡觉身体往哪边侧，则哪边的鼻孔堵，白天正常）。感觉肚子有些大，就像胖了，揉之，下面有些痛，似胀。

按：整天痰较重，偶能咳出，排有形之邪浊；左臂酸，气机走左侧明显；舌头和头部有很弱的麻感，经脉开通得多，麻感减弱；晚上喝药一袋，药力感觉大，后背、腰部冒凉气，寒邪外出；四肢坠胀减轻，胸部紧得厉害，胸中乃要冲，正邪之争也；鼻塞、鼻通，亦是邪正相争表象。

2月2日：早上困，全身有些肿，大便好且多，体重增加1公斤，早上打喷嚏，鼻涕稍多，眼睛花得有些重。饭后喝一整袋药，左臂酸，打字左臂酸，喝了些蜂蜜水，胃部有胀满的感觉，脸、头部麻胀。

几次吃药后胸部都像压了块大石头，但似不影响呼吸，挺胸后感觉舒服些，放松，含胸感觉压得更重更紧，手有些发凉。

大便两次，第二次后，感觉腹部胀满减轻。胸部压个大石头过后，心跳有些异样，好像心要从嗓子眼跳出来了。这时似乎摸不到脉，随后身体发软，中午眼睛不舒服，怕光，看东西虽然不是白，但模糊，喝蜂蜜水效果不明显，不知是否因为喝得少。

下午上班后各种反应减轻。一天手都很凉，感觉身上有些冷，甚至起鸡皮疙瘩。尿少，下午小腿肿（以前也经常腿肿）。左小臂心经处按压酸痛。晚上的药分两次吃，隔开1个多小时，反应稍轻。晚上发现腿肿得很厉害，量体重62kg，平日58kg。

按：早上打喷嚏、鼻涕多、眼花；全身有些肿，大便好且多。身体回阳之象，就像以前紧缩、凝滞，现在松胀、畅通。虽然大便好且多，体重却增加，非病态水肿，乃恢复前的调整。

上午药后，左臂酸、胃胀、面部、头部麻，胸部有压迫感，手部凉、重复以前的反应。服药后，心跳异样，全身发冷、腿肿，晚上体重比平时重4kg，皆回阳之反应。

2月3日：早上仍很困，浮肿，脸眼肿，头痛，主要是后脖子上面，好像以前的某些症状都出来了。肚子按时有些胀痛。早上的药吃了一半，上午几乎没有反应。中午饭后吃另一半，轻微反应。下午腿肿，后背有些发热，手温热。今天没有冷的感觉。大便2次。晚上分两次吃药，全身麻，到12：30以后才睡觉。痰较多。

按：反应减退，手及后背温热，阳气达于上肢及背部。痰多，排邪也！

2月4日：早晨脸眼肿胀减轻。早晨的药分开两次吃，全身有麻的感觉。比前两天分开吃感觉明显。大便两次。

晚上的药隔开1个多小时，喝些蜂蜜水，反应有所减轻。睡眠较好，没有一点儿热的感觉。痰较多。

按：肿胀减轻，喝蜂蜜水，发麻的反应减轻，为体内正气增长之象。

2月5日：早晨起床肿胀感觉减轻，精神较好，大便好。药仍分两次吃。轻微反应，尿少，腿肿，有时打喷嚏。胃部感觉胀满，不消化，晚饭不饿。痰略少。

晚上的药分两次吃。喝了一些蜂蜜，反应较小。

按：状态不错。

2月6日：早起较晚，已感觉饿。大便3次且多，后感觉舒服。间隔1小时分两次吃药，全身麻、冷，手脚冰凉。胸紧，耳朵麻，肩沉，后背麻，重、酸（特别是后背的右边），全身软。心跳61次/分钟，比通常慢（平时多在80次左右）。

按：大便3次且多，肾为胃之关，肾气足，阳明经之肠胃功能恢复；手脚冰凉，排寒；后背麻、重、酸，乃肾之寒邪由背部膀胱经排出之象。

第二周吃药反映

2月7日：二诊，针灸后感觉很轻松。下午曾感觉从肚子两侧分别有一股热窜到两脚。21：00吃第一次药。

按：冲脉贯通之象，冲脉，有"十二经脉之海"、"血海"之称。

2月8日：早吃药后一天没有什么反应。

晚饭前突然感觉有些晕（不是眩晕），接着肚子咕咕叫，好像有什么往下走，全身虚软，就像虚脱，似很想吃饭。前胸后背出了一点儿汗，有些发抖，躺了一会儿，赶快吃饭，比平常多吃了一倍。饭后躺了一下，恢复正常，有些发冷。

按：胃气恢复，发冷，排寒也！

2月9日：正常，痰较厉害，上周肿的症状消失。

按：痰多，浊邪排出；上周肿的症状消失，肾气恢复，收摄之力巩固。

2月10日：大便稍有点儿干，早晨有些乏力，不想吃东西。睡觉时感觉肩周痛。

按：乏力、厌食、肩周痛，都是恢复过程中的现象。

2月11日：嗓子右边上部有些疼，下午身上感觉不舒服，似要发烧。

晚上发烧38℃多，热水泡脚后仍感觉脚凉，躺在床上身上发热，但膝盖和脚冰凉。过了一会儿，似有热往下走，膝盖和脚慢慢热了起来。这时虽然发烧，但身上感觉轻松一些。由于身上酸痛，怎么躺都不舒服，整夜未睡好。

按：嗓子痛、发烧、膝盖及脚凉，皆阳气生发。嗓子痛，是正气抗邪外出，痛，乃过程中的感觉。后来，热感透膝、脚，阳气来复之证明。

2月12日：早仍发烧38℃，一天基本维持在37.6℃，全身肉皮触痛。痰较少，似与感冒不同，不打喷嚏，没有鼻涕。整个嗓子上部都有些痛，但非常轻。只是有少量鼻涕在鼻子后腔，只能吐出。今天大便不好，无力。晚上已不发烧。

按：发烧，与感冒症状不同，患者觉察细致。

2月13日：鼻塞，有鼻涕，轻微感冒症状。似来月经，有血样分泌物。

按：月讯迹象。

2月14日：今天早晨吃最后一次药，还是有轻微感冒症状。

2月15日：月经量非常少。鼻塞、鼻涕、咳嗽。

按：经量虽少，能有恢复，亦为善象。

2月16日：同上，发低烧，过敏，脸、手臂、颈部等起很多疙瘩，痒，不知昨天

纯粹中医

在天津吃了什么过敏食物，还是其他？嘴唇干裂。

　　按：经量仍少，发低烧，有过敏现象，痒，嘴唇干裂，为阳气自内透外，排邪外出之象，和饮食关系不大。

　　2月17日：全身过敏。

　　2月18日：已好。

　　2月19日：又发烧一天一夜。

　　2月20日：已好转，周身轻松，喉部畅通。

　　按：反复发烧，正气不断抗邪。邪者，阴寒、湿浊、气血凝滞阻塞也！身心之恢复，绝非一蹴而就，求其本，曲折坎坷，医患皆需勇气与智慧。患者后携女儿就诊，恢复良好，体质大有改善。

2010 - 02 - 28

老年跌伤及飞蚊症各一例

老年跌伤一例

2010 年 4 月 13 日下午，为友人父母诊治。其母甄氏，73 岁，1 月前跌倒，右臀着地，痛不可忍。入院检查，股骨处未骨折，两日后出院，回家休养。内服跌打丸；外涂藏药药膏。

甄氏本人，幼小习家传医术，曾任宣武医院针灸科医师。近 20 年修道家内功，神气清朗。跌伤 1 月来，翻身不便，夜间右臀及股内侧痛不能安眠，坚持吐纳练气，曾下大量黑便。其曰：这不仅是骨肉伤，半身经脉皆有折损。且对我曰：夜间练气，坐床上，有腾空欲起之势，而伤痛不减。

为其脉诊，尺脉略沉弱弦紧；关寸脉尚和缓。扪循患处，环跳穴四周及股内侧，大痛。

我为其针刺环跳穴及旁周痛点数针，得气。友人为其用艾条温灸，其大呼舒畅。且叹，家中有艾条，为什么没想到呢？留针约 1 小时，再为其针刺股内侧脾经箕门、血海等穴，略留针。针毕，其顿觉周身轻爽，能自行坐起。先拄双拐下地，去拐，能迈步缓行，赞叹神效！

甄氏不愿内服汤药，要练功恢复。福兮祸兮，我不拂其意。

飞蚊症一例

其父王伯，75 岁，数日来自觉右眼前方有条状黑影，双眼酸胀不适。
2000 年 10 月，其因心部不适，求诊于我，内服温阳安神汤剂而有显效。

2009 年 3 月自觉两眼视物减退，不能读报，同仁医院诊断眼底出血，建议外科手术，患者未接受。

其为典型的上热下寒，真寒假热证。常面色潮红，头部多汗，冬春，喜开窗，衣服畅怀，易急躁。

诊脉，尺脉沉弱，右尺弦；关寸略浮数。问其腰右侧可痛，诺然作答。且述右腿膝下憋胀不适；小便尿不净，常打湿衣裤，近来双手自搓腰骶八髎穴，小便改善。

其青年时代曾服务于北京铁路局，冬季常跑莫斯科，有受寒邪侵袭之早期经历。

为其针刺颈部天柱、风池，右侧眼旁瞳子髎穴。刺毕，觉眼睛略舒爽。再仰卧，针刺腹部中脘、天枢、关元，腿部下巨虚、三阴交，留针 1 小时。

汤剂，乌梅丸加减：乌梅 45 克、干姜 15 克、炮姜 15 克、桂枝 15 克、当归 15 克、川椒 10 克、细辛 3 克、制附片 10 克、黄连 10 克、黄柏 10 克、补骨脂 30 克、枸杞 30 克、仙灵脾 30 克、菟丝子 30 克、生龙牡 30 克、磁石 60 克。

家人到同仁堂抓药，来电话，磁石超量，要家属签字，同仁堂生意做得有板有眼！

去秋，我曾在出诊医院为王伯处方内服汤剂，用大剂附姜，只是嘱咐药师煎煮数小时。其及其家人不知用药详情与对身心裨益。

今人杂病，多寒邪内扰，用附姜最捷，同时需补益肝肾。重症杂症，小量不足以祛病，量大，即使医者讲究用药次第、剂量，细查患者生理、心理，亦有履冰临渊之险，悲心亦苦，且度有缘。

2010 年 4 月 14 日上午，友人告知，其母只是略有疼痛；其父眼睛条状云翳散开，视力恢复，头脑清亮。

晨间醒来，往常多站庄导引，今忽然觉得应该写下这两则病例。先翻阅张锡纯《医学衷中参西录》治眼科方用药，对比我方法，眼部疾患，虚证、实证，皆有肝肾元气不足之虞。求于本，补肝肾之不足。针法，可畅通眼部经脉窍穴；可为汤剂作用于脏腑开山铺路。一叶知秋，见微知著。张氏医书，亲友前年秋夜所赠。

2010 年 4 月 16 日晨间

失眠 低热及不孕症一例

韩某，女，32 岁。2007 年 1 月 20 日初诊，自述婚后 3 年，未孕。近数月，失眠，低热。脉诊，双尺脉沉细，有弦意；关寸浮、细。舌质暗红，苔白腻，面色亦稍暗。

这是个冲任寒阻，寒邪凝聚在冲脉、任脉，虚阳外浮，故低热；夜间，魂不归肝，故失眠；宫寒，不孕故也。温通肝肾为要法。

> 针刺：取中脘、天枢（双）、关元。汤剂：附子 30 克、炙甘草 60 克、干姜 30 克、黄芪 30 克、桂枝 15 克、小茴香 10 克、枸杞 30 克、菟丝子 30 克、磁石 30 克、大枣 30 克、生姜 30 克。5 副，水煎 90 分钟。

2007 年 1 月 27 日二诊，服药后，睡眠改善，上午及夜间低热消失，唯下午 2～4 点稍有热感。针刺同上，汤剂略加减。

2007 年 2 月 10 日三诊，睡眠安稳，低热已除。针刺、汤剂略同上。

2007 年 5 月 19 日四诊。意外怀孕，本打算五一之后，再告诉我，未料 6 周后自然流产，妊娠终止。今夫妻二人同来，再求诊治。此仍宫寒，不能完成妊娠。脉诊，尺脉沉迟，关寸浮、略紧。舌苔淡红，苔少，舌略胖大。腹诊，肚脐上及脐两旁有痞结，拊按有痛。

我腹诊后，双手叠在患者脐上，且告诉患者放松平躺，然后用内力揉按掌下的痞结。此时，一股能量，冰冷锐利，穿透我的左手掌心，一阵剧痛。不由得抬手，抖搂在下面的左手。我告诉夫妻二人自己的感觉，夫妻二人，敦善博闻，倒能理解。

再为其针刺，留针。汤剂：同上略加减。

患者又来诊数次，面色明润，一扫面部晦暗，神采奕奕。

按：这是一则旧案，今日在文档中发现。此不孕症，我诊断为宫寒不孕。这个宫寒，原因还在冲任寒阻、寒凝，或者说是肝肾元阳不足，这个时候要温通她的冲任。用针用灸，用汤剂。清代医家傅青主有一个方子叫"温胞饮"，就是温暖肝肾的。我也用到制附片，量略大一些。这个患者看了几次，后来就是春节。到 2007 年 4 月下旬，电话给我，述其怀孕 6 周，自然流产，终止妊娠，请求再诊。这个怀孕是意外，因为几年一直不孕。原本来要到五一节告诉我怀孕这个好消息的。我也曾强调要调理好身体再准备怀孕。因为内环境不行，就不会平安孕育生产。古人把这个情况做了很形象的比喻，用了很优美的字句："今胞胎既寒，何能受孕。虽男子鼓勇力战，其精甚热。直射于子宫之内，而寒冰之气相逼，亦不过茹之于暂而不能不吐之于久也。"这里面就说出了终止妊娠的原因。有两个字，茹和吐，茹毛饮血，茹指吸纳，吃。吐，"六月花新吐，三春叶已长"，指花的开放。受精卵暂时着床，像花一样，开放不久啊！上面我讲的那对夫妇又来诊，我试着用两手重叠想散开脐周的癥结，感受到其间的寒冰之气透过手掌。感受的剧痛，就是被化开的一些寒邪造成的。病邪裹挟着人体的能量，存在于人体，也有形、气、神的层面。医者，就看你能在哪个层面上去影响它，它在某个层面去化解。有学者评价中医的学术近百年来，越来越是以繁御简，离真相越远。

我嘱这对夫妇，服药以外，可在家中自用灸法，重点取肚脐周围冲任二脉的穴位，缓缓温通身心，养精蓄锐，以备再战。

明空
2010 年 5 月 6 日
于北京寓所

《咫闻录》 天花痘疮一例

　　清代慵讷居士的《咫闻录》里记载：友人幼子 5 岁，染天花痘疮，毒重昏死。家人 5 昼夜不得安枕，幼子姐姐命老仆回娘家探视，夜间守宿，待明日殓埋。至二更时分，老仆自觉孤寒，遂取家中新酒烹而饮之。半酣时，想"死者"生前常同饮取乐，于是便为幼子灌酒，酒能缓缓纳入幼子腹中。老仆、幼童，你一杯来我一杯，直至老仆酩酊大醉。次日黎明，友人见老仆醉卧，幼子身上草席落地。本是气恼，但观察幼子面部原本下陷的痘疮，今又颗颗分明，粒粒饱满，且口中出气，手已能动。抱房中继续调养，第三日，头面手足，周身布满痘疮。再数日，痘疮溃烂，臭不可闻。月余，疮痂脱落而愈。

　　老仆误打误撞，新酒发痘，患儿起死回生。患儿体弱，感毒又重，正不敌邪，毒邪不能外发，反而内陷攻心，以至于昏死。新酒苦辛，助阳发散，畅通血脉，正气得助，内托痘毒外发，患儿得以回生。

2010－05－22

幼童感冒发烧咳嗽一例

陈某，女，6 岁半，2009 年 9 月 18 日来诊。其 2008 年曾因支气管哮喘求诊，经服药而愈。今年暑期因回浙江老家居住，寒温不适而发热、咳嗽，多药杂投月余，近仍低烧、咳嗽，有黏黄痰，且眼圈发黑，纳差，眠不得安。脉诊，尺脉沉弱，关寸略浮数。舌苔暗红，有白腻苔。

幼童哮喘时，懵懂配合针刺、服药而愈。针刺本会迅捷取效，年龄长两岁，却又惧怕。我为其点按中脘、足三里诸穴，自觉寒邪之气能透指骨，幼童泪流满面。点穴虽痛，痛毕，却又展笑颜，周身舒畅矣！

> 为其处方：炙甘草 15 克、白术 15 克、茯苓 15 克、厚朴 15 克、黄连 6 克、枳实 3 克、陈皮 10 克、炒白芥子 10 克、地龙 15 克、大枣 15 克、生姜 3 片，水煎服，3 剂。

9 月 20 日，家长来电话，昨夜服药，当夜退烧，体温正常。今日早晨，咳嗽消失，胃口好，眼圈暗色已退。9 月 23 日，3 副药服完，症状全消。

案例分析：幼童有外感，咳嗽、发烧，本是肌体抗邪外出之表象，此时需辨清风寒、风热，西药或中成药多清热解毒，未必对证，反而折伤正气。我为其取穴中脘、足三里，可通腑邪热，肠胃郁积热邪大去。肺和大肠互为表里，中脘有清宣肺热之功。

处方术、草、苓、枣，取意能顾护幼童脾胃。厚朴，气温，味辛，阳中之阴，可温中益气，消痰下气，与枳实同用，助调中之力。厚朴其气向表，枳实苦寒泄坚满，其气向下，此病案，我少量用之。黄连，气寒味苦，味厚气薄，阴中阳也，可除脾胃中湿热，且能通寒格，疗下焦虚，坚肾。陈皮、白芥子，辛温，能化痰湿。地龙，咸寒，能熄风、通络、平喘、利尿。

儿童感冒伤风，一般以发热、头痛、鼻塞流涕、咳嗽为主要症状。小儿腠理疏松，以伤寒为多，治疗应以辛温解表为主，可运用桂枝汤、麻黄汤等化裁。寒邪入里化为热邪，发热更甚，咳嗽有黄痰。若有表证，仍需解表，且兼清肠胃郁热，导热邪趋下而解。若无表证，则顾护脾胃为前提，再清热、化痰，胃肠与脾肺为表里，生痰、储痰场所亦随之调节。

本例儿童陈某，我熟悉其体质，母体肝肾有寒遗传。肾中藏有真阳，肾与膀胱两经互为表里，肾阳不足，膀胱经能量不足，不能御外来寒邪，故易受寒邪侵袭，引发肺系及脾胃症状。我每每治标之后，再为其处方，用调补肝肾之品，求其根本，以追远效。

2010 – 10 – 27

纯粹中医

· 234 ·

高血压急症二则

孙某，女，62 岁，友人之母，2010 年 2 月 6 日初诊。两周来，血压 190/120mmHg，西药联合降压后，血压仍居高不下。来诊测量血压为 160/100 mmHg。头痛、头晕、失眠、烦躁且疲乏。患者以往排斥医药，两年前曾因疲惫、失眠，被子女劝说求诊，服药后大有缓解。近来，血压升高，有确切指标，用西药后不能正常，心头恐惧而来诊。脉诊，尺脉沉细，关寸浮数；舌质暗红少苔。

> 处方一：炙甘草 45 克、制附片 45 克、干姜 30 克、红参 20 克、山萸肉 90 克、石菖蒲 15 克、沉香 10 克、制南星 30 克、制半夏 30 克、吴茱萸 30 克、生龙牡各 30 克、灵磁石 60 克、大枣 10 枚。先泡半小时，水煎，沸腾后小火煎 2 小时，2 剂。（当天拿药回家用砂锅煎煮）
>
> 处方二：炙甘草 60 克、乌梅 60 克、细辛 30 克、干姜 30 克、黄连 15 克、制附片 90 克、当归 30 克、黄柏 15 克、桂枝 30 克、党参 30 克、川椒 15 克、酒军 30 克、生军 30 克、山萸肉 90 克、生龙牡 30 克、灵磁石 60 克，大枣 10 枚。先泡半小时，水煎，开锅后煎 2 小时（煎药机煎煮）。
>
> 针刺：取中脘、水分、关元、天枢（双侧）、足三里，留针 1 小时。针刺及留针，针下松，针感、得气不明显，乃元气不足之象。

2010 年 2 月 6 日夜，服处方一后，自觉腹腔温热，头脑清晰，夜间能安眠。2 月 7 日上午服二煎药，有眩瞑反应，头晕、四肢发麻、胸闷，大呼去医院急救。友人先生为其针刺中脘、天枢及足三里，渐渐缓解。测量血压，120/80 mmHg。

分析：汤剂二煎，或许药性已有所偏。药之性味，群药有佐、制、助等等。一煎，药之味性多已释出，一煎、二煎相合，应较为妥善。

"有过之脉"，反映身心 2 个层面，需要整体把握和理解。患者本性虽善良，但是性情偏颇，多疑、执拗。性格之偏乃体内气机本失于和畅的体现也。年老体衰时，肾经元气不足，肝经凝滞，多出杂症。

我曾于2008年夏为其诊，当时患者体倦乏力，用药一周后改善。本次来诊，乃中风之前兆，非重药急攻不足以挽狂澜也。患者几十年间，多拒绝使用西药、中药，脏腑倒少受药物侵扰。用针法为其开通经脉，判断其能接受大剂用药，温通冲任二脉，涤痰浊，化阴邪。

我此诊，乃坐禅一月归来，神气冲和，为孙氏针刺，周身森森而栗，久久不去。医者，以阳破阴。此阴，阴邪也。有性情执拗者，往往为阴邪所困。再者，阴有阴毒，为药毒。大量、长时间用西药，其毒尤甚。

患者女婿孙某，其先祖数代行医，又练习道家内功。我为其讲医药而心有所得，针灸已是高手。此次，患者与眩瞑能顺利度过，其功大焉！

患者服药后，血压稳定，我建议其口服单种降压药。患者不久返回老家，在其医保医院要求西医输液治疗。虽曾责备本次用药，仍要求携带未服汤剂。输液后，反觉不适而停止。又数月，因又失眠，我为其处方，睡眠改善，血压仍稳定。

流年运气不同，体质有差异，我此案例，仍显孟浪。针刺后，险情已除。药量减半再减半，缓图之，未尝不可，戒之、戒之！

庄某，女，67岁，退休教师。有高血压史20余年，长期口服降压药。2月25日因家庭琐事烦恼，血压陡增，头晕眩、乏力。西医口服及输液联合用药，不能降至正常值。

2010年3月14日初诊，尺脉沉弱，关寸涩滞，右三部脉有寒意，甚凉；舌质暗红少苔；腹诊，右肋下、肚脐右侧及右下有痞结；汞柱式血压测量，150/60 mmHg；有便秘史。

我为之诊断：肝肾不足、冲任寒凝。其腹部右侧之痞结，乃寒结也。人体气机左升右降，以右降为主因，以至于血压居高不下。

> 处方：汤剂，炙甘草45克、细辛3克（后下）、乌梅30克、干姜30克、黄连15克、制附片15克、当归30克、黄柏15克、桂枝15克、党参30克、川椒10克、吴茱萸15克、牛膝15克、砂仁10克、生龙牡各30克、灵磁石60克、大枣30克。7剂，水煎服，每日一剂。针刺：取穴，百会、中脘、天枢（双侧）、大横（双侧）、关元、足三里。

2010年3月21日二诊，患者自述，服药后第二天，大便每日一次。脉诊，两尺脉较上周有力，关寸略缓和，右脉寒意已去；舌质仍暗红少苔；血压因当日又有情绪波动，180/80 mmHg。

我诊断，脉象已改善，且大便正常可佐证，血压因情绪波动而起伏，一时之象。守方为主，略作变化。

汤剂：炙甘草45克、细辛3克（后下）、乌梅30克、干姜30克、炮姜30克、黄连15克、制附片15克、制川乌10克、当归30克、黄柏15克、桂枝15克、党参30克、川椒10克、吴茱萸15克、牛膝15克、砂仁10克、生龙牡各30克、灵磁石60克、大枣30克。14剂，水煎服，每日一剂。针刺：取穴同上。

2010年4月3日三诊，两尺脉沉取有力，右尺脉一改前沉弱无力脉象，两关寸和缓；舌质暗红减轻；血压140/70 mmHg。

处方：炙甘草45克、细辛3克（后下）、乌梅30克、干姜30克、炮姜30克、黄连15克、制附片15克、制川乌10克、当归30克、黄柏15克、桂枝30克、党参30克、川椒10克、吴茱萸20克、牛膝15克、厚朴15克、生龙牡各30克、灵磁石60克、大枣30克。14剂，水煎服，每日一剂。针刺：取穴同上。

2010年4月24日四诊，患者自述两周来血压正常（口服降压药后），4月23日，血压又升高，自测血压170/71 mmHg，耳中闷胀，食眠不佳。我为之诊，尺脉沉取有根、有力，关寸脉有弦意；舌质暗红减轻。血压反复，耳胀闷，为身体脏腑恢复的迹象。尺脉有力，而关寸脉之弦意，乃肝肾正气生发，冲动管窍，在脉象之体现。管窍欲开又不能，血压随之升高。颈部经脉阻滞为临床高血压诱因之一。

处方：炙甘草45克、细辛3克（后下）、乌梅30克、干姜30克、炮姜30克、黄连15克、制附片15克、制川乌10克、当归30克、黄柏15克、桂枝30克、党参30克、牛膝15克、五灵脂30克、生龙牡各30克、灵磁石60克、大枣30克。14剂，水煎服，每日一剂。针刺：取穴风池、天柱用龙虎交腾法，捻转提插。患者大呼，"好了"，耳中闷胀消失，头脑清亮。

2010年5月16日五诊，患者自述周身无力，双腿酸软。我诊，两尺脉有力，关寸和缓。舌质暗红，有黄腻苔；测血压90/60mmHg。此症状，为身体恢复中，经脉脏腑开通，空间增大，内气相对不足，血压亦偏低可佐证。

处方：炙甘草45克、乌梅30克、干姜30克、黄连10克、制附片15克、当归30克、黄柏10克、桂枝30克、党参30克、熟地30克、山萸肉30克、牛膝30克、生龙牡各30克、灵磁石60克、大枣30克。14剂，水煎服，每日一剂。针刺：取穴环跳、风市、足三里，用子午捣臼法，插多提少，九次捻转提出。患者顿觉周身轻爽。

2010年5月30日六诊，尺脉沉取有根有力。关寸和缓。舌质暗红再减轻，有白腻苔。测血压130/70 mmHg。

我观察，舌苔由暗红无苔至有黄腻苔，再转变为白腻苔。暗红无苔，乃内气真元不足，身体郁滞，不能生苔；内气增长，正邪仍相争而生郁热，气脉能有所畅通，能生舌苔，却为黄腻苔；身体经脉再畅通，郁热去，乃生白腻苔。白腻苔，方显身体真相，寒邪湿浊为本底矣。

> 处方：炙甘草45克、乌梅30克、干姜30克、黄连10克、制附片15克、当归30克、黄柏10克、桂枝30克、党参30克、熟地30克、山萸肉30克、菟丝子30克、生龙牡各30克、灵磁石60克、大枣30克。14剂，水煎服，每日一剂。

我嘱，用完上药，可休息月余，再守原方服2周，可以收功。

按：2011年1月29日，患者丈夫杜某来诊。自述患糖尿病多年，为妻子煎药近3个月，经检查，血糖、尿糖趋于正常，不再服降糖药半年。杜某属体质敏感者。泡药、煎煮用心，不断观察，药气蒸熏，或自口鼻而入体内，真乃奇迹！且讲患者庄老师，不但身体改善，且面相也大变，慈眉善目，温柔敦和，结婚40余年未有也。能如此变化，中医中药真是神奇！

下面是患者庄老师自述

妙药神针

今年2月25日，因情绪波动，血压突然高达180/60 mmHg，至2月27日，升到195/65 mmHg。经医院检查，心电图结果为心肌缺血，CT检查结果为头顶双侧顶叶区脑缺血灶。急诊治疗加大了降压药的用量，原来仅服雅施达，后增加了阿司匹林和马来依那普利片（早晚各一片），再改为日服厄欠沙坦片，同时每日打点滴一次（舒血宁、芦丁等）。经半个月左右的治疗高血压有所缓解，但精神状态没有明显改善。大便不通畅，睡眠不好，饮食无味，情绪浮躁，目光无神，倦怠乏力。虽然日常生活亦能应付，但只是应付而已，精神始终振作不起来。医院尽管加服了三七疏通胶囊，维生素E胶丸，终究未能改善病情。至此开始求助白大夫。

2010年3月14日首诊，经把脉，白大夫讲能治好。且指出血压高只是表象，实质是气血不通多年积滞造成的。这给我治好病树立了信心，原来认为治不好的压力一下子缓解了许多。但前两周的治疗变化不明显，4月1日以后初见成效。血压开始下降，药力充分发挥了作用。4月6日右手抽筋，嘴唇、脸部、头部整体发麻，就像蚂蚁在串动。经络开始松动了。4月16日睡眠大幅改善，午休能睡2~3个小时，困乏开始了。经白大夫讲解，这就是启动了体能恢复阶段。4月23日，又出现了左臂抖动不灵，向内偏斜，血压再次升高（170/71 mmHg），耳部发闷，饮食无味。4月24日白大夫一针见效，耳朵不闷了，当时体重还减轻了一斤（扎针前后都称了体重），左臂的状况也好了很多。5月初病情明显好转，眼睛亮了，气色精神大好。血压全天较为平稳。早晚都在127/50—128/60 mmHg左右。5月4日，血压出现较大突破，降到100/70—118/60mmHg之间。5月中旬药力又有了新的发展，小腿酸软无力，走路抬不起腿，浑身发懒，弯腰捡东西都不愿做。5月16日白大夫的神针再显威力，又一针见效，针后腿部症状消失，浑身也有劲了。自此身体状况走入正轨。脸上黄气消失，肤色润泽，白而发亮，褐斑变少，变小变浅，目光明亮有神。常年右侧手脚冰凉的状况也离我而去。大便不通畅也向我告别了。健康水平大大提高，连续走十几里路也不觉得累。回到家不影响做家务。血压已趋平稳，饮食睡眠步入正常，每天都劲头十足，没有疲劳的感觉。

　　病好了，心里轻松了，心情也好了，家庭氛围更加和谐了，真是妙药神针。

2010－12－04

第三章　医案杂谈

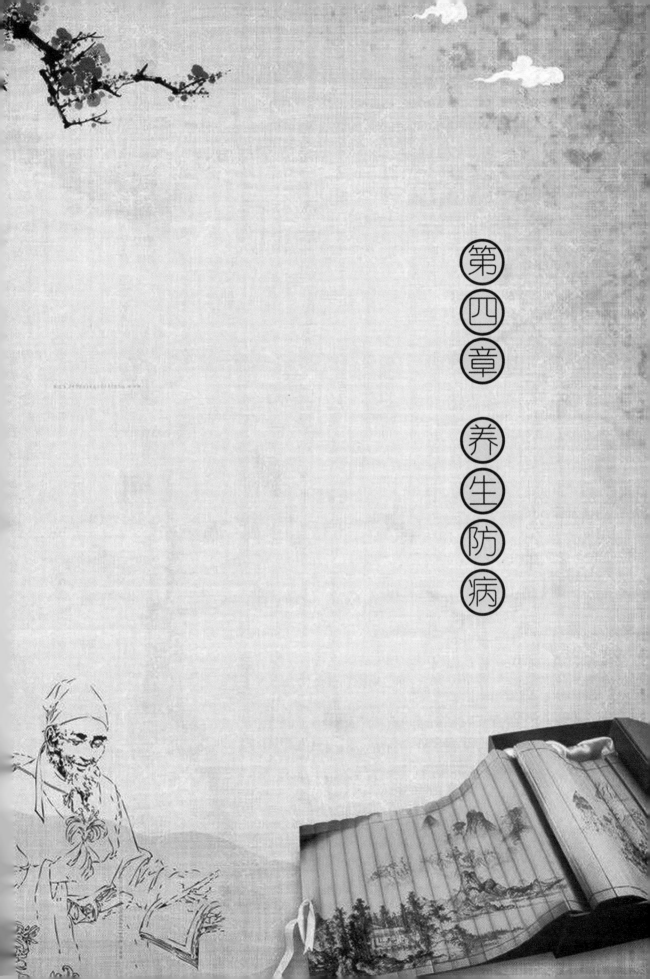

第四章 养生防病

幼童及母亲夏季养护

一个婴儿呱呱坠地，父母捧在手中，无限慈爱。在其生长发育过程中，如发烧咳嗽等等，年轻父母，缺少育儿经验，许多远离长辈老人，难免无措。西医治疗，国内多以抗生素对症治疗，点滴输液，以至于后患丛生。在这里，让我们来阐释温习传统医学的智慧和养护经验。

变蒸学说

我们先讲变蒸学说，小儿变蒸的说法，始于西晋医家王叔和的《脉经》。"小儿是其日数，应变蒸之时，身热而脉乱，汗不出，不欲食，食辄吐口见著，脉乱无苦也。"隋代医家巢元方在《诸病源候论》中有变蒸候，专门予以详细论述。他首先提出变蒸日数以三十二日为周期。"其变日数，从初生至三十二日一变，六十四日再变，变且蒸……积三百三十日小蒸毕，后六十四日大蒸，后百二十八日复蒸，积五百七十六日，大小蒸毕也。"

变蒸，指小儿身体有规律的发热。变蒸的机理是什么呢？巢元方指出："小儿变蒸者，以长血气也。变者上气，蒸者体热。"唐代，我们尊称为药王的孙思邈在《千金要方》中说："小儿所以变蒸者，是荣其血脉，改其五脏，故一变蒸，辄觉情态有异。"

我临床观察，家长往往也注意到，小孩在发烧后，性情智力成熟很多。是不是幼儿都会按三十二日来变蒸呢？巢元方又在论述中说明："变蒸或早或晚，依时如法者少也。"就是说，真正按照上述日数蒸变的幼儿很少，比如，禀赋壮实的幼儿，不热不惊，悄悄地成长，古人谓之"暗变"。那么，幼儿发烧，怎么区别是变蒸还是疾病呢？巢元方在著述中讲到，蒸变有轻重不同，轻症蒸毕，症状自行消失。如果热迟迟不止，还是要医药调护，如服紫霜丸。有经验的老人，会摸摸幼儿的耳朵、屁股热不热。耳朵、屁股不热，就是蒸变。耳朵、屁股热，就要请医生辨证调治。其实这也是巢元方曾提出的"若非变蒸，身热、耳热、尻也热"。

在民间，有把蒸变称之为"变骨节"。家长可以细心观察，如果幼儿轻微发热，精神还好，摸耳朵、屁股不热，应该就是变蒸。如果幼儿几日不大便，食欲不好，家长可以用肥皂削为一个铅笔状，轻轻地塞在幼儿的肛门，或用开塞露，几分钟，就出大便了。

其实古人对治变蒸，也有许多儿科方剂。如紫阳黑散，由麻黄、大黄、杏仁三味药组成。这三味药在一起捣碎，略炒熟再加一些杏仁，研磨为膏，密器存贮。用的时候，取少许，和着乳汁喂给幼儿。这样的方法我们几乎不用了，但我们可以分析理解古人的用意。麻黄，有辛温发散的作用。发热，往往是体表有了郁闭不通畅，内外能通畅，热就会退下去。大黄苦寒，可以泻下肠胃的积滞。杏仁，苦温，多油脂，润肠通便。古人用此方帮幼儿温通、润下，幼儿身体就正常了。

过度治疗　误用寒凉

现在育儿的困境在哪里呢？就是过度治疗。不管是蒸变，还是内伤或外感发热，独生子女，家长心慌得不得了。抗生素、甚至激素都用上，有的还要静脉点滴。一通折腾，烧暂时退了，却留下病根。不管发热，蒸变，还是儿科其他一些疾病，都是正邪相争的过程。中医的理念，驱邪而不伤正。抗生素寒凉，往往伤正；激素是透取人体的正气。我有一些西医朋友，在临床处理中，能口服的药物，不用肌肉注射，能注射的，不用静脉点滴。患者或家长往往误解，静脉点滴快。给药的途径不同，其实都需要一个过程，药物才会发挥作用。幼童稚嫩，静脉直接给药影响大。本来是受寒发热，经脉再输水，内外夹击，后患滋生，甚至危害生命。某地去年报道，几例幼童输液后丧生，引起官司。虽然这是特殊案例，但不得不引人深思。

顾护阳气

幼儿、幼童是稚阳之体。阳气，是其生长发育的动力。《黄帝内经·生气通天论》中说："阳气者，若天与日，失其所，则折寿而不彰。故天运当以日光明，是故阳因而上，卫外者也。"是说人身的阳气，运行通体周身，像天空旋转；经脉的阳气，像日，像太阳。通体周身的阳气、经脉的阳气，各有其所，如果这个阳气不循行于经脉，不运行于通体周身，就会短命折寿，不能彰著人世。天气要清净，太阳要光明。阳气在上，就像天一样，在外，卫护身心，就像太阳一样。

在生活中，最损害幼儿阳气的就是滥用抗生素。抗生素是从寒凉植物中萃取出来的，对治一些实热症效果显著。如在战争中，伤员伤口感染等等。美国对抗生素的管理现在比枪支还严格，必须要有医生的处方才可以买到。美国在反思二十世纪的错事时，滥用抗生素列为其一。抗生素按中医的性味分析，大多属苦寒，最易攻伐人体的阳气。

一对夫妇，是我的朋友，小孩4岁，发热咳嗽，扁桃体发炎，从幼儿园接回家，发烧温度在39.2℃。因为当时傍晚了，母亲打来电话问我，我告诉母亲用麻黄、细辛、艾绒等煮水，给孩子擦澡，泡脚。当晚，没有吃消炎等药物，温度就降到37.2℃。

第二天，带孩子来门诊，做腹诊，就是摸小孩子的肚子。在肚脐的右侧有一个半个鸡蛋大小的疙瘩，在肚脐下面有半厘米宽、一厘米长的条状痞结。去年，这个小孩子也有些烧，也做了腹诊，肚子很柔软。此时，我体会到用手搭在胸背，体表下有一层薄纸样的阴凉寒气。医者要有专业的敏感度才容易体会到。这是前段时间，消炎用抗生素遗留在体内的阴邪寒气。

小孩子是稚阳之体，身体发育还不完善，生长的过程，就是排除阻力，化解阴邪的过程。在正邪相争，不相上下时，就会有发烧的现象。这个时候，除发烧外，小孩体貌情态，自然平和，就类似变蒸，不要太多干涉，给他多喝些白开水、红糖姜水，很快就会过去。母亲也可以抚摸头部、背部，使身体畅通；或者像我上面提到的，用艾绒煮水，擦洗身体。这样，对小儿的身体气机是一个顺承，顺势而为，外邪或内热就从体表出来了，身体就容易恢复正常。

再论寒凉

西方人常用物理降温的方法，如冰敷。在市面还可以买到成品的冰敷袋，家里有冰箱，冻上随时可以用。还有就是酒精擦拭来降体温。中国人讲"中和"，"发而接中节为之和"，要中到这个"节骨眼"，来解决问题，不是一味对抗，治病更是这样。中医讲的六淫，风、寒、暑、湿、燥、火，以寒伤人最甚。家长会讲，我的小孩吃得饱、穿得暖啊！其实呢，情况是，不管在城里还是乡村，育儿的环境更严峻了。空调、冰箱的普及，内外夹击体表皮肤和肠胃黏膜。不合时令的瓜果李桃，冬春的室内游泳，都是不合时宜。

人体是一个筒，皮肤是身体的表面；从口腔到肛门的胃肠表面，和外界相通，也是身体的表。夏季贪图空调房冷气，恣意饮用冷饮，吃冰镇的瓜果，都会导致外寒侵袭体表。

婴幼中了外寒，要驱寒邪外出。这个稚阳之体，要鼓动阳气，赶寒邪出来。这时就会出现发烧，怕冷、不出汗，舌苔薄白，脉浮而紧。这是个表证、寒证，需要解表驱寒，可用麻黄汤。不管你是急性支气管炎、支气管肺炎、大叶肺炎、胃肠炎，还是膀胱炎，都是寒邪闭塞了体表。温通它，一出汗，温度就降下来，就好了。

可现在，如果去冰敷，会把热再憋回去；或用西医的抗生素、激素，烧退了，孩子打蔫了。发烧的症状没有了，其他的症状出来了。去看中医，很多也是西药、中药一起用。

上面我提到朋友的小孩，4 岁多，扁桃体发炎，发烧，呼吸道感染，用了消炎药，再用金银花、连翘这些凉药，发烧、咳嗽也很快两三天没有了。孩子的父亲也说："很好啊！"

为什么孩子过几天又闹病，又开始发烧、咳嗽呢？因为小孩的禀赋不错，你用了寒凉的药，攻伐了他的阳气、正气。过几天，阳气继续鼓动，还要去驱赶这个阴邪外出。这个时候，你还去重复消炎，或用凉药治疗，小孩要闹其他的病了，会变症百出。

部分幼童做腹诊，胃脘、肚脐四周有凉疙瘩，这是痞结。有少数小孩是胎里带来的，就是父母的体质不好，或受孕时的问题。多数孩子是出生后，用抗生素所致。

为什么出现在这里？人体的肠胃属于阳明经，也是把关口的。足太阳膀胱经是人体的第一道关口，称作"人体之藩篱"。外邪来了，先是要经过它。麻黄汤，就是对治太阳经证的。外邪深入，到了阳明经。阳明肠胃，是个大的空间，又阳又明，正邪在此争斗，是个战场。这个时候，就要趁它立足未稳，要化掉他。讲化掉，是说要化有形为无形，是从气的层面来讲的。怎么化？用药、用针、用灸。艾灸的方法，家长最易掌握。

而有的孩子，腹诊，没有痞结，但你敲一敲肚子（西医叫叩诊），砰砰响！这些孩子，有四五岁的，八九岁的，往往也是体质差的孩子。他们也是阴证，阳气没有力量和阴邪抗争，就像有些大人，几年都不感冒发烧。这些人，往往体质差。有些孩子的鼻炎、哮喘、肠胃失调，甚至小儿白血病，其实有些是误治，乱用寒凉引起的。《黄帝内经》说"折寿而不彰"，人生在世不会彰显，不会有大的成绩，因为你的能量不够。家长对孩子的要求不是彰显，但日常的生活，读书、就业、婚姻，还是需要较好的身体。

2007 年初我给一位学过西医的朋友看病。男性，50 岁，咳嗽了一二十年，还因外伤导致骨髓炎，久治不愈。体内有大寒，究其原因，幼童时发烧 40℃ 多，退不了烧，用大量的冰块放在头、胸腹，烧退了，体质自此受损。

艾妈妈　艾宝宝

《诗经·采葛》曰："彼采艾兮，一日不见，如三岁兮。"青年男女，因为采艾，彼此思念。采艾做什么呢？西汉毛亨注释："艾所以疗疾。"艾，在日常生活中，影响久远。

李时珍在《本草纲目》中对艾如此描述："艾叶生则微苦太辛，熟则微辛太苦，生温熟热，纯阳也。可以取太阳真火，可以回垂绝元阳。服之则走三阴，而逐一切寒湿，转肃杀之气为融合。灸之则透诸经，而治百种病邪，起沉疴之人为康泰，其功大矣。

老人丹田气弱，脐腹畏冷，以熟艾入布袋兜其脐腹，妙不可言。寒湿脚气人亦宜以此夹入袜内。"

艾草还是一味安胎药，李时珍在《本草纲目》中还说："艾以叶入药，味苦，无毒。理气血，逐寒湿，止血安胎。"妇人孕产，子宫的环境尤为重要。许多不孕症，原因在于宫寒。中医是从形气神多层面考虑人体状态的，不单是用体温表测量体温。清代医家傅青主做了比附："冰寒之地，不生草木，重阴之渊，不长鱼龙。"子宫内寒湿，怎么能孕育生命？傅青主有一个方子叫"温胞饮"，就是温暖肝肾的。要调理好身体再准备怀孕，因为你内环境不行，就不会平安孕育生产。

有些女性，因为多次流产而不孕，是肝肾的元气受损，经脉淤滞；有些是妊娠期间下血。暖胞宫，要温经止血，这个"艾"，就是重要的一味药。

艾为菊科植物，或栽培或野生，遍布南北。北至新疆、蒙古，南至海南岛。江南的艾株高，为柴艾；江北的艾株矮，为草艾。不管南北，我们多是用艾草的叶子。艾草的叶子表面绿色，背面淡白色。五月的艾草，青翠婉约，芳香袭人。

南北朝时，有一本书叫《荆楚岁时记》，是记载古代岁时节令的专著，其中有这样的话："五月五日采艾以为人，悬于户上，可禳毒气。"我在门诊看病，有一个朋友是海南人，他讲，艾的味道好熟悉。他小时候，弟弟出生前，祖母用艾草熏屋子，卫生消毒，为他妈妈生产做准备，那是几十年前，在乡下。几年前，让我惊叹的一次是在珠海，也在医院产房，一位产妇的家属准备 2 桶热汤水，上面盖着洁净的棉布。那是给产妇准备的，用艾叶煮的水，给产妇洁净身体。

古人怎么用"艾"呢？在妇人产后，因感受风寒，腹痛欲死，用陈艾 2 斤，用小火焙（bèi）干，捣铺在肚脐上，用绢布覆盖，用熨斗熨，等产妇嘴里有艾气出来，腹痛就止住了。这个方子出自《杨诚经验方》。这个方法在今天也可以变通应用，如产后，现在妇科产房多是压重物促使恶露排尽，如果把大颗盐粒炒热，混同部分艾绒，用棉布包裹，温敷脐腹，身心受益颇多。可以预防或治疗产后便秘、泄泻，产后情致异常，如产后抑郁等等。先贤名言，新产极虚，以温通祛瘀为要。

妇人产后，可服用姜艾鸡蛋温经散寒。配方：生姜 15 克，艾叶 5 克（若应季可用新鲜艾叶 10 克），鸡蛋两个。生姜拍碎，艾叶切断，与鸡蛋一起放入锅中，加水 300 毫升同煮，蛋熟捞出去壳，再入汁中烧煮 5 分钟。饮汤吃蛋，每日 1 次，服 1 周，有益身体恢复。

春夏季节，可以采到新鲜的艾叶。端午节前后的艾叶，清嫩味鲜，艾叶粥是很好佳品。配方：艾叶 30 克（干品 15 克），粳米 100 克，红糖适量。将艾叶煎汁去渣，将粳米、红糖放入艾汁中煮粥。早晚温热服用，可温暖胞宫，适用于妇人产后恢复。

在旧时，幼儿患湿疹，中医称之为胎疮或奶癣，表现为哺乳期婴儿头面或身体其他部位出现细粒红疹，瘙痒，流水，反复发作，迅速蔓延。用艾叶煎煮浓汤为幼儿洗浴，1 个月的时间，多可痊愈。

婴儿红臀，俗名叫尿布疹，是发生在尿布遮掩部位的皮炎。表现为皮肤发红、破皮、出水。原因是尿布更换不及时，粪便中的细菌分解尿素产生碱性的氨，刺激婴儿娇嫩的皮肤所致。尿布洗涤不干净，有残留尿液或肥皂，也可以引起红臀。现在细心的家长白天给婴儿用棉布旧衣物做的尿布，晚上用一次性尿裤，但有些孩子还是有尿布疹。到了医院，有的确诊为念珠菌感染，用抗真菌药物，用油剂搽于患处，效果不大，且反复发作。这个时候，你用艾叶或艾绒煮水，抓一把，大约50克，可以用细纱布包一下，这样水中就少了渣滓。煮一锅水，煮沸10分钟，给宝宝洗盆浴。水放至温度适合，多让小屁股在水里泡一会儿，然后，用毛巾擦干，在患处涂抹一些橄榄油。以前，南方用茶油，北方用棉籽油。现在油类多是工业加工，橄榄油更放心一些。

如果出现红臀，要停用一次性尿裤，尿布应用旧的棉布。清洗要用肥皂，不用洗衣粉，要用清水涤净。在太阳下晒干，如果是夏季，当天晒干的尿布要隔1天再用，这样可以散散火气。几十年前，婴儿的尿布准备得不够，冬天，要在煤炉上烤干尿布。烤干后心急的父母赶紧给婴儿换上，往往容易红臀。艾叶，去湿、止痒，有的宝宝用艾汤洗浴1周的时间就痊愈了。当然，如果已发红出疹，甚至溃烂，还是要尽早带宝宝到医院检查，使用外用药膏，把艾汤洗浴作为配合。

明代医家杨继洲在《针灸大成》中提到："田舍小儿，任其自然，则无夭横。"无论城乡，当今我们失去许多自然。衣食住行，表面看似丰富，空气、饮水、粮食，是个体无法左右的。住高楼，独生子女，阻隔了许多自然和亲情、友情。

在临床，有一些幼童，三四岁，就有鼻炎、哮喘。到医院检查，儿童腺样体肥大，其实就是扁桃体增生。怎么办？西医建议手术治疗。中医治疗方案有清热解毒、活血化瘀、平衡阴阳等等。认为是阴虚火旺，严重的，建议先手术切除，再吃中药。

为什么现在的孩子，从幼儿到青年甚至成年，鼻炎这么多呢？多是空调病，尤其夏天，伤于寒，再加上冷饮。有些明星做冰饮料的广告，儿童趋之若鹜，真是可悲！

徐文兵先生在《字里藏医》中举过一个例子，在农村，夏天给刚从地里干活回来的牲口饮水，要在水槽里撒一些碎秸秆，目的是不让牲口喝得太快。喝得快，牲口就炸了肺。身体正毛窍腠理开张，内脏也有腠理，凉水一击，牲口都得受伤，何况幼童。在平常，幼童也好，成人也好，不要多食寒凉。夏天，给孩子喝暖的菊花茶，绿豆汤解暑消渴多好！

有了病，要找医生。家长平常多给幼童揉肚子，让孩子少食寒凉。这些有鼻炎、哮喘、爱感冒咳嗽的孩子，做腹诊，往往在胃脘部或肚脐周围有压痛点，有痞结，是寒性的疙瘩，如花生米、甚至红枣、鸡蛋大小。越小越是结实，难以化开。有的孩子是虚性，没有痞结，一敲肚子，嘭嘭的。我往往用针用灸，取中脘、水分、阴交、肓俞、天枢等穴，让家长协助用艾条温和灸。服一些温通肝肾的药，如麻黄附子细辛汤，再调理脾胃，很快就可以好起来。

小儿哮喘多发于肾气未充的孩子，肾主纳气，是先天之本，六气之根。气根于肾，而藏于肺。麻黄是解表药，而附子、细辛能引导麻黄去解肾脏的寒邪。哮喘、鼻炎这些病，你用了针灸，它就简单了。它是个上热下寒证。

我告诉家长，回家给孩子揉肚子，揉散肚子的痞结。虚证的孩子，你把肚子也可以揉得充实起来。有痞结的孩子本质是元气虚，父母亲的双手就是最好的药。配合灸法，用艾条温和灸，灸用过针的穴位。真要下功夫，每天揉1个小时，要轻柔，还要有些刚性。打个比方，像在厨房揉面，用这种劲。边揉边灸，把艾条输送的温热渗透、敷布开。

另外，灸脊柱的督脉和脊柱两侧的膀胱经也很重要。有个妈妈，给孩子灸背部肺俞穴、膏肓穴。灸完后，孩子发烧。问我怎么回事？这是个积极的反应，阳气在生发嘛。灸后背的俞穴，小儿娇嫩，你可以每天灸15分钟，配合揉腹30分钟。脚心涌泉、手心劳宫，都可以给幼儿轻灸，灸3~5分钟作为日常保健。

古人的灸法，很多是直接灸。灸法很了不起！几乎我们现在看到的所有儿科病，用灸都可以见神效，可惜我们的观念变化了，不愿意这么用了。我讲一个现在看来有些恐怖的例子，鸡胸，即小儿患佝偻病时，胸部出现的骨骼畸形。佝偻病俗称软骨病，是婴儿幼儿时期常见的一种慢性营养不良疾病。现在我们还是没有好的治疗方法。我的朋友，1960年代末有鸡胸，家长领着到民间医生处治疗。治法就是用一根火绳，其实是棉布裹的粗的艾绒条，火着得很旺，抵在胸部膻中穴。这时几个大人要按住孩子，烧一下，很多孩子鸡胸就好了。这也是直接灸，把身体的阴结破了，阳气透出来，身体就得到改观。现在的家长，能舍得让孩子吃这个皮肉之苦？我先介绍一些温和的方法，更容易接受些在湖南的乡下还流行这样的方法，端午节前后，家长把艾连着枝条煮水，为小儿擦洗身体；还用艾的枝条轻轻抽打小孩的背部，以红晕为度。在电影《巴尔扎克与小裁缝》中，陈坤得了疟疾，周迅就是用艾蒿抽打陈坤。夏季，草木葱茏，这些传统的古法可以给小孩以生机，融于自然，这也是天人合一！

现代女性既要工作，又要哺育孩子，怎么去方便有效地恢复体力，固本养颜呢？我在讲中医课时，建议用艾绒煮水泡脚。用艾绒一把，大约30g，煮水。如果时间充裕，有耐心，可以把沸腾的艾绒水倒在桶里，把脚打在桶沿，熏蒸你的脚心。水的热力，艾的药力，能逐寒湿，直透身心。水温适宜时，把双脚慢慢放进去，轻轻动双脚，大半个小腿也泡在水中。一会儿，定会香汗淋漓。能透诸经，去百邪。睡前泡脚，一夜安眠。关键要坚持一段时间，去体会身体的变化。如果时间短，兑成温水，带着小孩一起泡脚，也受益无穷。

上面我引用了李时珍在《本草纲目》中讲的："人丹田气弱，脐腹畏冷，以熟艾入布袋兜其脐腹，妙不可言。"给体质较弱的妈妈或幼儿在冬季做一个肚兜，里面可以放一些艾绒，系在脐腹。现在市场有售一种"热宝"，用物理发热贴在腹部，治疗痛经、腹冷，用艾绒做的肚兜，对人更是"润物无声"，效力更好。

十人九痔，外科手术很方便啊！这个想法是片面的。那是人体的重要门户，是人体"七冲门"的魄门。七冲门是人体的七道关隘。《难经·四十四难》中讲:"唇为飞门,齿为户门,会厌为吸门,胃为贲门,太仓下口为幽门,大肠小肠会为阑门,下极为魄门,故曰为七冲门也。"

　　不要只把肛门当作是排泄粪便的出口,既然称之为魄门,也是非常重要的。乾隆皇帝长寿,据说有一个锻炼方法,就是"撮谷道"。谷道指肛门,"撮谷道",就是收缩肛门,再放松,反复重复。肛门括约肌的运动,可以加强局部血液循环。这是个道家练功的方法,可以影响全身气机,可以增强人的魄力。有一个成语叫"失魂落魄",魄从哪里落,就从肛门。真的落了魄,人就结束了。旧时代,人溺了水,捞出来,有经验的人先去看肛门,看看肛门松没松,没松,还收得紧,赶紧找个土坷垃或别的物件,把肛门堵上。为什么?不要把魄落出来。中医里讲,魄是偏阴的,从肛门落出来,人就死了。一些重病人死前,有大便,是魄落了。平常说"屁滚尿流",吓得拉屎,那肛门还收得紧,不会死人。所以肛门很重要,不能乱动。

　　中医灸法,也有治疗痔疮的,这里暂不讲了。我建议您做一个坐垫,可以用一些干净的棉絮,中间夹杂适量艾绒,铺匀铺平。坐在上面,魄门得到温煦,慢慢体会,自然受益。

　　艾绒哪里可以买到呢?网络时代,搜一搜,就找到了。写了这么多,有些用语粗鲁处,仁者宽容,见我苦心。

2009 - 04 - 10

节饮食　安居处　夏季养阳　养心

斗指东南，维为立夏。5 月 5 日，太阳黄经45°，夏季已始，接下来是小满、芒种、夏至、小暑、大暑6 个节气。

春生夏长，秋收冬藏，夏应心而养长，夏季重养心。心为何物？心有肉团之心，藏于胸腔两肺之间，平日多不觉；有藏于心中无形之神气，更为微妙。

气喘吁吁，或因于剧烈运动；心如撞鹿，或起于男女情愫。生理变化，终将归于平静。至于胸痛、胸闷，有形之病理，或心之形气神有损，将求治于医者。

关注饮食、起居，养有形之心；无形之心神、心气，藏于心中，亦需养长。

夏季，天地气交，万物华实。如电闪雷雨，都是天地之气交合。人体，也推陈布新，生机盎然。春夏养阳，阳者，畅通明亮。人处天地之间，借自然气势，需顺而行之。

三片生姜　半杯姜茶

"心者，君主之官，神明出焉。"古人讲，人的神明藏在脑，发露于心。姜，味辛、微温，无毒，久服去臭气，通神明。夏季，借生姜辛温，周身毛窍通达，排泄体内寒邪，洁净肌体，透出自然的体香。为什么讲通神明呢？姜可以温中，这个中，不光指脾胃，而是把心口下面到肚脐之间任脉和冲脉畅通了。心肾沟通，心有了先天肾气更多更畅通的能量供给，自觉神清气爽。

晨间，可用生姜三片，直接咀嚼，体味辛辣的甘美。或者滴入陈醋、麻油少许，又多一番滋味。民俗有夜吃姜，赛砒霜之说。是讲夜间要安静，姜的辛温易引起兴奋。赛砒霜倒不至于，那只是一种夸张。我去岁诊务劳累，夜间咳嗽，嚼服生姜，安然入眠。

近年，市场有姜茶出售，或晨间或午后，饮半杯姜茶，算是上好饮料。至于饮后，有牙疼、喉部不适者，多是心下有结。有寒结，温热不能畅达下行，反趋于上。这种体质，多有抑郁情怀，如何解开心结呢？

弹拨膻中　开通心结　艾灸关元　温暖心胸

心有千千结，心中郁闷，易怒易悲，寻其形迹，多显露于两乳之间。两乳头连一线，中点，在体前正中线上，有个穴位，叫膻中穴。这个乳头定位，是青春处子的乳头，平第四肋间。丰乳、垂乳，不在此列。膻中四周，会发现或绿豆或黄豆大小的颗粒，用拇指捋按，痛得令人大叫。这些颗粒，是心结外现。内心中的纠结、瘀滞，被胸中正气把它排除在体表。

有些人，没这些颗粒，按之亦痛。这个，说明还在气的层面，尚未成形。

怎么要弹拨呢？对这些小颗粒，硬按，不易散开。弹拨古筝、古琴，有向下的劲道，又有向一侧的力，琴弦就有了鸣响。针对人体，从侧面用力，容易把力道送进内部深处。或者拇指从膻中高处向下捋到心口。你给对方的力是流动的，慢慢，结聚的颗粒就散开了。夏季，衣衫单薄，自己或家人、友人，都可以方便行使。只是要忍耐些痛楚，才能换来敞亮的心胸。

艾，爱你的心。艾灸关元。关元，在肚脐正下方3寸。3寸，大约等于自身4个手指宽。灸法，有艾条温和灸，手拿艾条在关元悬灸；有用灸艾盒固定在关元；或用姜片钻许多小孔，上面放艾绒隔姜灸；或用艾绒做成艾柱瘢痕灸。具体方法，网络视频多多，可详细查询。

我为什么选择膻中、关元这2个穴位？心包经和小肠经的经气在胸腹部汇集于膻中和关元，通过它们，直接影响心神、心气，心中打开两扇门，会顿觉敞亮。

俗语说"心肝宝贝"，这里心和肝并称，其实是指心包。心包，是心脏外层的膜，有脏层、壁层。心包和肝脏在人体最幽深的部位，最需要保护。现在，影响人类生活的疑难杂病，都是这2个部位受到伤害。而所有的疾病都会带来负面的性情。

小肠经，本位在小肠。小肠和心及心情有关联吗？在中医藏象学说中，小肠和心相表里。比方一个套间，小肠是厅堂，心就是内室。在临床，一些抑郁症患者，小腹下关元冰凉。这些寒邪凝滞在关元，然后从厅堂侵犯入内室，心也凉了。抑郁、悲伤的情感也就盘绕心胸。

寒邪来自哪里？一是饮食，一是乱用抗生素。饮食多冰冷，通过胃部初步消化，再到小肠。小肠称之手太阳经，热力最足，太阳也化不了的寒凉，就凝聚、停留于此。抗生素的应用，多从静脉直接浸入体内，用得对症、适量，可以化解体内热邪；多用、乱用，小肠化解不了，亦结聚于此。

当艾的热力透入关元，慢慢腰部、腹部温热，上达心胸头脑，下到下肢、脚心。

敏感者，一颗艾条悬灸，自觉腹内火起，热力四溢；迟钝者，久久方能取功。用艾之时，从手心、脚心会有寒邪排除。此时，你会真切体会到深藏体内寒邪的冰凉和黏腻，体会阳气透达心胸的敞亮和愉悦。

调饮食　安居处

寒邪，侵袭肌体，无形中伤及心神，却为之忽略。英国科学家戴维·温格特 2000 年发现，神经元细胞除集中在大脑外，还大量汇聚在肠胃，称之为第二大脑。伤了肠胃，就影响了神明，也丢掉了愉悦的心情。

《摄生消息论》说："不得于星月下露卧，兼使睡着，使人扇风取凉。"现代人，星月之下露卧的机会不多。暑热中，身体自我调节，毛孔开放，汗液疏泄，熟睡之时，或空调温度太低，或电扇大吹，都易贼风外袭。"寒暑不和，贼气相奸。"盗贼，盗是悄悄，贼却是强势。"奸"，困也、扰也。空调病不少见，猝死者也有之。

乱我心者，弃我去者，皆可扰乱心神。盛夏，自然界，万木葱茏，人体内，脏腑筋骨，气血经脉奔流汹涌，内外一派生机。夏夜，仰望星空，感想宇宙无限，内心能少些挂碍，抛弃些颠倒梦想，放逸心灵于天地之间，就是最好的养心、养气之道。

2010－03－29

第四章　养生防病

心脏病食谱——赤小豆粥

医药大家周潜川先生有赤小豆粥处方，简单有效，摘录如下：赤小豆一合（约150g），红砂糖一汤匙。

制作方法：将赤小豆洗淘干净，用砂锅装水一大碗，闭盖砂锅，用文火炖之（不能用铁锅或五金锅）。炖到赤小豆"稀"、"烂"、"淡"，为火候到佳的标准。临服食时，再放入红砂糖，调和均匀，随意食之。

按：赤小豆即赤饭豆，选取"紧小"者为好。有一种红白相间的赤小豆，不是真正的赤小豆，名叫"相思子"，是不能用的。

2010 – 03 – 30

夫妻搭档话脾胃

脾胃，脾属阴，是脏；胃，属阳，是腑。《素闻·灵兰秘典论》说："脾胃者，仓廪之官，五味出焉。"脾胃开了个夫妻店，把食物初步消化，经小肠帮忙，转化为精微的能量，由脾和其他五脏协调配合，供养身心。

胃主外，胃是消化道最膨大的部分，从食管经贲门，豁然开朗，就是到了胃，所以被称之"阳明"。胃迎来送往，直到把食物变为渣滓，从肛门排出，才算是完成了任务。

脾主内，中医学的脾还包括现代医学的胰脏和大小网膜及肠系膜。经过胃和小肠的消化加工，食物变为精微的能量，经脾的运化，传递给肺和肾，肺和肾再折腾，变为汗和尿排出体外。

男女搭配，干活不累。胃干的是粗活，脾干的是细活。我用了"传递"这个词，有点不准确。胃和脾及全身的脏腑和精气神，大家是同步协调地运作的。

脾喜欢什么呢？脾主歌声，脾喜欢美妙的音乐。"钟鸣鼎食"，是帝王将相的能力所及，劳苦大众，在节日里也会载歌载舞。现在边区的少数民族，在盛大的节日，夜晚围着篝火，舞之蹈之，放声歌唱。其实这些都可以愉悦脾，它高兴了，才会配合胃积极的工作。

北方的馒头，自古以来多做成半球形，逢年过节，主妇会在馒头顶端点个红点，鲜亮、喜庆。看在眼里，抓在手中，像婴儿看到妈妈的乳房，便有了口涎。《素问·宣明五气》说"脾为涎"，说这个"涎"是脾来主导的。百姓日用而不知，或许不再去细想。不能哺乳的妈妈多了，婴儿只认得奶瓶；食物丰富了，馒头不重要了。脾的感觉是不是也见异思迁，忽略了母性的光辉？

口涎是出于脾而益于胃，小儿口水多，流出嘴角；老年人睡醒时，发现枕巾有口涎的湿痕。这都是脾胃不和。

怎么去调养脾胃呢？《本草纲目》说，小米"治反胃热痢，煮粥食，益丹田，补虚损，开肠胃"。煮米粥时，浮于锅面上的浓稠液体，俗称"米油"。这是个宝贝东西，可渐渐被忽略了。李时珍曾赞叹，婴儿喝米油，能调养脾胃，赛过人参汤。

清代乾隆年间，医家赵学敏编写了《纲目拾遗》这本书，其中说到米油的功效："滋阴长力，肥五脏百窍，利小便通淋。"古人的食疗中还提到米油对男子的少精症有好的疗效。现代生活中，鸡蛋、红枣都是好东西，在如今庞杂的食物面前，莫沉醉了双眼，重温先祖的经验，总会开启些智慧，少些迷惑。

早年在东南亚，一位朋友给我做了一道菜，是炸姜片。把大块的生姜，切成薄片过油，金黄焦脆，吃起来真是津津有味。以前曾吃过炸红薯片，炸姜片是第一次吃。当地华人，产妇坐月子，要吃几公斤生姜炸的姜片。姜，味辛，能温中回阳。《论语·乡党》中说"不撤姜食，不多食"，是讲适量。一般我们可以在早饭嚼服几片生姜，简单易行。食用姜，民间的习惯是不宜晚上吃，不宜和烈性酒同服。晚上人体要安静下来，和烈性酒同服，是怕过热。

有一则电视广告很是害人，一个球星，大汗淋漓，一头撞破冰，然后痛饮冰镇的饮料。有农村生活经验的能知道，夏天，大牲口（指马、牛、骡子等）从地里劳动回来，要"饮牲口"，给它们喝水，要往水槽里撒几把碎秸秆或碎草。是要让牲口喝慢一些，不然就"炸了肺"。牲口都讲究，何况是人？因为喉管、食管、胃急剧收缩，胃部痉挛、绞痛，胸部心肺很快感到不适，这样晕厥死亡也是有的。我2008年秋天，诊治一个男孩子的哮喘病。他是在奥运期间，观看比赛，喝了冰镇的水后，哮喘发作。冷水喝入胃里，身体的反应是来抵御寒冷，不能真的解渴解热。透心凉的感觉，有害无益。

此时我倒想起多年前，在新加坡一个会所的情景。大厅一角的桌上，摆着一个草编的篓子，里面放着一个大的白瓷壶，里面是烧开的温水，旁边消毒碗柜有茶杯，随意饮取。

或许这是一种故国情感，一种旧时的怀念。以往，炎热的季节，北京前门有大碗茶。广东、福建，以至于南洋的华人，都是要喝些热茶、温水来解饥渴的。至于凉茶，在广州的码头，也是给贩夫走卒，这些脾胃强健的体力劳动者的。现代，生活方式更安逸了，许多人没有在烈日下工作，有空调、冰箱，受广告的蛊惑，冷饮、凉茶多多。这样，灭了虚火，伤了真气。

"饮食入胃，游溢精气，上输于脾，脾气散精……"食物到胃肠消化，脾把精华的能量再转输给肺，经过肺的运和化，最后周身毛窍打开，可以有汗；转输给肾和膀胱，也经过运和化，废水就是一泡尿。

平常说脾胃病，是脾有病，还是胃有病？区别脾胃病，古人告诉我们，"知饥而食不纳者"，想吃又吃不下，是胃病。"能纳食而不知饥者"，能吃下去，而不想吃的，是脾脏病。

林语堂晚年，记者采访他，问其一生之中最重要的事情是什么？林语堂闭目沉思了一会儿，缓缓地说："人生在世，吃吃喝喝而已。"这或许只是老年人平和心境的表述。

人要能吃得香、拉得臭，是健康的标志之一。脾胃弱的人，不敢随意造次。自持脾胃强壮者，也会出问题。最近，给两位脑梗患者看病，都有大量喝冰镇啤酒的习惯多年，吃喝、睡眠似乎还可以，但出现"三高"（高血脂、高血糖、高血压）。问一位患者，以前最多喝多少？回答是一顿饭能喝一箱啤酒。能喝，还得能消能化，很多人自己证明了结果。

有句俗语："雷也不霹吃饭的人。"说人在吃饭时，天见也怜，要让你先吃着。有些家长，喜欢在饭桌上批评孩子，这是很糟糕的。不中听的话，会影响了胃口，其实是脾的功能受了影响。再有了恼怒，肝气也会郁结。食物吃在肚里，不能好好运化，倒成了负担，伤了脾胃。

乳房的病和情志关系密切，脾经、胃经和肝经都经过乳房及旁边。饭桌上，无论男女老幼，都要保持一个轻松愉快的心情。恼怒怨怼时，干脆就别吃了。孔夫子教导"食不言，寝不语"，不讲话，似乎是刻板理解的礼仪，内在是让人静心、专心。不说话，不好做到，还是做到不讲让人难堪的话吧！

脾，在体和肌肉，主四末。开窍于口，其华在唇。

脾胃好，周身的肌肉饱满结实，四肢灵活。四肢相对于躯干，称为四末。在临床，看到一些儿童，胳膊、小腿本应皮肤光滑，却略显粗糙。这也是脾胃有问题的表现，身体的能量不能通达到四肢末端。脾的光华反映在口唇，古人说："思出于心，脾应之。"脾能运化精微，这个精微还为思考的缜密，思虑的深远提供能量。口唇的色泽、形状，可以反映身心的健康。

有些脾胃不适，倒不直接来自吃喝。

一青年男子，春季来诊。面略有青色，脉诊，左三部脉寸、关、尺从容和缓，同龄人里也是少有的好脉象。右脉，寸脉尚可；关脉（主脾胃）有力，略浮数；唯有尺脉（主肾、命门）沉取，就是医者的指腹用力向下按，有弦、紧的态势。弦紧是什么感觉，就像摸在绷紧的琴弦上。这是个寒象，有痛症。

我问：腰痛吗？答：有一些。

我再问：没胃口？答：是。

患者这才打开话匣子。自述胃中嘈杂，有空虚感，似痛非痛，似饥非饥。

我告诉患者，从脉象看，禀赋甚佳，肝肾受了寒邪。你是不是最近接触体质阴寒的女性。患者回答，只是在浴场有口交，他的宝贝经历了冰与火的考验。原来是丢了精，寒邪乘虚而入，直击肝肾。

我为其用温肝肾、健脾胃的中药汤剂，患者体质素健，服药1周，恢复如常。

肝属于木，脾胃属土。木疏土，土地里长草木，土壤才会不板结，有生机。比如说，肝、胆分泌、储存胆汁，参与消化，倒可以说明一些肝与脾胃的关系。肾为各个脏腑提供先天的能量，脾胃通过食物为脏腑提供后天的给养。

　　脾胃是脏腑中的夫妻，夫妻的关系微妙。脾在情志中主思，思虑过度、所思不遂都会影响脾的功能。现代社会，单相思、相思病，衣带渐宽终不悔的人是不多了，只是生活上诸多的压力、思虑胜过以往，尽量豁达一点，自求解脱。

　　生活中的夫妻也是一样，男人挣不来、挣得少，巧妇难为无米之炊，自然做不出好饭食；男人大把的挣来，女人不能持家，小心眼、坏脾气，男人一辈子也利落不了，提不起裤子来。

2010 - 04 - 26

纯粹中医

艾灸神阙　长命百岁

"彼采艾兮，一日不见，如三岁兮"是《诗经·王风·采葛》中的诗句。诗句描绘了劳动生活的场景，表现了热恋中青年男女的情愫。

采艾是当时日常的活动，采艾做什么呢？"艾所以疗疾"是西汉学者毛亨的注释，预防疾病是艾草的主要功用。

艾属菊科，为多年生草本植物，自漠北至海南皆可生长。五月端午，艾草新发，南北多有"端午采艾，悬门户上，以禳毒气"的风俗。

嫩绿的叶片还可以配以饭食，北方的秫米饭，南方的糍粑，混入嫩艾叶，清香甘甜，沁人心脾。

艾叶采摘，晾晒后可直接入药。艾叶晾晒，碾轧过筛去屑，所留白纤丝再碾轧成细绒，称之艾绒。

艾，性味辛温，纯阳之物，能转化肃杀之气，起沉疴为康泰。庄子在《盗跖》篇讲孔子与柳下跖舌战，孔子大败，感叹："丘所谓无病而自灸也。"无病自灸，后世比喻为自讨苦吃，自找麻烦。这个灸，是指"瘢痕灸"，是用艾绒直接在穴位皮肤烧灼，会留有瘢痕。可见灸法，在当时人们的印象中是比较痛的。

"七年之病，求三年之艾。"出自孟子的《离娄》篇。它告诉我们，当时，陈年旧病，要用艾灸的方法来解决。艾灸，非亲身体验，难以名言其状。

2009年冬月，我救治一心脏病人，为其按摩，以内力化其体内阴霾，中阴寒邪毒，咳嗽月余。此咳嗽，实为寒邪入肝肾，非在肺经，汤药不能解。古人曾有"以灼灸第一"的治病大法，友人为我施灸于西城恭俭胡同。取脐下3寸关元穴，艾绒用模具挤压约莲子大小，此已是大壮重灸。自夜7点至凌晨1点，共6小时，200余壮。初时，艾火热力渐从关元渗入，透入腰部，腰脊温热，热力再传下肢，足三里穴曾胀痛，脚趾以大脚趾胀痛为甚，脚跟部亦胀痛、痒麻。热力再走胸部，然后头痛，痛在巅顶，觉得脑盖骨痛，向下约有 3 ~ 5cm 厚。此时，就能明白肝经厥阴通巅顶的意境。这个痛，乃艾火搜厥阴寒邪，寒邪外透，正邪相争之象。后来，阴邪从胸廓四散，胸中顿时开朗。灸至夜 11 点，正是子时，喘咳又发作。我体验，乃艾火搜出更深层面之阴邪。至凌晨 1 点，咳喘渐轻，自知不能究竟，暂停。去艾绒灰烬，关元穴皮肉焦黑，四周水泡直径如乒乓球大小，针刺放水，湿透棉球数枚。

友人感叹，6 小时平卧不动，静而待之，伟丈夫也！我对答：非也，求生本能。心念转换，便体味灸法，其含英咀华，如沐时雨，如坐春风，而不畏其苦。西医刀砍斧劈何尝不苦？只是麻醉了神经而已。友人施术亦艰辛，我谢其救命于危难。逾 1 周，再灸，约 3 小时，周身畅然。

我素健硕，且谙医理，能如此自救。平常之人，望而生畏，以何引其入道，且听下论。

寻根求源讲神阙

人有脏腑经脉，有神气魂魄，皆来源于父精母血。胎儿呱呱坠地之前，脐带处与母体相连。医生结扎、剪断脐带，婴儿自主呼吸，一个新的生命就此开始。脐带数日后干枯脱落，形成一个稚嫩的疤痕。这是人体一个重要的标志——神阙穴，俗称为肚脐眼儿。阙在古代是标志城池、宫殿等入口处的标志建筑物，阙以显示建筑物的威严。肚脐称为"神阙"，寓意其内部藏着神，这个神为形体与气血的主宰。

人之行走坐卧，皆以腰腹为主宰，而其中心，在肚脐与命门连线中点，古人谓之"丹田"。武学中的发力，静功中的意守，多以此为中心。儒家讲："放之则弥六合，卷之则退藏于密。"其实也是修养功夫的境界，是神气开合的体验，且以艾灸过程述之。

我曾为父母亲艾灸神阙穴及关元穴。母亲自述身体感觉向四周放大，延展到六合虚空，身心舒适；父亲自述，热流至小腹，小腿及脚心有酸胀。体质不同，感觉殊异。

2009 年 11 月，我为炎黄中医院郝书岭教授直接灸关元穴。郝老在前面几壮感觉疼痛、气机奔涌流动，灸至第 5 壮，说"浑身没了，不存在了"。当然，这只是身心气机神意融合的感觉。再灸，又有痛，再有身心变化。

2009 年 3 月，于西城恭俭胡同，友人为我再灸。取神阙穴，隔盐及姜片灸。其间，左肘关节及右侧股骨头大痛后，渐觉神意空明，内心愉快。我近年来，勤于临床，内功修持多荒废。对治大病重症，事非经过不知难，唯灸法最能恢复身心，有感于灸法能除大病，能通大道。

灸法，非但治病，亦能开启心智。2006 年夏月，闽南佛学院某学僧因外伤求治于我。诊毕，伤痛已去，就再交流学问。我用艾条为其温灸神阙穴。已毕，学僧自述，察觉其头脑空灵，对时空似乎有新的体认，感谢我慈悲。我答曰："汝本有修持，所加外力甚微。"医道、佛道相通，我曾建议其略修医道，对学佛或有裨益。相隔山水，而今彼此已是云深不知处了。

泰与否

否极泰来，是个成语，包括了《易经》的 2 个卦象，泰卦和否卦。地天泰，天地否。

人体的病态，尤其杂病重症，多是个否卦。我在临床，用腹诊，就是用手触摸检查患者腹部，如有哮喘的幼童，有妇科杂症的女性，有性功能障碍的男性，及糖尿病、高血压患者等，在肚脐上下，都能摸到疙里疙瘩的痞结。一些重症，用指背搭上去，稍作停留，会感觉到森森寒意。如比附于卦象，这就是个否卦。人体如以肚脐为界，上为天，下为地。小腹内发凉，在肚脐这里上下阻隔，胸及头部因郁滞而生郁热、假热。上热下寒，这就是否卦，否象。

怎么纠正这个病态呢？那就要用针、用灸、用药等等。当医者体会、认知这个上热下寒后，就应把它化否为泰，让患者小腹温暖起来，让头脑清醒。把肚脐周围的痞结化开。这还要讲究次第、火候。如用热药，目的地是小腹，归到肝肾二经。热药如附子、干姜等，火性炎上，引导其下行，归于肝肾，温肝暖肾，化开寒结。这需要医者的智慧和力量。用针用灸，辨证论治，需要长久的训练。而我今所谈法门乃自救救人，简便易行者，乃在神阙穴用隔盐隔姜艾灸法，效大力宏，预防、对治疾病，提纲挈领。

方法如下。

> 材料：精盐 100 克；姜切片直径约 5 厘米，切片厚约 0.3 厘米，用竹签扎小孔若干；金艾绒若干，撮为莲子大小备用。
>
> 操作：拿精盐填入肚脐内，填到肚脐四周，约与备用生姜切片大小等同，厚度约 0.2 厘米。把姜片覆盖在盐上。点燃撮团艾绒，每次约 30 壮。

按：盐要填满肚脐，至于盐多少，姜片大小，艾绒作团大小，宜灵活掌握，以不灼伤皮肤唯度。先建议灸至 30 壮，艾火热力以透入体内，自有感应变化为度，斟酌把握。

以下以问答解疑。

问：用盐和姜，有何意义？

答：盐，取咸味入肾之意；姜，取其辛温，协同艾火热力。隔盐姜，既可保护皮肤，免受灼痛之苦，又能有部分直接灸的效力。

问：热病，发烧时可以灸吗？

答：有些医家主张热病不宜灸，古代医家窦才，近代医家周楣声强调"火郁发之"，可灸。我实践，热病可灸，可试试，应有益无害。重病，应求医者指导。

问：什么病症可以用隔盐姜灸神阙的方法？

答：内科杂症多可用之。也可以防病、健身。

问：幼童可以用吗？

答：可以，只是要少量，掌握以幼童舒适为度。且有开启智慧的作用。

问：抑郁症患者可以用吗？

答：可以，如果是成年人，要和患者沟通，艾灸壮数宜由少到多，达百壮以上，可以慢慢加量。

问：什么时间灸会更好？

答：平常人，可以在农历二十四节气前一两天用灸。这些时间，是人体气血随自然变化的时间。治病，就可以自己寻出个节奏，1周一到两次，3个月，多取功效。

问：为什么说几壮，壮是什么意思？

答：直接灸有创伤或撞伤，壮，取意于此。艾柱，一柱叫一壮。

问：太简易了，或者说是简陋，有意义和作用吗？

答：乱花醉眼，是要由简入繁。前面讲了那么多，后面这么简易的方法，先要灸法入门，体会多了，心窍开了，才能接受后面的繁杂，然后再认识这个简易方法是大道，不简单啊！作为医师，可以有百千个法门，现在讲的这个，是最好的。灸法的应用，也是要未雨绸缪，切莫渴而掘井、斗而铸锥。

艾灸，可以认识、体验古老的文明和智慧，艾灸法会重放光辉，温暖你我。艾灸可以开启幼童的智慧，强健青年的体魄，救治中老年于疾患。

"少女如艾，清正、淳美，温润通透；五十如艾，华发已生，如艾之叶背，青丝有苍，睿智淡定；百岁有艾，身心安泰，尽终天年。"作为结语！

2010－06－01

冬病夏治话养生

（这是给《东方养生》杂志的文稿，人在江湖，浮沉其中，或许通过文字能和朋友们交流，也是幸事、幸事！）

天地之间，人就似一粒浮尘，人生不过白驹过隙。人类自称万物之灵，应知生命可贵，贵生而不轻生，养生而不贪生。

生命活动的基本形式有升降开合出入化，形气神若能和谐有序地运行，则是健康。然而，外界有"风寒暑湿燥火"六淫的侵袭，内有"喜怒忧思悲恐惊"的困惑，健康的问题仍使人类踟蹰不前。

冬主收藏，夏主养长；冬有严寒，夏有酷暑。冬病，一是受寒，为寒邪所困；二是元气收藏不利，有了亏欠。夏季蕃秀，天地气交，万物华实。人体气脉开张，若能待时、顺势，把寒邪排除，邪去正安，正气才能养长起来。这也就是冬病夏治。

冬病，冬季所发之病或冬季易于加重之病。夏治，不但在三伏，夏至到处暑，炎热之时，皆可有夏治的疗效。以西医学概念阐释，呼吸、循环、消化、免疫等系统都有冬病。具体到病种，如成人及小儿的慢性支气管炎、鼻炎、哮喘，成人的肺气肿、肺心病、风湿病、骨关节疾病、冻疮，妇科盆腔炎、子宫内膜异位症、痛经、不孕，男性不育、前列腺炎症等等。借夏季天人相应，鼓舞人体正气，内病内治、内病外治，驱邪外出，求得身心健康。

谈及冬病夏治，许多人就会想到当下盛行的"三伏贴"。三伏贴其实来源于古方"白芥子敷法"，这个早在秦汉就有记载。清代医家张璐所著《张氏医通》用此法对治寒哮有详细的解释。

药方是：白芥子净末一两（约30g），延胡索、甘遂、细辛各半两（约15g）、麝香半钱（约3g），杵匀，用姜汁和面成饼状，敷在背部和颈部的肺俞、膏肓、百劳等穴位上。不久，身体会发麻，头目有眩晕，穴位处会疼痛，此时要忍耐，等候三炷香的时间。大约要 1 个半小时，才可以把药饼去掉，穴位会起泡、流水。在头伏、中伏、末伏的第一天午时贴敷，共 3 次，可以去除病根。

三伏贴，体现了先贤的智慧，可谓待时、乘势。酷暑之中，人的精气神有张力和透劲；白芥子、细辛等药物的辛温、香窜，向内通过穴位、经脉影响脏腑，而穴位的红肿热痛，其至起水泡，犹如打开了一扇窗户，阴邪、寒邪乘势排出。古人，三伏贴时，还内服汤剂，以温中、扶阳，祛郁热，涤伏痰。这样，人体就清清爽爽了。

当下，三伏贴在大陆、台湾再次兴起，且扩大其治疗范围至呼吸、消化、泌尿系统疾病。人群中若有百分之一的响应，也是蔚然大观。疗效毁益参半，是因为社会环境陡变，都市中，家、办公室、商场、公交车多有空调、冷气，室内外温差大增，一会儿是酷暑，一会儿清凉，身心要快速变挡。人们又过食饮冷。从皮肤到胃肠，冷冷热热。个体虽几多无奈，但若能在动荡中维持平衡，能积极地接受古人的思想和方法，体味生命活动，善莫大焉！

冬病，一是受寒，二是元气收藏不利。而今，所遇疑难杂症，多是为寒所困。2008 年 7 月中旬，父亲来京探望我姑妈。姑妈被西医诊断为帕金森综合征，一直在北京天坛医院治疗。父亲告我，姑妈病情危重。左手腕脉象退至小臂才可摸到；且眼白有青蓝色，乃肝精外射，就是肝的精华收摄不住，从眼睛浮越而现。姑妈体格本来强健，工作中，冬季受寒，外寒一层一层透进去，多年下来，身体出了问题。其脉象沉弱，腹诊，中腹部痞满，扪之发硬。寒邪凝聚在肝肾，中宫脾胃有阻塞，清阳不升，浊阴不降，能不出问题吗？帕金森综合征，按西医的理论，似乎微妙、高深：大脑基底节、黑质变性，多巴胺缺乏，见指忘月而已。可叹患者及家属，膜拜西医，多是一路奔去，至死不明白、不回头。

能认识到这是个阴寒证，就要用阳破这个阴。我用了大剂四逆汤做底，制附片 90g、干姜 30g、炙甘草 60g、细辛 30g，加活血、补肝肾的药物。父亲上门亲自熬药，每副药煮 2 小时余。古人有细辛不过钱的说法，是指单味用做散剂，如果吞服，容易麻痹喉管神经，造成窒息。临床医生多避讳于此，即使汤剂，也只小量用，不过 3g（约一钱）。细辛久煎，药性会由辛散向外转变为温透向内，搜寒祛寒。制附片更是大辛大热，通行十二经脉。制附片，药典规定用量是 15g，超量用需医师签字，承担风险。药之毒性，乃药之偏性，先贤智慧，以偏纠偏也。西医化的现代中药药典，使医者有许多无奈，明哲保身，多是不越雷池，许多古方、古药遭遇类似阉割，悲哉！

姑妈服药后，每日身出大汗，汗水打透了身下的褥子。出汗后，周身舒坦，能沉睡。父亲煎药及看护 10 天，再摸脉象，左腕脉象已现，也较为平和，且能下地慢慢走动。再后来，我在药房把药煎好送姑妈内服。某日，又去探望，姑妈自述服药后，腰部大痛如折，像要扯断一样的痛。我解释乃药力归入肾经，搜肾中寒邪所致。姑妈服药，大辛大热，能顺利纳入肝肾，火性不向上浮越，一靠药物配伍，再就是和体质相关，有容量把药力纳入。医者用药，热药难以把握，本来火性炎上，而目的地是下焦的肝肾，这就要靠医者的智慧和胆识。有父亲把关，我多了些底气。奥运期间，我观看了老山自行车赛，那天姑妈还特意在全聚德请全家晚饭。

如今2年过去了，姑妈已经77岁，还在坚持服中药，保住了性命，能基本维持正常的生活。

患者萧某，女，44岁，患干燥症，鼻腔、口腔、咽喉自觉发干，咽部有异物感，鼻子失嗅10年，心绪郁闷、烦躁，月经紊乱。1999年元旦前，因赶制财务报表，连续工作1周，办公大楼装修，暖气暂停，且有装修材料异味刺激。自此发病，鼻子失嗅，鼻腔、咽部干燥。

2009年8月9日初诊。从患者体质，病因及脉象、舌象观察，又腹诊，肚脐四周触之阴寒森森。这也是个寒证，是个大寒证，要去解这个寒。寒在哪里呢？在少阴、厥阴层面，人的肝经、心包经都属于厥阴。肝主血，心包关乎情志。我为患者处方用药，2周后，口咽部轻爽，鼻子能闻到气味，睡眠改善，心情和畅。因患者在外地，断续来诊，服药数十副。

2010年6月5日，萧某带儿子同诊，自述近2个月，鼻子又失嗅，眼涩，心情郁闷。我和参辨证，处方乌梅丸加减，去了原方中的黄连、黄柏，加了熟地、山萸肉、菟丝子等温补肝肾的药。这样辛温的药祛肝肾之寒邪，补益肝肾之品才能占据阵地。

2010年7月4日复诊，自述隔日服药，已服完。前日服药后有瞑眩反应，头晕目眩，周身发麻、出冷汗，频频拉肚子，然后短时晕厥在卫生间。醒来，休息半日，神清气爽，自觉仿佛十五六岁时的健康状态，再看儿子、老公，做母亲和妻子的感觉，似乎有了新的意境。

因患者知道瞑眩反应，倒也没有惊慌。《尚书·说命》有"药不瞑眩，厥疾不瘳"的句子，意思是服药不产生瞑眩反应，顽固的疾病难以痊愈。近来，中医界仁人志士对这个问题又开始重新认识。

盛夏，也是心脑血管病多发的季节，其实，也是夏季得冬病。盛夏，周身毛窍腠理张开，骤遇寒冷，如运动后洗冷水澡，血管收缩。血压升高，诱发心脑血管。"苍蝇不叮无缝蛋"，多是有隐患而不自觉。

近来接诊2例脑中风患者，都是中年男性。细细询问，是同房后不久，出了问题。这就是丢了精，元气亏耗，又在有冷气的房子睡着了，寒邪内侵，中了招数。他们都做了西医急诊，行走表面看来也无碍，只是一侧身体乏力，头脑怕冷、怕风。这个时候，若摸患者肚子，在肚脐周围就会发现疙结，就是发硬的疙瘩，尤其在肚脐下气海穴与关元穴之间比较多。可以用针灸兼服汤药的方法，解这个内寒。这个寒，和人的生命信息结合，已经不是简单受风的外寒。驱除了这个寒邪，再固本培元，才能长治久安。

无论冬夏，无论养阴养阳，都要顾护身心的生机。摒弃些贪求，多些平常心，才是防病治病的根本。纷繁的社会生活中，国人更需要智慧和勇气，饮食起居，喜怒哀乐，照顾好自个，生活或许更美好。

　　附夏季食疗方：芫荽，芫荽又称胡荽、香菜等。《本草纲目》：胡荽，辛温香窜，内通心脾，外达四肢，能辟一切不正之气。

　　（1）凉拌芫荽：鲜芫荽2两，切段，熟食油、酱油、食盐、醋拌匀，佐餐食。其芳香而味偏酸。能健胃进食。适用于脾胃虚寒，食欲不佳者。有口臭。狐臭、胃部溃疡者不宜。

　　（2）小儿受寒感冒、发烧，可用芫荽半斤熬汤，将毛巾浸入汤中用来温熨四肢及胸背各部，然后用毛巾擦干。在就医不便时，可用之。小儿可以热退身安。或用芫荽、葱白少许熬汤内服，亦有功效。

2010 – 07 – 10

纯粹中医

秋季话养肺

立秋之后，下一个节气是处暑，三伏的中伏、末伏尚在，暑热仍是难耐。难耐的暑热，是天地阳气伏藏、肃降过程中所产生的。

夏季的火热，要伏藏在土中，再由土生出秋金。夏的后面古人叫"长夏"。"热在三伏"，热到极致，热的趋势是伏藏、潜下的。

秋后的酷热，俗称为"秋老虎"，这是个下山猛虎。神兽之中，虎主西方。暑热渐去，秋风送爽。秋风被称之"金风"，秋季被称之为"金秋"。其中暗合五行的道理。

古人五行的学说，一年分五季：春、夏、长夏、秋、冬。自然界中，秋对应五方中的西方；五行中对应金；五色对应白色；人体中，秋季对应五脏中的肺；六腑中对应大肠；五官对应鼻；形体中对应皮毛；情志对应忧；在五声为哭；在变动为咳。

秋，"揪"也，是收敛、收聚的意思。夏火伏藏土中，天地阳气肃降、敛藏。金秋之时，五谷丰登。这五谷、五果等等，都是天地能量化为有形之物。

城镇化的进程，使人们远离自然。此时，若把五谷加工成新鲜的米面，蒸煮为喷香的汤饼，再盛上新鲜的瓜果，来滋养脾胃，也就是润肺、养肺，神气亦为之爽朗。只是年老体弱者，不适合新鲜米面，有引发旧疾一说。五行中讲土生金，"天气通于肺"，肺吸入天的清气与脾胃运化的水谷精气相合，生成"宗气"，宗气为人体的一个主要动力。脾胃运化食物，生成精微能量，为肺有节律地呼吸提供动力，与肺气相合，散布能量于周身，以此比附解说人体内的"土生金"。

肺主皮毛，皮毛包括皮肤、汗腺、毫毛等组织，是一身之表。肺主宣发，宣发卫气，输布精微于皮毛。《素问·五脏生成》说："肺之合皮也，其荣毛也。"青春期的男女，有痤疮极盛者，许多是饮食生冷，伤了脾胃，脾胃不能与肺合生宗气，致肺气郁闭，似乎是个热症。这个热，只是用寒凉药物，却难以取效。秋后暑热，长时间在冷气房中，皮表、汗孔遇冷闭合，影响了肺的宣发；瓜果丰盛，若过食生冷，伤了脾胃，土不能生金，肺的功能不能充分实现，皮肤也难以光洁润泽。

秋季主燥，初秋多温燥，可以用梨皮洗净，略加冰糖煮水饮用；深秋多凉燥，可用鲜橘皮若干洗净，加生姜、红糖适量煮水饮用。

秋季气温变换，老人儿童，体弱者易感冒。危害最大者，莫过治疗过度。尤其是静脉输液，若用抗生素，则寒邪直中经脉。肺朝百脉，按西医学说，肺脏参与体内大小循环。抗生素使用不当，既是外寒，又是内寒。来自体外，算是外寒；然而又自静脉而入，起于深层，又是内寒。肺在中医中称之为"娇脏"，不耐寒热。部分中小学生患有鼻炎，是肺受了寒邪侵扰，不能畅通鼻窍所致。此时，只是宣肺、理肺，解决不了这个鼻炎，寒邪多已深入肝肾。此时要着眼更深的层次，从肝肾入手，温之、通之，求一个周身的通达，鼻炎方能彻底痊愈。我近年在临床治疗几例肺癌，道理相通，到了癌症，都是寒凝气滞，也是要温之、通之，顾护元气为上。

古人提倡秋季"早卧早起，与鸡俱兴"，早点睡，早点起，与鸡的作息一致。心志要安宁，以收敛神气，顺应秋季的气候，使肺气清肃，使"魄"能够安居乐业。

附：冰糖炖雪耳。将雪耳洗净，加冰糖，文火炖服，可以养阴补肺。或加蜂蜜炖服，功用亦佳。

白木耳，又名银耳，质量上乘者称为雪耳。其甘、平，无毒。可滋阴，润肺，养胃，生津，强精，补肾。对于干咳、肺燥，有补养润泽的作用。雪耳可祛除肺热，风寒感冒，风寒清尽，方可进食。另外，其润肠作用对治便秘；其补肺同时润泽肌肤。益处真是多多。

七月流火，暑热虽在，似乎已有一丝凉意。

夏季和秋季之间，有一个长夏。长夏包括大暑、立秋、处暑、白露四个节气，与暮夏、初秋兼容。这样，一年就有了春、夏、长夏、秋、冬五季，以之对应五行、五方、五色、五脏、五官、五志、五声等。

长夏属于五行中的土，五脏的脾。夏火要伏藏、肃降在土里，再由这个土生出金。天凉好个秋，便有了金风玉露，有了金秋的谷物、瓜果。

秋季3个月，每月有2个节气，每5天为一候，共六气十八候。六气分别是：立秋、处暑、白露、秋分、寒露、霜降。

如果不顺应秋的养收之道，伤了肺，冬季就容易有飧（sūn）泻的疾病。飧泻的症状是大便泄泻清稀，有不消化的食物残渣，且腹痛肠鸣。金生水，肺金为肾母，肾主冬，人体的能量在冬季奉藏得少，也就影响了来年春季的生发。

秋季肺气旺，肺居胸中，左右各一。肺主西方金，是金的精华。《灵枢·九针论》说："肺者，五脏六腑之盖也。"《医贯·内经十二官·形景图说》说："喉下为肺，两叶白莹，谓之华盖，以复诸脏，虚如蜂窠，下无透窍，故吸之则满，呼之则虚。"

古人对人体的了解，是在内视的基础上进行的。观察到肺的气是白色。形如白虎，象如悬磬等，是对肺的形容。

肺也有名有字，因其色白，肺神名皓华；肺主一身之气，体虚纳气，字虚成。肺藏魄，魄又有七，分别为：尸狗、伏尸、雀阴、吞贼、非毒、除秽、辟臭。

《遵生八笺·四时调摄笺》中有个很好的养生方法："夜卧及平旦时，叩齿三十六通，呼肺神及七魄名，以安五脏。"其中的奥妙，是临睡前及清晨，人体的神气较为平静，这个时候叩齿，如平静的湖面投入一粒石子，波纹荡漾，能清楚感受到身心的变化。呼肺神及七魄的名字，肺的神魄与之呼应。叩齿，静心体会，可以影响周身，至于念叩皓华、虚成等的名字，是要你恭敬，要你专注精神。

我这样叙述，或许是打破些神秘，难免也使人少了些敬畏。

静夜和清晨可以叩齿，工作之余当然也可以。静下心来，一天之中，轻轻叩齿三五次，真能固齿，能有益身心。我在本篇首推此法，乃今人体育锻炼，强调体，强调四肢的跑跳运动，忽略了身心，有些舍本逐末。

《金匮要略》曰："秋不食肺。"秋属金，主肃杀，秋三月，肺气旺，食肺就是补肺，会对肝不利。肺属金，味属辛；肝属木，味属酸。金克木，秋季，合理的饮食，是减辛增酸。这样，就体现了古人"补不足而损有余"的智慧。

药王孙思邈说："七月勿食雁，伤人；勿多食菱肉，动气；勿食生蜜，令人暴下霍乱；勿食猪肺；勿多食新姜。"

雁肉，性味甘平，主入肺经，能祛风寒，益阳气。江南多菱，王维在《山居即事》中有"渡头烟火起，处处采菱归"的诗句。菱多是清明播种，处暑至霜降采收。菱肉甜糯，益气健脾，只是新鲜的菱肉，生气多，不宜多食。就像《养生书》中讲的："秋谷初成，不宜与老人食之，多发宿疾。"新鲜的米面，劲儿冲，老人不宜吃，不然，容易引发旧病。至于生蜜，是相同的道理。新鲜的姜，味辛，也是不能多吃。姜、葱、蒜、辣椒，是日常的调味品，不能不吃，少吃为上。

而南瓜、莲子、桂圆、黑芝麻、红枣、核桃等等，这些柔润的食物，润肺、益胃生津，是秋季的佳品。

唐代韩鄂编纂的一部农家杂录，叫《四时纂要》。其中提到："立秋后，宜服张仲景八味地黄丸，治男女虚弱百疾，医所不疗者。久服身轻不老。"原方如下："熟地黄八两、薯蓣四两、茯苓二两、牡丹皮二两、泽泻二两、附子童便制炮一两、肉桂一两、山茱萸四两，汤泡五遍。上为细末，蜜丸，如桐子大。每日空心酒下二十丸，或盐汤下。稍觉过热，用凉剂一二帖以温之。"

仲景八味地黄丸，也称之桂附地黄丸或金匮肾气丸，市面皆可购得。上方提到稍觉过热，指有些口干、嗓子微痛等等，是体内不能化解药力，达到一个临界，方便的做法是停停药，缓缓劲儿再服。

《养生论》提到，初秋之时，若是袒胸露腹，受了风寒，感到不适，也可服桂附地黄丸，可以调理脏腑，御邪外出。

临床中，青年多有粉刺、痤疮，我观察，医家用药多是寒凉。此法，或可取一时之效，转而面部痤疮再起。若细察阴阳，多数青年是头面假热，小腹寒凉。秋季，若能内服桂附地黄丸，缓缓用药，身心受益，皮肤渐能由内向外光洁自然，其中道理为"火郁发之"。只是，过程中有些人的面部痤疮似乎更甚，这是把郁火发出来，然后会渐渐平息。

古人摄生养命，论述颇详，如《常氏日录》中记载："立秋日，人未起，汲井水长幼皆少饮之，却病。"其实这是在顺应天地气候的规律，对身体有个清肃。

《千金月令》中提到："秋分之日，勿杀生，勿用刑，勿处房帏，勿吊丧问疾，勿大醉。"秋分，阴阳相半也，昼夜均而寒暑平。这个节气很重要，过节，就是过一个坎儿。这个时候要保持身心的平静，形、气、神能顺利调节。如"勿处房帏"，是要求在秋分时，不要有男女的房事，不要损耗能量等等。

"遥知兄弟登高处，遍插茱萸少一人。"重阳登高望远，天地寂寥，触发悲秋之情。悲秋，有小我的悲伤、悲叹；更有大我的悲悯、悲观。《法华经·普门品》曰："悲观及慈观，常愿常瞻仰。"此悲观，是大慈大悲的胸怀，观察众生，而萌生使人离苦，使人得乐的情怀。这种情怀，最益肺魄。悲心益魄身，这也是我们追求的境界。

2010-08-06

秋季补益之解误区　话真知

秋风送爽，国人有进补的习俗。"秋冬养阴"，首先是要对阴阳的理念有清晰的认识。

阴阳合则为一，人体的能量，在运动、使用时就是阳；在收藏、含蓄的状态就是阴。当今国人的体质状态，尤其是在都市中，多是阴有余而阳不足。普通人也能吃得上鸡鸭鱼肉，富贵者更是珍馐美味。过多的摄入，如不能及时转化，就造成瘀滞和沉积。此时进补，药材之中，补阴，有阿胶、熟地；补阳，有人参、鹿茸等；肉食中，鸡偏阳，鸭偏阴，核桃、大枣等为中性。总之，进补时要看身体能否消而化之，为己所用。

我临床，谈及高血压、糖尿病、肝病、痛风、皮肤病及一些妇科杂症，熟知其多是阴寒凝滞，假热真寒。医者从神与气的层面去观察、体验到了上述病症，非阴虚而热，是阴邪，负面能量的堆积产生郁热、假热。滋阴，结果助长了阴邪。阴邪盘踞，凝滞经脉脏腑。补阳、壮阳，阳气不能推动、鼓荡气血，也是枉然。反而造成假性兴奋，伤害了元气。人体，而今最需要的是疏导，以通为补；需要清仓，清除阴寒之邪；需要顾护元气，使之内外畅通，升降有序。

我从"验、便、廉"来讲秋季身心调补：讲白萝卜、红枸杞及乌梅丸。

以通为补　以白益白——食萝卜

"萝卜上了市，药铺关了门"是老百姓对白萝卜的赞美。白萝卜，色白，入肺经、脾经。萝卜有清热生津、下气宽中、开胃健脾、消食导滞、顺气化痰等等功效。"以通为补"，人体的经脉脏腑需要通畅，才能焕发出自然的生机。通畅、有容量，是进补的前提。

萝卜汁有化痰涎的功效，古人讲"脾为生痰之源，肺为储痰之器"。前面讲萝卜入肺经、脾经，其实也暗合其中道理。伤风感冒，一切气管疾患，若胃中痰涎过多，服萝卜汁一杯，当时即能涌吐。小儿服萝卜汁，因其味辛辣，可以加蜂蜜煲煮，盛出微温服食。

每日一杯，脾胃略弱者可加马蹄、蜂蜜与萝卜汁一同煲煮，服一周。清洁肠胃，脾肺功能安然得以调整。"有内热，则致外感"，肠胃的邪热清除，也可以预防感冒。

萝卜汁与蜂蜜煲煮，又可用于剖腹产后的妇女。此时，最需通气排便，家人煲煮，饮用一两次，于产后调养，多有裨益。

萝卜的吃法很多，广东人有做萝卜糕的习俗，入口很是甘美。北京的粤菜馆多有这个点心，只是自家做的或许更为贴心入味。

张锡纯与枸杞子

古有"隔家千里，勿食枸杞"的谚语，是说古时候男性离家远，不能食枸杞，免得有了性欲，惹上麻烦。

民国医药大家张锡纯在其《医学衷中参西录》中有自服枸杞的记述。若认为枸杞子助阳或性偏于温热，自是偏颇，而只是认为枸杞能退虚热，更是浅视了它的功效。

枸杞子味甘多液，性微凉，为滋补肝肾最良之药，故其性善明目，退虚热，壮筋骨，除腰痛，延年益寿。张锡纯五十多岁后，脏腑间阳分偏盛，无论冬夏，床头置凉水一壶，清晨初醒之时心中发热，口渴，饮凉水数口。天明时几乎一壶水所剩无几。后于临睡前嚼服枸杞子一两，凉水即可少饮一半，晨起后觉心中格外镇静，精神格外充足。张氏在书中自问自答，以解他人疑惑。问先生是虚热还是实热呢？张氏分析，口渴，乃自己先天元阳壮旺之象，枸杞子能补益元阴，也能与元阳相济，才有如此功效，此乃张氏一家之言。"阴阳不测谓之神"，至于枸杞退虚热还是化实热，暂且放下，然久久服之，延年益寿是真。当今，尤其中老年，无论男女，或直接嚼服，或冲泡饮水，自会受益良多。

解郁　美容乌梅丸

我擅用《伤寒论》方乌梅丸做汤剂对治杂病，乌梅丸对治入厥阴经杂病。《伤寒论》或有脱简，后世以其为治疗蛔虫的专方。我用于内科杂症，如糖尿病、高血压及其他心脑血管病多有良效。而在抑郁症及皮肤科也大有效验，女性用后一段时间，多光彩照人。当下秋季，把方子化裁简约，小剂量应用，多有效验。

今日之疾病，多为上热下寒，寒热错杂，无论脾胃、心脑血管、皮肤诸多杂症，当从人体本底层面"厥阴经"来调理。乌梅丸热有干姜、桂枝、制附片等，寒有黄连、黄柏，寒热并用，且加一些补肝肾之品，杂症多获效验。

一、去痤疮、洁容颜

友人郭新新（化名），女，29 岁，记者。2008 年奥运赴珠峰传递火炬及参与汶川大地震报道，经受酷寒加劳累过度，面色晦暗且多痤疮。我为其诊，断为冲任寒阻，就是腹部的冲脉和任脉为寒邪阻滞，形成一个上热下寒，外热内寒的格局。就是头上热，肚子里面凉；身体，心里儿凉，而皮儿热。这个皮儿包括面部的皮肤和肠胃的黏膜。为其处乌梅丸方汤剂 1 周，下腥臭大便许多，面目光洁。再服药 1 周，其告我，体力不但恢复，且自觉心境大有变化，镜头前也从容淡定。乌梅丸有大队热药，配黄连、黄柏二味寒药。热药也能畅通大便，消导瘀滞，是把体内寒邪能像冰一样融化，再顺势而出。

遇到这类皮肤问题，一定是内脏状态的失衡。上月，有郭新新同事姚楠（化名）来诊，女，24 岁，痤疮满面皆是。缘起于今年五月汶川两周年记事，再赴报道。回京后，本来洁净的面部，痤疮忽现。服药两月，未能奏效。我查看前方，皆是银花、连翘等清热苦寒之药。见热，未能识其真假，一味苦寒，谬矣！

姚楠母亲供职于西医院校，对我讲，这个痤疮，不像别人是火疙瘩，而是发暗，憋，不饱满。我为其分析病理，采访奔走劳神，又被疫气侵袭，身体不受，抵御外邪，元气不足，故不能透出，形成暗色痤疮。服中药汤剂多清热解毒之品，未能中的。于是，为其处方乌梅丸汤剂 7 副。第二周复诊，自述前 3 副药，腹泻，痤疮大减，近两日又出现。我析病情，腹泻，寒邪外出，正气充足，能托毒外透，面部晦暗去，光洁出。而体内脏腑原本积聚寒邪应与外感之邪一并出透，方能大为改善体质。体内原本有寒邪，内外呼应之变，暴露问题，解决问题，切莫"一叶障目不见泰山"。耐心服药一段时间，身心自会受益良多。姚楠自述服药后心境平静、坦然许多。

二、解抑郁、健魂魄

肝藏魂，属足厥阴经；心包，就是心脏外的脏层、壁层，属手厥阴经。这个魂和心神和两脏密切相关，它们在人体阴阳的本底层面，故许多杂病，非此方不能解扣，有纲举目张之效。

丁向先（化名），男，45 岁，商人。失眠、多梦、心中郁郁，腹胀、便秘、胃口差，手足心发热，身体消瘦。服中药汤剂近两年，效果不佳。我见处方有柴胡、茵陈、茯苓、白术、焦三仙等调肝胆及脾胃之品。为其把脉，肾经沉弱，有根；只是肝经、肺经有寒邪郁滞。在脉象中，很多人是肾经、肝经多寒邪，而在肺经较少。即使有些肺癌患者，主要也是寒凝在肝肾。这个寒怎么体会呢？中医书上几乎看不到，就是医者在指腹下能感受到脉管中的寒象，能分辨某种层次。肺经有寒邪，不一定会咳嗽、气喘，但人的魄力会受影响。肺是藏魄的，是魄的居所，就像在一个很寒凉、阴森的屋子，人待不住，不安生。肝肾二经都有寒，魂魄不安。只是定力深厚者，他的神和志很有韧性，焦虑的情绪能含而不露。

我为其取中脘、天枢、气海诸穴针刺，处方"乌梅丸"汤剂加减，当夜酣睡。第三日，来电话讲有身体发软、乏力的感觉，其他还好。我回答，这个发软乏力应是个很舒服、自在的感觉。回答肯定，有睡不醒，贪睡的感觉，就像学生时代。我再曰，这是身体气脉畅通，容量大了，需要补充和调整，而睡眠是最好的调节。以通为补，这才能真正补进去。

这是个辛热、温补的方子，关键是制附片和细辛的用量，医者根据患者体质、心境把握尺度。第二周，按原方服药。又3日，丁先生告我，上午腹泻一次。我答其疑问，乃体内寒邪外出之象。脏腑寒邪，如冰融化，排泄而出，来去迅速。其回答，仅上午1次，无其他不适，心境却爽朗，夜间酣睡依然。此肝肺之寒邪，能变化为有形之物而外出，机理不再详述。肺和大肠相表里，肺的寒邪能解，魄能安居，而这样就是在养肺、补肺。

"金生丽水，玉出昆冈"，金生水，似乎难以理解。某日，我静坐之中，突然感悟这"金生水"。肺脏的翕张，能带动膈肌，膈肌作为呼吸肌，两个膈脚起自第2、3腰椎，正是肾区所在。肺的呼吸，启动了肾中蕴藏的能量，生命不止，绵绵不绝。这或许就是"金生水"的道理。

三、乌梅丸轻剂对治杂病

秋季，肺气当令，我主张内服小剂量的乌梅丸汤剂改善体质，颐养魂魄。许多杂病，多是上热下寒或外热内寒，此皆真寒假热。譬如，痤疮粉刺、轻度抑郁、巅顶痛（头顶痛）、失眠多梦、前列腺炎及滴虫性阴道炎等等。诊断的标准，是用力按压，摸索心口下到肚脐之间有痞结者慎用；另外，误认自己有热邪，容易上火，而不懂这是真寒假热者勿用。此两类，一是冲任有阻滞，要化解它，温热药才易于归肝肾；一是不明真相，似懂非懂，误导神昏，心窍阻滞者，一旦有些排病反应，不能理解，徒增烦恼。排病，如痤疮有短时间加重，腹泻，周身乏力，女性白带增多，性欲亢奋者忽然内心平静，这都是身心的自我调节，智者能解，愚者难受。

> 方药如下：乌梅30克、炙甘草15克、桂枝10克、党参10克、干姜10克、制附片6克、黄连6克、黄柏6克、熟地10克、山萸肉10克、生龙牡各10克、灵磁石10克、大枣7枚，加水1200毫升，煎煮60分钟，得400毫升，分两次服。7副。

我有大开大合之用药体验，然轻剂缓图或许更能适应某些人，智者鉴之。

2010－09－08

冬季话养肾

养生要顺四时而适寒暑。

又值冬季，《素问·四气调神大论》曰："冬三月，此谓闭藏。水冰地坼，无扰乎阳，早卧晚起，必待日光，使志若伏若匿，若有私意，若已有得，去寒就温，无泄皮肤，使气亟夺。此冬气之应，养藏之道也。逆之则伤肾，春为痿厥，奉生者少。"

这段经文的大概意思是说，冬季的 3 个月，天地万物生机潜伏守藏。人也要早睡晚起，等待日光照耀的时候起床；精神要平和伏藏；身体要注意保暖，不要让皮肤开泄伤了阳气。这样就符合冬季养藏的道理。违逆了它，就会伤肾，以至于春生之气不足，会发生痿厥的疾病。

人有自然性和社会性，而人的本质是一切社会关系的总和。狄更斯在《双城记》中："这是最好的时代，这是最坏的时代；这是智慧的时代，这是愚蠢的时代……"似乎是现实生活的一个注脚。老子在《道德经》里提出"不可见欲，使民心不乱"。在社会生活的大变革中，远离了农耕社会的恬静和平和，我们更需要重启祖先的智慧。我就冬季养肾话题，抛砖引玉。

归根曰静

谈及养肾、补肾，有些人头脑中，总会联想到旺盛的性能力，实则谬矣！同乡魏某，男，32 岁，商人。2006 年末求诊于我，自述近月脱发明显。为其诊，肝肾有寒也，自持体格健壮，纵欲所致。肾主骨生髓，外荣于发，肾精亏损时，阳气不能伸展，反被阴邪所困，欲火更盛而不自觉。脱发表象易察，我为其处方汤药，用温肾柔肝之品。服药 1 周，脱发止，睡眠香甜，头脑清晰。再到某药店抓药，药师曰：年轻人，不宜服温热之品。魏某服药后，觉得性冲动减少。我告其"归根曰静"，本来伤了肾气，又受寒邪侵扰，身体经脉郁滞，郁而生火。多性冲动、脱发只是表象。若以此脱发为血热，未识其本。药店药师亦未识此温热之品，亦可疏导，引火归元也。服药后，肾的闭藏能力强化，水火既济，与心沟通，向上还精补脑。心情爽朗，头脑敏捷可以佐证。你的性欲强，却是肾气减弱，不能闭藏，反而下流的征象。上流、下流，是人体精气神的整体状态的选择。肾藏精，精是生命的本钱，固本才能生生不息。此时，非不能乃不为，是神识智慧的调整。魏某诺诺，似有所悟。

冬泳之误话肝肾

友人顾某，62岁，中医师，高血压、糖尿病数年，求诊于我，为其诊脉，断其受寒所致，寒入肝肾。顾某告曰，自青年时起喜冬泳。某年大雪之后，深夜中下水游泳，后发现性功能消失，始有觉悟。我为其针灸，且内服汤剂乌梅丸加减月余，血压及血糖正常。

《素问·至真要大论》曰"诸寒收引，皆属于肾"，寒邪最易损伤肾脏。肾寒可移寒于肝，移寒于脾等等。肾脏位于腰部，脊柱两旁，左右各一。外生殖器，有阴茎、睾丸等。《外科真诠》曰：玉茎（阴茎）属于肝；马口（尿道）属于小肠；阴囊属于肝；肾子（附睾、睾丸）属于肾；子系（精索）属肝。《素问·灵兰秘典论》曰"作强之官，伎巧出焉"，历代多有注解，明代医家马莳注："惟肾为能作强，而男女构精，人物化生，伎巧从是而出。"清初医家张志聪注："肾藏志，志立则强于作用，能作用于内，则伎巧施于外矣。"我认为，可有两层含义，一指生殖，能造化出后代，是最强大的伎巧；二指肾藏志，人的志气高远，智慧的开启，肾蕴藏的能量是强大的物质基础。

有医家把伎巧理解为房事中生殖器的形态变化，有一些道理，但未免狭隘。肝者，将军之官；肾者，作强之官。肝肾协同，方能完成使命。肝五行属木，阴茎取象比类于木，温暖的环境，树木枝条随风摇曳，能伸能缩。严寒之中，树木枝条，收缩僵硬。肾为肝提供能量，肝脏这个将军便可以行使功能。若肝脏也为寒所困，就要兼顾温肝、暖肝、柔肝，使它恢复生机。从肝肾的层面认识生命活动，许多疑难杂病也就纲举目张了。

以往北方乡间，夏季雨水丰沛时，幼童也下水游泳。下水前，最好先小便，手掬小便，泼在肚脐上。肚脐，神阙也，温热的小便先暖暖这里，可以防止受凉闹肚子。这个风俗应是对身体的保护。

而冬季游泳，似乎是追求强健体魄，实则得不偿失。因为整个身心、意志提起劲儿，与严寒对抗，逆于冬季养藏的道理，多留有隐患。室外冬泳，或许是少数，借此倒可以明了养生的规律。

2007年冬，薄某，男，40岁，随我学习静坐健身。某日问曰：其不用烟酒，作息

纯粹中医

规律，勤于锻炼，冬季也坚持游泳，怎么会有脂肪肝。我曰，肝受寒实，脂肪肝，寒症也。薄某有疑问，游泳是会所室内的泳池啊！邪之所凑，其气必虚。《素问·气厥论》中有五脏六腑寒热相移说，肾寄元阴元阳，肾阳不足，命门火衰时，先有内寒，外寒易于侵入。我告曰：既然肝肾有寒象，冬泳以不游为上。

右归丸

右归丸源于明代《景岳全书》，由熟地、山药、山萸肉、枸杞子、菟丝子、鹿角胶、杜仲、肉桂、当归、熟附片共10味药组方而成。

右归丸的功用是温补肾阳，填精益髓。主治肾阳不足，命门火衰、神疲气怯，畏寒肢冷，阳痿遗精，不能生育，腰膝酸软，小便自遗，肢节痹痛，周身浮肿；或火不能生土，脾胃虚寒、饮食少进，或呕恶腹胀，或翻胃噎膈，或脐腹多痛，或大便不实，泻痢频作等等。

右归丸，在市面上有成药，同仁堂等药厂的大蜜丸最为多见，可在冬季选择服用。

中医养生大家周潜川先生在《气功药饵疗法与救治偏差手术》的肾脏病食谱篇中指出，肾病有虚实，大抵肾气"虚"则厥逆，胸中痛，大腹小腹痛，意志不乐，心悬善恐；肾气"实"则腹大、胫肿（小腿肿）、喘咳、身重、盗汗出、憎风。肾病宜食鸡肉、桃子、葱、大豆、栗子、牛肾、羊肾、黑豆、鸡肾、鸭肾等等。

其中一个羊外肾的食疗方简易有效：鲜羊外肾（即睾丸）一对，猪骨头汤一碗，猪脊髓一副，花椒十粒，胡椒末少许，生姜末一撮，葱白二根去结，芫荽末一撮，食盐一撮。

制作方法：先把羊外肾剖开，撕去里面的骚筋和外面的薄包皮，冲洗干净，再用"片刀"做成薄片，准备烹调。

另外在猪骨浓汤里，加入花椒、胡椒末、食盐、生姜末、葱白，一齐放入锅内，用文火烧沸。随即下猪脊髓（先切为一寸一段，冲洗干净），煮约15分钟，再投入羊外肾片，同时改用武火。大约2～3分钟，看羊外肾起了"灯窝盏"，立刻离火，倾入碗里，再撒上芫荽末，随意服食。

2009年11上旬，京津初降大雪，且夹杂电闪雷鸣。雷打冬，天地间的阳气或者说能量有蛰藏不够的征兆。2010年的春天，气温回暖很迟，是个寒春。

古人讲"神为主宰"，主导生命活动，要发挥精神意识的能动性。而《素问·四气调神大论》说"使志若伏若匿，若有私意，若已有得"，是精神修养的一种境界。平和的心境是最好的调养，或许胜过食疗，胜过服药。

2010－10－16

膏方滋补

膏方又名膏剂，是个古老的剂型，属于传统医学中丸、散、膏、丹、酒、露、汤、锭八种剂型之一。膏方原有外敷与内服两种，今谈内服膏方。

膏 的 含 义

膏，凝而不固，甘美滑腻为膏。《山海经》曰"言味好皆滑为膏"，为物之精粹，以滋养膏润为长。

膏 方 的 源 流

膏方历史悠久，在《黄帝内经》中有膏方的记载，如豕膏、马膏，主要供外用。《金匮要略》中的乌头膏、猪膏发煎是内服膏剂的最早记载。唐代孙思邈《千金方》中有"苏子煎"。王焘《外台秘要》中有"煎方六首"，煎方与现代的膏方大体一致。汉唐时膏煎同义，宋代"膏"逐渐替代"煎"的叫法，如《洪氏经验集》收录的"琼玉膏"，《圣济总录》中的"栝萎根膏"。此时膏方兼有治病和滋养的功效。

明清两代，膏方渐趋完善和成熟。明代膏方组方简单，如洪基《摄生总要》"龟鹿二仙膏"，龚廷贤《寿世保元》"茯苓膏"，以及张景岳的"两仪膏"等。清代，膏方不仅在民间流传，在宫廷也被广泛使用。晚清时膏方组成更为复杂，如张聿青《膏方》中膏方用药往往已达二三十味，甚至更多，收膏时常选加阿胶、鹿角胶等，且强调辨证而施，对后世医家影响较大。

近代膏方在上海、江浙及广东广泛使用，尤以上海为甚。海外华人亦保留服膏方的习俗。在吉隆坡老城区南部的茨厂街，我曾吃过本地华人店中的龟苓膏，嫩滑可口，药味香浓，没有一丝腥味。新加坡恭和堂的龟苓膏也是质地醇厚，温润甘苦。近年，膏方在京津也渐受追捧。

冬季最宜

膏方四季皆可服用，天人相应，冬三月人体的阴精、阳气相对处于一个蓄藏的状态，最宜进补。民间有"冬令进补，上山打虎"的说法。

膏为物之精粹，膏方取材，亦需辨证论治，但无论润肺养心，调理脾胃，养肝柔肝，都需要能量的供给。膏方滋养，缓缓图效，有形的膏物通过脾胃，转化为无形的能量，古人称为气化。气化的动力来源于肾，膏方转化的能量储存在肾经，再通过肝→心→脾→肺，运化周身。这就是一个木生火，火生土，土生金的过程，就是身体里的生长化收藏的过程。冬季，有一个蛰藏、储蓄的大趋势，人的储蓄要多于消耗，为来年准备足够的能量。

膏方缓缓图效，自有深意，少量服用，针对慢性病人，更为合适。身体虚弱时，肾中真元不足。肾中的真元，用的时候，为元气，属阳，属动态；藏的时候，为元阴，属阴，是静态。就像慢慢给弱小的炉火添煤，一点一点地来，一边燃烧，一边储存。使炉子里的煤能充足，且能正常燃烧。膏是液态，若以滋补形容，譬如加油，目的也是要储存、燃烧，为人体提供生命的能量。

辨别体质　量体裁衣

膏方的服用，也需要辨证，要辨别体质，对症用方。我观察，在沪浙一带的膏方，还是保留了些古方的精粹。清代医家陈修园在临床中有"宁事温补，勿用寒凉"的呼吁。有些膏方近来加入过多寒凉的药物，意在清热、解毒、去火。有些表象的热征，多是假火、虚火。我体会，膏方中加入寒凉药物多为不妥。

成膏过程

膏方的制作有浸泡、煎煮、浓缩、收膏、存放等几道工序。

浸泡：清点配齐的药料，胶类药另放。将药物放入洁净砂锅内，加水浸润药料，令其膨胀。稍后再加水，高出药面10cm左右，浸泡24小时。

煎煮：先用大火煮沸，再用小火煮1小时左右，转为微火以沸为度，约3小时左右，药汁渐浓，用纱布滤出头道药汁；再加清水浸润，上火煎煮，煎法同前，此为二煎；第三煎时，气味已淡薄，滤净药汁后即将药渣倒弃。将前三煎所得药汁混合一处，静置沉淀再过滤。

浓缩：滤净的药汁，倒入锅中再浓缩。大火煎煮，使水分蒸腾，随时撇去浮沫，药汁渐变稠厚。再用小火，不断搅拌，以免粘底烧焦，至药汁滴在纸上以不散开来为度，方可暂停煎熬。这就是经过浓缩而成的清膏。

收膏：把胶类药（如阿胶、鹿角）蒸烊化开，与糖（如冰糖和蜂蜜）一起倒入清膏中，再用小火慢熬，且不断搅拌，至能扯拉成旗或滴水成珠（将膏汁滴入清水中凝结成珠而不散）即可。

存放：待膏冷却后，装入洁净的瓷质容器内，不加盖，用干净纱布遮盖，放置一夜。待完全冷却，再加盖，放入阴凉处或冰箱保存。

膏方制作复杂，有特定的程序，需严格操作，为达到预期效果，以专业药师制作为好。

答　疑

问：服膏方前要用开路方，是怎么回事？

答：膏方多补益药，若身体脏腑、经脉有阻滞，会"虚不受补"。如脾胃有寒湿，或郁而生热，要用一些调理脾胃的药，使膏方的药力顺利归入肝肾，再通达全身。

问："荤膏"和"素膏"是如何区别的？

答："荤膏"是指膏方中配伍了阿胶、龟板胶、鹿角胶等动物胶来收膏的膏剂。这些胶类，有一定的药效，也有助于收膏。"素膏"则是用蜂蜜和冰糖收膏，也称为"蜜膏"或"糖膏"。

问：高血压病人可以服膏方吗？

答：高血压是亏症，肾中元气不足，身体的经脉有了阻滞，心脏泵血时要加大压力，才能达到全身各处。有经验的医师在膏方处方时会注意畅通经脉，扶助元气，以求膏方效用。

问：膏方对女性养颜美容有何效果？

答：女性，无论是青春期还是三十几岁，脸上有痤疮，要温通、温养为宜。肺生皮毛，用些辛温药为上。辛味主开，肺宣发功能正常，周身这一团气开出去，同时就能合回来，吸取天地的能量。能开，肺肃降的功能才会正常发挥。女性的痤疮也是正气不足，现代医界用寒凉者不少，谬矣！暗斑、黄褐斑，更是需温肝肾，膏方缓图，多有良效。

问：男性性功能障碍服膏方如何？

答：性功能障碍，元气不足，经脉阻滞，同时情绪多有躁烦。膏方服用，以情绪平静，周身舒畅为佳。若一味注重参茸，且多催情之品，违养藏之道也。

推荐膏方

祝味菊医师膏方。

作用：益阴固肾，栽培生气。可以对治心肾不交的失眠、男性性功能障碍、慢性鼻炎及肿瘤等。

潞党参 90 克	生龙齿 90 克	淮山药 120 克	巴戟天 90 克
菟丝子 60 克	白莲心 30 克	熟地 240 克	生白术 120 克
炒枣仁 60 克	沙苑子 60 克	枸杞子 60 克	朱茯神 90 克
生黄芪 90 克	炙远志 24 克	金樱子 60 克	白莲须 30 克

上药浸渍一宿，浓煎取汁，加重阿胶 120 克、白蜜 250 克收膏，每服 1 汤匙，开水冲服。

2010 - 11 - 11

锁苁膏

（膏方，若是简易，便可以在家中自己来做，下面的方子是为《东方养生》杂志写的。膏方每次服量很小，还可以对身体多方面进行调理，只是加水要适量，加蜜后要观察火候，能扯拉成旗，但也不要烧糊了。）

> 肉苁蓉 500 克、锁阳 500 克。切碎，浸泡 24 小时，加水煎 3 次，过滤，合并滤液，浓缩，加炼蜜 240 克，和匀，收膏。每次饭前温服 6 匙，或用温黄酒调服。

功用：温阳补中，润肠通便。

苁蓉。《本草经》云："苁蓉，主五劳七伤，补中，养五脏，益精气，久服轻身。"《本草正义》云："苁蓉为极润之品，市肆皆以咸渍，咸能下降，滑能通肠，以主大便不爽，颇得捷效。"

锁阳。《本草纲目》："甘、温、无毒。大补阴气，益精血，利大便。润燥养筋，治痿弱。"

今中老年人之便秘，多阴凝而阳气不足。阳气，动力也。今用此两味药材，温润脏腑，法简效宏。

2010－11－16

新春话食疗

寅去卯来，又值新春，或是家人团聚，或仍海角天涯。节日中，或觥筹交错，或举杯独酌，饮食卫生，问些究竟，善莫大焉！

2011 年，以《内经》五运六气演算，辛卯年，水运不及，阳明燥金司天，少阴君火在泉。司天主管上半年，今年，会是倒春寒，木乃晚荣，草乃晚生。因为春季气机不能正常生发，人群易生筋骨的病，左侧腋下及肋骨易痛。寒邪侵袭，容易引发疟疾、泄泻、咳嗽、咽干、腰痛。男子易生疝气，女子易小腹疼痛。再者易眼睛视物不清、眼角生溃疡、面部生痤疮等等。这些，都是燥邪伤肝的缘故。燥的本性为凉，阳气聚敛收藏太过，就成为燥邪。

对于阳明燥金过胜引起的疾病，《内经》提出，要用酸温、辛甘的药物治疗。新春之际，我在此讲述食疗的方法，以调养身体。

五辛盘

魏晋时，将大蒜、小蒜、韭菜、芸苔、胡荽（芫荽）称为五辛。元旦时，将这五种辛香之物拼盘一起吃，意在散发五脏之气。孙思邈在《食忌》中说："正月之节，食五辛以避病气。"《养生诀》曰："元旦取五辛食之，令人开五脏，去伏热。"

人体的疾病，多是伤于寒。寒邪入侵，伤了脏腑，身体调动能量，要驱邪外出，就会有发热的症状。今年春季，是个寒春，肝木当令，肝调动能量，热象出现在胆经。如左胠肋部的疼痛、疟疾、男子疝气、女子小腹不适、眼角生溃疡，都是胆经火邪的表现。此时，可以适度泻火，泻胆经的火，更主要的是要散开肝经的寒。这个寒散开了，正邪不再相争，体内平和了，火邪就没了源头。伏热，是表象，要把五脏内在所受寒邪散开，其他脏腑，亦复如是。脏腑关系平衡，无内鬼勾引，外在的病气、病邪就能避之门外了。

后世的春盘、春饼，是五辛盘的改进。唐代，五辛盘再加些时令的蔬菜，汇为一盘，号为"春盘"。《关中记》记载：唐人"于立春作春饼，以春蒿、黄韭、蓼芽包之"，并互相赠送，取迎春之意。宋陆游有"春日春盘节日新"的诗句。辛甘能助阳，可以帮助人体在春天阳气的生发，《千金方》曰"二三月易食韭"也是相似的道理。在新春节日的饮食，适量使用辛味的菜蔬，符合身心的需求。

青梅煮酒的启示

《神农本草》曰："梅，性味甘平，可入肝、脾、肺、大肠，具收敛生津之益。"《三国演义》第二十一回煮酒论英雄，有"适见枝头梅子青青"的句子。曹操约刘备在园内饮酒，盘置青梅，一樽煮酒。暮春时，梅子青青，与米酒或黄酒共煮而饮，这是个古老的习俗。

《内经》中讲："阳明所胜，治以酸温，佐以辛甘，以苦泄之"。2011 年的运气，上半年，就是阳明所胜，是个寒春。春节，没有新鲜的青梅，可以用梅干代替（甜的可以，不要用咸的），与黄酒共煮而饮。梅子有什么作用呢？梅子味酸，黄酒辛温，合在一起，酸温的味道就出来了。酸味，可以生风，是柔和的春风，能把黄酒这个火点起来，来祛除体内的寒凉邪气，助长阳气的生发，是顺势而为。我曾介绍乌梅丸，多有深意，其蕴含酸温、辛甘、苦泄的内容。今春，倒可以服小剂量汤剂，对身心多有裨益，不再详述。

> 处方：
> （1）黄酒 500 克，加梅干 3 枚，文火煮 30 分钟，与家人可酌情共饮。
> （2）黄酒 500 克，加姜丝 30 克，红枣 7 枚，文火煮 30 分钟，味道辛甘。

羊肉补人亦伤人

李渔是明末清初的文学家、戏曲家，同时还是美食家。其著有《闲情偶寄》，在饮馔部对羊肉有所论述。大约 100 斤的羊，能宰割 50 斤的肉，烹煮为熟肉，只得 25 斤。生羊肉煮熟，消耗多。熟的羊肉，开始吃的时候，不觉得饱，食后慢慢觉得饱。所以吃羊肉，要腹中留有余地。

《本草纲目》讲："人参甘温，能补气虚；羊肉甘热，能补血虚。羊肉补形，人参补气。"李渔讲："补人者羊，害人者亦羊。"吃羊肉吃得太饱，饭后会腹胀欲裂，伤脾坏腹。1986 年春节，我读中学，本校语文老师吴某食羊肉后，腹胀难忍，神色倦怠几日。吴老师当时50多岁，想必脾胃衰弱了，羊肉甘美，吃得略饱，却大受其苦。我当时已熟悉针灸，正值开学返校，为其取中脘、天枢等穴针刺，稍留针，腹内作响，如厕，痛苦顿消。这是我较早见羊肉过食伤人的病例，20多年，还历历在目。

传统的涮羊肉

涮羊肉在北京尤为盛行，羊肉要精选大尾绵羊的后腿和上脑，以一岁半未交配过的公羊为佳。后腿比前腿肉多而嫩。位于脖颈后、脊骨两侧、肋条前的肉，因接近头部，称为上脑。其脂肪沉积于肉质中，形似大理石花瓣，质地最为鲜嫩。

羊肉品质的鉴别，要做到"干盘清汤"。放羊肉的盘子不能有水，更不能有血；涮锅里的汤不能出沫，要越涮越清。羊肉下锅后会呈白色，若是粉红色，则是肉质低劣。肉出现血水，一是宰杀方法不对，二是抹了嫩肉粉和亚硝酸盐。

涮羊肉，品味原汁原味，炭火锅，更为传统。炭火柔和，而液化气的火偏硬了些。白水涮肉，白开水里需放少许大料、葱、姜、蒜、枸杞等。小料的芝麻酱，要用香油来调。

豆腐　豆芽

豆腐，相传为汉代淮南王刘安所创。清人苏雪溪有诗，描述豆腐："传得淮南术最佳，皮肤褪尽见精华。一轮磨上流琼浆，百沸汤中滚雪花。瓦缶浸来蟾有影，金刀剖破玉无瑕。个中滋味谁知得，多在僧家与道家。"

明代姚可成《食物本草》载："凡人初到地方，水土不服，先食豆腐，则渐渐调妥。"豆腐味甘而咸，气寒无毒，能去肠胃郁热，热除而后安，称之能宽中益气。

新春节日，外出旅游，老幼及因劳顿脾胃不适者，可先吃当地水磨制的豆腐，可以预防和克服水土不适。而节日亲友团聚，配一个豆腐制作的菜肴，搭配鱼肉腥荤，则有和脾胃，下大肠浊气，消胀满的好处。

2011－01－12

识肝与养肝

将军之官

《素问·灵兰秘典论》曰："肝者，将军之官，谋虑出焉。"将军气勇善怒，其怒，为扫荡阻碍与阴霾；其运筹揆度，有谋有虑，方能春回大地，化出一片生机。

将军之怒

肝为将军，其智勇能运转乾坤。"罢极之本，魂所居也"（《素问·六节藏象论》）是讲肝在根本处，有由阴到阳，由冬到春的能力。魂，作为神志活动的一种，安居此处。怒，是肝完成罢极活动中的表现。

怒，有两个层面。

一是正常的怒。肝为刚藏，正常情志的表达，需要肾供给充足的能量，需要畅达的渠道。春花怒放，花粉以风为媒，可以结果。心花能怒放，男女思春，阴茎和阴蒂的勃起，氤氲之中，生殖器的媾和，都是怒的畅达与美好。

人性情的中和、社会的和谐是一种理想和追求。孔子讲"喜怒哀乐之未发为之中，发而皆中节为之和"。发怒，要能节制，能发在节骨眼上，能解决问题。自古孔子的塑像，佩戴利剑，这绝非饰物。违法纪，乱纲常，利剑能斩能杀，方能求得和谐。

二是负面的怒。"怒伤肝"。《素问·生气通天论》中说"阳气者，大怒则形气绝，则血菀于上，使人薄厥"，大怒，可以是气血壅结于胸中或头脑，使人晕厥，甚至猝死。肝藏血，怒，可以使气血激涌，情志波动，肝的谋虑就不能深远，就是病态的将军。怒的因由，一是肾不能为肝脏提供充足的能量；再者是气血在脏腑、经脉有了阻碍，肝不能正常疏泄和生发。人情志的失衡及诸多疑难杂病，若能在此着眼，则高屋建瓴矣！

温柔乡与狮吼堂

"言念君子，温其如玉"是《国风·秦风》中赞美君子其温如玉。"温柔孝悌，毋骄恃力"是《管子·弟子职》中对男子的要求。热情可以一时一事，可以作假；温柔持久、渗透，却非易事。肝为刚脏，以柔为本，才能刚猛。只是刚，就会脆而不坚。

男女婚嫁，《周礼》中男子以大雁为礼物，雁代表忠贞。古意是看重男子的眼力、臂力及对弓箭的把握，有捕捉雁的能力。肝主目，在体为筋，在变动为握。能把大雁在高空中猎获，需要精气神的配合，心浮气躁是不行的。其中还暗含者男子性的能力、生殖的能力。现在，有些韩国人在婚嫁中还以雁为聘礼，不过是木雁，只是保留了古代的形式。

现代青年男女的婚姻，由恋爱到婚姻，家庭生活诸多的烦恼、纠结、苦痛，如果抛开社会环境诸多外界的影响，多是身心内环境的失衡所引起。

女子的温柔，从眼神、声音、体态可以察觉。我临床，对患者的治疗中多有体会。青年女子的抑郁症、月经不调，严重的痤疮，同时会有性情的急躁、执拗或偏颇。从阴阳的角度，多是内寒外热，上热下寒。这个寒就在厥阴的层面，厥阴包括足厥阴肝经和手厥阴心包经，是脏腑经脉最深的层面。

这个寒，是阴性。阴寒，是一方面；寒中夹邪更甚之。阴寒因先天或后天的因素，再夹杂邪性，这个邪性就包含情志的偏颇或乖戾。有的女子在成年后，性情急躁，像火药桶，一点就着。因其在受孕期，母亲在一种压抑或苦痛中；或儿童成长期，家庭中父母常争斗。这些精神的不良刺激，就是乖戾之气，深深嵌刻在经脉、脏腑、魂魄中。精神意识也会有物质性的能量，这就是邪、阴邪、寒邪。

温与柔，是身心健康的状态和标志。性格的暴躁和冲动，俗称肝火，不是真火，而是虚火。是肝不能在肾汲取能量，自身的经脉又有寒邪和阻碍。这时，怒的情绪发作，就会伤肝。往往没有勇气在外面发作，用在家庭里，就是狮子吼，伤害的都是家人，真是可怜！

佛经中常有善男子、善女子的称呼，佛把读经听经的众生定义在善的位置。若能从智慧的层面来认识生命活动，运用些医药的知识，生活就会多些温存和柔和。这就是最好的养肝护肝。

妇科杂症从肝论治

"治病之道，气内为宝"，这句话出自《素问·疏五过论》。气内，指内气，就是元气。凡治病，就要求元气的强弱，元气的概念明了，对病患就是认识到根本了。

女性的许多疾病，都是和肝经寒邪有关。如乳房的病，乳腺炎、乳腺增生、乳腺癌、断奶后的乳溢；妇科炎症，如宫颈炎、子宫肌瘤、卵巢囊肿等等。如果只是关注所谓的炎症，用西医抗生素的消炎，能有初步的效用。中医断证无论肝肾不足、气血亏虚，肝郁、血瘀等等，都要认识到是元气的不足。寒邪趁机而入，肝肾抗邪的过程，正邪相争，就会有郁热、积热。这个热象，开始用清热解毒或活血化瘀的药物会有初步的效果，西医的抗生素就是这个道理。若迁延日久，成为慢性炎症，就要更强点从本论治。

去年冬初，胞兄粹尧谈及曾治疗的一个病例。患者女性，40多岁，患乳溢兼宫颈炎症10余年，断续中西医治疗不效。粹尧为其针刺及内服汤药月余而愈。针刺留针候气，患者觉周身发冷，瑟瑟而抖。后再针，患者怀抱一电暖宝，仍不能缓解周身寒意。内服四逆辈和乌梅丸，寒邪渐退，乳溢及宫颈炎症也随之治愈。患者是敏感体质，能感受身体变化；再者粹尧有内家功夫，是内气注入患者俞穴，影响脏腑经脉，能祛寒邪外出。医者若能亲临此证，会顿然明了何为寒邪盘踞肝肾，而温通为大道捷径也。

菀熟痈发　能识本源

"不知俞理，五脏菀熟，痈发六腑。"这句话出自《素问·疏五过论》。菀，是积聚的意思；熟，指热。痈，指急性化脓性病症等，如乳腺的炎症是痈，青年男女面部、背部的痤疮也是痈，再如腮腺炎等等都类似痈症。这句话的意思是"不知晓俞穴经脉的道理，五脏有了积热，会表现在六腑"。六腑在表浅的位置，从六腑疏泻五脏的郁热，再培补正气，温通五脏，是根本的治疗方法。如男童患急性腮腺炎，是肝经的问题，表现在胆经。此时如及时清热解毒，活血化瘀，症状也能消失。若没有求本，肝经的寒邪瘀滞仍在，成年之后，有患不育症的隐患，因为当时治疗的不彻底，后来影响了睾丸的功能。没有乘勇追寇，愧之晚矣！

推荐药方两个，养肝护肝。

（1）春季养肝泡脚方：吴茱萸30克、艾叶30克、红花10克、当归15克、川椒15克、丁香10克、生姜30克。加水约10升，煮沸，注入脚盆，先熏蒸脚部，待温度适合再泡脚。

功效：温通肝肾，驱寒排毒。主治：对男性疝气、性功能障碍，女性月经不调、痛经、妇科炎症等有良效。

（2）暖肝煎汤剂加减：当归30克、枸杞30克、茯苓10克、干姜10克、小茴香6克、肉桂6克、乌药6克、沉香3克、大枣7枚。

功效：温肝补肾，行气散寒。主治：肝肾虚寒证。如男性睾丸冷痛、阴囊潮湿；女性小腹疼痛，畏寒喜暖；男女性欲淡漠、疝气等等。且有明目养颜之功效。

2011－02－16

漫谈初夏防病与治病

"连雨不知春去，一晴方觉夏深。"夏季已是攸然而至。江河之水始有汹涌之势，人体气血亦复如是。

夏季五行对应火，五方对应南方，五脏对应心，五声对应笑声，情志变动对应忧。初夏季节，我谈中医的防病与治病。

静心与安神

心为君主之官，这个心非但只是肉团之心，应还包含心的整体功能。心火为君火，君火宜静，可以形容为微火，是生理性的火。心平气和，平静的心情可蕴含无穷的生机。有成语"心急火燎、心焦如焚"，这样的心火就是亢烈之火，是病理性的火，不但会伤及自身脏腑功能，也会给四周的人和事以负面影响。

"唐画之祖"展子虔的《四季图》中，传说有《踏雪图》。这类有雪景的图画，旧时讲究的人家，在炎热的夏季挂在中堂，望图画而内心生出清凉。古人夏季也会用储存的冰块来降温，今人有了空调冷气，若用得过度，形体受寒邪侵袭，深层面的心神也容易受到损伤。

静心安神，讲究的是内在修养，各种情绪中，以嗔怒危害最大。唐代高僧拾德说："无嗔即是戒，心静即出家。"宗教式的修养其实就在日常生活中。怒，这个不正常的情绪，有一种字面的解释，就是你的心被奴役，文字象形上也给后人做了提醒。

感冒伤寒　求之于《串雅》

今天，夏季感冒的诱因多为寒邪。天气变热，毛窍腠理开张，人们开始用冷气，室内外温度的差异，冷热的变化，使人易于出现头痛、发烧、无汗、鼻塞、流涕、咽喉肿痛、周身乏力等等。此时，若只是看到发烧，咽喉的肿痛，用清热解毒的银翘散、板蓝根等中药，用西医的点滴抗生素退热，往往疗效不佳或疗效全无。人体发热，是受寒后毛窍腠理的闭塞不畅而生热；大便也不通，胃经、大肠经不能正常的降泄，胃肠也郁滞生热。在此，我推荐一个方子，出自清代医家赵学敏编纂的《串雅内外编》，叫"通真子救苦丹"，治疗大人小孩感冒伤寒，安全有效。药方如下：

> 麻黄 10 克、炙甘草 15 克、赤芍 10 克、升麻 10 克、生晒参 10 克、细辛 3 克、枳实 6 克、石膏 30 克。水煎服，煎 45 分钟，2 剂。

若第 1 剂，热退汗出，大便下，身体轻松，第 2 剂可不再服。若症状减轻，但仍有不适，可服第 2 剂，以求显效。

解释用药医理：

（1）麻黄、细辛、升麻都有解表的作用，等于把闭塞的窗户打开，把寒邪、郁滞放出来。

（2）炙甘草，南朝医学家陶弘景将甘草尊为"国老"，可以补中益气，调和诸药。"国老"又称之为"帝师"，帝王的老师，作用多么重要。枳实这味药，可以去胃肠积滞。

（3）石膏，《神农本草经》中说"味辛、微寒。"《本草经疏》中说："用以除胃热肺热，散阳邪，缓脾益气者，邪热去则脾得缓而元气回也。"

（4）生晒参，春夏易用，以补益气血，养心安神。明了病理，明了前辈用药的深意，最为紧要。

小儿咳嗽　　洗法良效

小儿咳嗽，若伤于风寒，属于外感咳嗽，起病多急，病程较短，初起多有发热、微恶风寒、流涕、喷嚏等症。临床以表证、实证、热证居多。《串雅内外编》洗法门药方如下："生姜四两煎浓汤，沐浴即愈。"

> 可以用生姜 200 克，切片，水适量，沸水煮半小时，在室内避风处，为幼童用毛巾缓缓擦洗，汗出后安静休息，可以有良效。

咽舌生疮　　敷药涌泉

古人讲的咽舌生疮，就是口腔溃疡。夏季炎热，昼长夜短，晚睡熬夜，饮食或烧烤或油腻或冷饮，口腔溃疡更易发生。中医辨证，无论是"心火旺盛"、"脾胃积热"，还是"阴虚火旺"等，这个火无论虚实都要降泄下来。《串雅内外篇》外之门载："吴茱萸醋调末，贴两足心，过夜即愈，盖引热下行也。"对于经络敏感者，确有效验。具体方法如下：

> 吴茱萸30克，碾为碎末，用醋调（推荐镇江醋）。睡前适量涂在棉布上，贴两足心，胶布固定。

痔疮坐袋 可以试用

俗话说"十人九痔"，直肠下端、肛管、肛门缘的静脉丛发生瘀积、弯曲，曲张成静脉团块，最终导致痔疮。夏季天气炎热，痔疮容易复发。而人体新陈代谢、气血流动旺盛的季节，可以借助药力渗透，身体也易于恢复。《串雅内外篇》杂法门中有痔疮坐袋，可以试用。方药如下：

> 乳香、没药、龙骨、赤石脂、海螵蛸、轻粉、木鳖子各10克，共为末，以绢盛之。每日坐，不必洗。坐二十一日，大有良效。

药方中的"轻粉"主要含氯化亚汞。药性：辛，寒，有毒，归大肠、小肠经。功效：外用攻毒杀虫，敛疮。内服逐水通便。明代张介宾的《本草正》曰："治瘰疬诸毒疮，去腐肉，生新肉。"轻粉外用，一般安全。

古道与热肠

肚脐是人体躯干的中心，是任脉的神阙穴。阙，在古代建筑有城阙、宫阙、墓阙、祠庙阙等，阙是有防卫性的。北京故宫午门两侧有阙亭，午门两旁的侧门特意加了左阙门和右阙门的名字，都有古代宫阙的遗意。肚脐四周按生理解剖是小肠盘踞，小肠和心互为表里。心藏神，这个神，不但藏在肉团之心，肚脐深处也藏神。肚脐深处，这个生前与母体沟通的渠道，蕴含无穷的神秘。肚脐就是阙楼、阙门。

古人用肚兜来保护胸腹，护住肚脐。远些可以追溯到秦汉，先秦称之为"膺"，汉代称之为"抱腹"。近到民国，如茅盾先生的小说《林家铺子》里有"寿生一面说，一面撩起衣服，从肚兜里掏出一个手巾包来递给了林先生"的描述。旧时小孩肚兜上绣有虎头像、"五毒"图案，新婚夫妇肚兜上绣有鸳鸯戏水，健康、喜庆的后面，更是护住肚脐神阙。

若以肚脐为中心，横竖画一条线为十字，神阙穴为十字的中心，神阙四周是小肠，小肠属手太阳经。保持温暖，一是促进小肠正常消化食物，二是在守护心神。过于寒

纯粹中医

292

凉的食物，过分暴露肚脐，过甚的行为，伤了身体也伤了心神。此时，我引用宋代刘一止的词句"十字街头家住处，心肠四散几时休"。词句讲的是朱楼招揽风月，心肠四散；我讲的是，护好您的胸腹，护好您的神阙。保持些古道，温暖心肠，这样就少生些杂病和忧思，多一些微笑。

2011 - 05 - 17

炎夏暑期有良方

"暑，热也"是《说文·日部》对暑的释义。暑热难耐，这暑热太过，浸淫身心，古来称之为"六淫"之一。

暑热中，有中暑或伤暑的称谓。《景岳全书·暑证》："暑有八证：脉虚、自汗、身热、背寒、面垢、烦渴、手足微冷、体重是也。"当然还会有或吐，或泄，或喘，或满等等症状。暑证有阳证与阴证之别，今分论之。

阳　证

阳证，是动而得之。或酷暑中的行人，或日光毒辣，田间劳作的农民；或工地中挥汗如雨的工人。"有如无窠鸟，触热不得住。"为劳苦得之，是暑热伤了元气。这个时候，会出现头痛、发燥、恶热（厌热、怕热）；触摸肌肤，肌肤滚烫；出大汗，想大口喝水，甚至牙齿都显得干燥。

气血壮盛的人，此时可以服一个方子，叫苍术白虎汤。方药如下：

> 苍术15克、石膏30克、知母10克、甘草15克、水600毫升，煎取200毫升，内服。

气弱，元气不足者，唯有用"清暑益气汤"救护，方药如下：

> 黄芪30克、苍术15克、升麻10克、生晒参10克、白术10克、陈皮10克、神曲6克、泽泻6克、生甘草6克、黄柏6克、葛根6克、青皮6克、当归6克、麦冬6克、五味子6克。水1000毫升，煎取300毫升，内服。

阴　证

实乃因避暑而受寒冷，暑月之阴证也。阴证多静而得之，如室内空调冷气侵袭；或跋涉冷水；或瓜果冷饮，生冷伤及胃肠。此时，出现的症状有头痛怕冷、四肢关节疼痛、心烦、肌肤大热而无汗、腹痛吐泻。这些症状，是皮表和胃肠被寒邪阴冷遏制，周身的阳气不能伸越。此时，需用一个方子"大顺散"汤剂：

> 炙甘草 15 克、干姜 30、杏仁 15 克、肉桂 15 克。水煎，加水 600 毫升，煎取 200 毫升，内服。

古人中暑急救土方

行路之人，若有中暑者，面色似有污垢，自汗且口中干燥，甚至闷昏不知人事，手足及背部发冷，或吐，或泻，或喘满等等。此时，不能给冷水或躺在冷地上，要躺在太阳底下的热地上。用小便浇在热的土上，取这个热土敷在病人肚脐上；再把大蒜研末加水灌服，人就能苏醒。

这个也是阳证，中了暑毒，外阳内阴。此时，要解这个暑毒，要把它散发出来。小便有轮回酒、还元汤的称呼，在这里不论其具体药性，总之是取之方便，有人的体温和信息。而敷在肚脐，通过这个人体大的关窍，自有深意和妙用。解暑的药多用暖剂，如干姜、肉桂、丁香等等，蒜也是辛热之物，再者蒜气臭烈，还能通身体诸多关窍。

因暑而病　杂症多出

元气的虚弱，自身能量不足，内外不畅，多是中暑的原因。无论城乡，很多不是伤于暑热，是避暑而伤于寒冷。

国人从农业时代向工业及城市化的挺进，有许多的无奈和悲哀。高楼大厦，水泥丛林中，空调大量使用，以邻为壑，人为的热浪散逸空间。蜗居都市者，也有更多生存的压力和无奈。祖先"顺四时而适寒暑，和喜怒而安居处"的教诲，似乎只是一个梦想，个体只能尽力为之。

青年时代，我住单身宿舍，酷暑中只是打开门窗通风，夜间也能安睡，内心很清凉。前些年，在新加坡一段时间，接近赤道，房子住得虽大些，但真有酷暑难耐的感受。夜间，有时就要用空调，盖着薄被睡觉。清晨起床，感到头有些闷闷的。只能站庄、导引，自觉身体内外畅通、精力充沛，再投入新一天的工作。自此，也体会了使用空调冷气的无奈。

古人讲"醉以入房"是个禁忌，是讲喝醉了，再有房事，有性行为，在酒醉中丢精伤身。暑期，若是在醉酒后，有性生活，在有冷气空调的房间入睡，或许更为糟糕。酒醉神昏，周身毛孔张开，性行为又耗散能量，内气空虚，冷气寒邪乘虚而入，后患无穷。青年人的许多杂病由此而来，颈肩腰腿痛，女性的痛经、男性前列腺炎、胃脘不适的吐泻，甚至中老年的心脑血管病，以至于中风偏瘫，是前一夜受了如此无情的风寒而引起。中医治疗，能识因暑热伤于寒，伤寒于何种境况为高明。

未雨绸缪——生脉散

歌云："小暑不算热，大暑三伏天；立秋忙大锭，处暑动刀镰。"小暑开始炎热，大暑最炎热，处暑已是秋后，气温渐低，暑气即将过去。

暑夏，阳气浮于外，阴气伏于内。皮肤是外，胃肠也是外；内是泛指皮肤与胃肠中间的层面。酷暑劳役，可以外伤阳气；而饮食劳倦，能内伤中气。这个中气，是通过胃肠这个表面，影响了脏腑功能，伤及了中，伤及内脏更深的层面。

暑热之中，唯有补益血脉，补气清热，增强体质，预防为主。以"生脉散"最合时宜。药方如下：

> 生晒参15克、麦冬15克、五味子10克。水煎服，3剂。用水600毫升，煎取200毫升，内服。

节饮食　安居处　穿衣服　音乐疗法——《病中吟》

节饮食。饮食宜于清淡，不食或少食冰冷食品，肥腻、烧烤、油炸食品尽量少食。长夏主湿，湿邪易困脾。可以适量进食些葱、姜、蒜、芫荽等辛味佐料，能振奋阳气以醒脾健脾。

安居处。阳证，通常说的中暑指"阳暑"。炎夏，烈日下不能长时间曝晒，大量出汗后，及时喝水，补充水分。阴证，是因避暑而伤于寒，也俗称"中阴暑"。如夜间纳凉不可时间过长，不能在风口、过道处受风吹。其实，无论长幼，室内空调，酷夏中也不能开得温度过低。我到主张在28℃左右。若在空调室内睡1夜，早晨有精神萎靡、胸闷头昏、四肢乏力等，都是受寒的症状。此时，就可以服上面提到的"大顺散"。

穿衣服。炎夏，或烈日或阴雨。湿衣不能久穿，而刚刚曝晒的衣服也不宜马上穿。尤其是婴儿，虽有一次性尿不湿，但讲究的家长也使用一部分棉质尿布。这些尿布洗涮后在阳光下晒干，不要当日使用，要隔一夜。尤其是在南方，是避免阳光的暑气，不然会伤及婴儿，使其烦躁不安。上面的这些都是讲避免暑和湿对身体的侵袭。

音乐疗法——《病中吟》。暑气入心，炎热天气，更需宁心安神。我体会，陈天华《病中吟》是一首可以解暑气，安心神的曲子。陈天华先生说"病中吟"之病并不是生病的意思，而是心中苦闷如病，是心中苦闷而产生的歌。音乐的时而幽咽微吟，时而激愤高歌，时而深情倾诉，时而呻吟叹息，是有所期待，感人至深的内心独白。见仁见智，不妨在酷暑中试听。

2011－06－09

第四章　养生防病

酷暑去烦之心法与良方

《诗经·小雅》曰"六月徂暑"。六月暑热始盛，暑盛而往，而今已是七月，即使盼来立秋，仍是在暑热中煎熬。无论"独坐广庭，心生清凉"，还是"自喜蜗牛舍"，内心中能去烦躁生清凉，也唯有从心法入手，以饮食医药着眼，求得心平气和，度过暑热中的难耐。

几时心绪浑无事

暑热中读李商隐诗句："几时心绪浑无事，得及游丝百尺长。"我倒可以曲意密解这"游丝"不是晴空中的细丝，而是鼻孔间出入的呼吸之气。能把一呼一吸如细丝般拉长至百尺，绵绵密密，想必已是内功修炼的高手。而此时，杂念涤荡，心中顿生清静平和。

呼吸的功夫，或许会感叹没有高人的指点，其实能抽出零散的片刻，静静心，把呼吸调整得慢一些，闭上眼睛，听一听身体内有什么动静，就很好。古人把这个方法叫"以空印空"。平常人听不到身体的声音，而"听"这个活动也是无形的。这样练习功夫，就不会出偏差。此时，放弃你的聪明，傻傻地静下来，放缓呼吸，就是内省的功夫。忽然有一时一刻，体会到了内心的清凉与自在，就是此时心绪浑无事的境界了。

这样不着于物的心法，或许有些空洞。再讲一个口诀，作为辅助。其实是秘诀，只是说出来，不能隐秘，又不践行，也就一钱不值。早年随师，当讲及《素问·上古天真论》中"恬淡虚无，真气从之，精神内守，病安从来"时，师曰：这"恬淡虚无"也是个口诀，从口型到发音，都能交通任督二脉、调整神意，时时默念，自有心得，能慢慢切入"恬淡虚无"的境地。古人讲"行走坐卧，不离这个"，这个就是时时体察生命活动内在的变化。在闲暇中、在烦乱时，默念这个口诀，是很好的方法。所谓默念，有口型、有气流，自己听到就好。上士闻道，想必不会大笑吧！

枸杞汤沐浴　安神养血去烦

《云笈七笺》曰："农历七月十一日，取枸杞汤沐浴，令人不老不病；二十三日沐，令人发不白；二十五日沐，令人寿长。"古人讲的，或许多有夸张，然而用枸杞煮水沐浴、擦洗，其水汽中的药力随毛窍腠理浸润肌肤，继而影响经络脏腑，的确会有安神养血，强筋骨，泽肌肤，驻颜色的功效。润物无声，不妨认真按照古人讲的日子一试，或许有深意，且有益无害。

> 方法：枸杞 500 克，加水 10 千克，煮水沸腾，小火煮 1 小时。再兑入沸水若干，入大木浴盆或瓷浴盆，慢慢毛巾蘸水擦洗周身，待水温适宜，入水中浸泡。出浴时，干毛巾擦拭干净，沐浴中及其后，勿受风寒，勿用空调、风扇。

艾灸涌泉

"相彼泉水，载清载浊"，涌泉穴是足少阴肾经的井穴，"所出为井"，是肾经的起始。肾者主水，穴在足心，水从下而上为涌，故名涌泉。涌泉为肾经脉气所出，艾灸涌泉穴，可以畅通肾经起源。人有自然寿命，在社会浮沉，肾经的能量不是古井不波的枯竭，而是多有阻滞，呈现病态。脚心涌泉穴的畅通，也是更好地沟通大地和人气脉的联系。肾水充足，心肾的能量能够交汇，叫水火既济。不正常的心火就能够得以克制，去除烦躁，体会些许心如止水。

涌泉穴：足底脚掌前 1/3 与后 2/3 交界凹陷处。

主要治疗：舌干咽肿、咽干，烦心，心痛，腰痛，心中结热，胸肋满闷，足下热，善恐，剔剔如人将捕之（心中恐惧，像有人将要抓捕自己）。

具体治疗方法：《铜人》灸三壮。指用细艾绒做艾柱，用一个艾柱为一壮。直接灸，指艾绒直接烧灼皮肤，留有瘢痕，通过刺激穴位、经脉来影响脏腑功能。直接灸，省时，省材料，效力迅捷。

艾柱如麦粒大小，为古人讲的小壮，我建议可再缩小至 1/2 麦粒大小灸之以减轻刺激。取细艾绒，撮如 1/2 麦粒大小，取艾柱放在涌泉穴，用线香点燃艾柱顶端，等其燃至皮肤，感觉到热，即用手指按灭或快速捏掉；再灸第 2 壮，仍在原处，感觉到热力较上次大增，即用手指按灭或快速捏掉；第 3 壮，感觉到疼痛时，迅速按灭或捏掉。灸数次，再灸就不甚痛。如此渐进，可灸 5 ~ 7 壮。这样可以减轻直接灸的痛苦，循序渐进，多灸几壮，疗效相当。

我近日体验直接灸涌泉穴，第 1 壮及待其燃尽，确实有大痛，能震撼周身气脉，神情为之一爽。如此不易为初学体验，甚至艾柱再小些，如小米粒大小，用线香细心点燃，痛苦小，能有入门体验，缓缓取功。

适用人群：灸法，今日多是艾条温灸，说句尖酸话，隔靴搔痒也。今介绍涌泉穴直接灸，因属小壮灸，成年人，无论阴阳虚实，多可灸之，安全有效。尤其暑夏酷热，心中懊恼烦躁，3 壮，几分钟，心中能生清凉，此言不虚。

酷暑中益肾安神良方

肾沥汤。明代高濂《遵生八笺》曰："三伏日易服肾沥汤。服此方，可肾水充足，水火既济，心肾能量畅通。能固根本，去心中烦躁，生清凉心。"

药方：

（1）干地黄 15 克、黄芪 15 克、茯苓 15 克、五味子 5 克、炙螵蛸 30 克、地骨皮 15 克、肉桂 5 克、麦门冬 10 克、磁石 15 克（用水洗，令黑汁出尽为止，再用棉布包）。

（2）羊肾两个，猪肾亦可，去脂膜，切如柳叶大小，用水 4000 毫升，先煮水，剩 2500 毫升，略去水上肥沫及肾渣滓，只用汤水，与诸药材同煮，剩 600 毫升，分三次服。

（3）上方一次，为一料。可不拘于三伏日，酷暑中，服一料，对身体多裨益。服药前后，忌食大蒜、生葱及生冷油腻。尊古人方法，在平旦，即黎明时分，空腹服用。

酷夏去烦安神方。酷暑中，唯有补血活血、温中去瘀为安神良法。此处方，我试服 3 天，药味甘美，心神怡然。

暑夏去忧汤：熟地 30、当归 30、赤白芍各 15、炙甘草 30、干姜 30、制附片 15、黄芪 30、党参 30、山萸肉 30、生川军 15、灵磁石 30（单位：克），加水 2000 毫升，得 500 毫升。青壮年体尚健者，可服。

2011 - 07 - 17

桂月养生与祛病

秋虫唧唧、唧唧，真是"欲说还休，却道天凉好个秋"。

八月桂花香，西风起。西风有金气，能沉敛，能肃降。天地一气流转，春生夏长，秋收冬藏。我在此谈些修养法门、饮食宜忌及杂病疗治，以飨同仁。

修养法与宜忌

古人讲，八月为中秋之月，心境要平和静肃，情志要安宁，以此收敛神气，用些酸味的食物以养肝，如酸梅汤等等。

孙思邈《摄养论》曰："是月心脏气微，肺金用事，宜减苦增辛，助筋补血，以养心肝脾胃。勿犯风邪，令人生疮，以作疫疠。十八日，乃天人兴福之时，宜斋戒存想吉事。"本月，减少苦味的食物菜蔬，如苦瓜、莴苣等；增添辛味的，如葱、韭菜、香菜、茴香等，以补助筋血，调养心肝脾胃。秋风寒凉，在夜间睡卧中，要关窗。若风邪侵犯，容易生疮或得疫疠的疾病。农历八月十八日，是上天致福、造福凡人的一天，要沐浴更衣，整洁身心，不食荤腥，存想些吉祥的愿望。白居易《斋戒》诗："每因斋戒断荤腥，渐觉尘劳染爱轻。"其实，护佑您的不是上帝和神仙，而是通过斋戒的形式，对身心积极地调整罢了！古人此时把握人与日、月、星的时空关系，或许是关键和神秘的地方。

《千金月令》曰："秋分之日勿杀生，勿用刑，勿处房帏，勿吊丧问疾，勿大醉。君子当斋戒静专以自检。"其实质都是在重要节气变化的时候，给人的精神、形体营造一个平和的环境，以利于自身的生命活动。

悲观的解读

我在此讲解悲观的两层含义。

《素问·宣明五气》曰："五精所并……并于肺则悲"，是说肺脏虚，精气不足，就会有悲的情绪，会悲观失望。

在佛教用语于中，悲有怆恻之意，是指常怀救苦救难之心去观察众生。为佛教五观之一，以大悲心观众生苦，拔其患难，名曰悲观。这里的悲观就是积极的，悲天悯人，需要肺气充沛，能主宰一身之气。肺为魄之处，是魄安居之处，充足的肺气是魄力的源泉。

每每观察儿童医院中，幼童有肺系症状，发烧、咳嗽、流涕等等，有些西医的过度治疗，不敢苟同。肺朝百脉，按西医学说，肺脏参与体内大小循环。输液中抗生素，甚至激素的大量使用，寒邪直中经脉，或许能使症状缓解或掩盖，可也伤及脏腑功能。人打蔫儿、胃口不好或许能眼见；只是无形神志魂魄的损害却更糟糕，还指望这孩子有更多的志气和魄力，来应对将来的生活？令人不禁一声喟然叹息而已！

古法防咳嗽哮喘

又逢秋冬，有咳嗽哮喘旧疾者容易复发。我提供一个古法，多有良效，不妨一试。

用生姜 10 斤，榨取汁液，浸泡棉花。浸后在阳光下晒干。如此五次，絮入背心，作为御寒的内衣，能防止秋冬哮喘的发作。今虽只是初秋，未雨绸缪也！

其实咳嗽哮喘，防止发作，温补药品最有功效，我在后面有药方提供。

肺主治节，节气和关节

《素问·灵兰秘典》曰："肺者，相傅之官，治节出焉。"治节，指肺的功能和一年中二十四个节气相关，而节气和身体的关节相应。秋冬之际，身体敏感或有腰腿疾病的人会感到关节的疼痛不适。

中医重视关节及关节腔的状况，关节，古人讲为"神气游行之室"，人体的神与气会营养、充养各个关节。也就是充养、荣润关节囊及周围的肌腱、韧带等。当脏腑的功能出问题，往往也反映在关节上。尤其在下肢膝关节及踝关节内侧上下，会发现有一些结节，或条索状物或轻微鼓起的肉包包。拇指用力按压会酸痛无比。其实这就是脏腑功能不力，反应在关节上下的肌腱、韧带上，或者说是经筋的一种病态。此时不一定关节疼痛，而关节疼痛者一定能发现如此征兆。每一个人都是自己的医者，闲暇时，可以用拇指指腹或手掌大鱼际揉按关节附近，慢慢可以把这些瘀滞揉开揉散。每

纯粹中医

天用一刻钟的时间，找出关节附近的痛点，认真揉按一会儿，集腋为裘，身心受益，自然会舒畅许多。

《遵生八笺》黄帝制护命茯苓丸

黄帝曰："秋三月治病如何?"岐伯曰："当服补肾茯苓丸。主治肾虚冷，五脏内伤，头重足浮，皮肤燥痒，腰脊疼痛，心胃咳逆，口干舌燥，痰涎流溢，噩梦遗精，尿血滴沥，小便偏急，阴囊湿痒，喘逆上壅，转侧不得，心常惊悸，目视茫茫，饮食无味，日渐羸瘦。"

> 组成：茯苓 100 克、防风 30 克、白术 50 克、细辛 15 克、山药 50 克、泽泻 20 克、制附片 50 克、紫菀 30 克、独活 30 克、芍药 50 克、丹参 30 克、肉桂 20 克、干姜 30 克、牛膝 30 克、山茱萸肉 30 克、黄芪 50 克、苦参 15 克。上为末，炼蜜为丸，如梧桐子大。每服 7 丸，1 日 2 次。

按：秋季虽是肺金主令，肾为先天之本，本固道生也。

众生大补汤

> 生芡实 100 克，生花生 50 克，生薏米 50 克，生红枣 50 克。
> 煲煮时间，芡实、花生先煲，薏米、红枣后放入，薏米和红枣煲煮会腻而烂，汤色易浑浊。芡实花生煮到相当火候，放入薏米、红枣同煮为宜。

4 种既是食物，又是药物，味道甘淡清香，营养丰富。用料都用了生物，且饶益众生，美其名曰：众生大补汤。上述用量，三口之家大致可以，根据用餐人数多少，用量亦可按比例调整。

2011－09－08

秋季养肺与理肺

一叶落知天下秋，秋之气自上而下，秋色现于高林，层林尽染。秋季三个月，肺气旺盛。肺居于胸腔，左右各一，在五脏中，位置最高，覆盖在五脏六腑之上，美其名曰"华盖"。

肺，五方属西方；五行属金；情志属悲等。肺主一身之气，藏魄，司呼吸，主宣发肃降，通调水道，朝百脉之治节。我从以下层面谈起。

吐纳用呬字　以调肺气

肺脏主一身之气，呼吸通过鼻腔，而周身皮肤的毛窍也完成一部分呼吸功能。古人讲，肺叶娇嫩，不耐寒热，外邪侵袭，来自皮表、口腔、鼻孔；内有脏腑气机变化、情志波动的影响。内外所致，出现郁热，"火性炎上"，向上也会影响肺脏的机能。以至于肺家劳热，出现气壅咳嗽，皮肤瘙痒，四肢劳烦，鼻塞，胸背疼痛等等。

古人六气治肺法有"呬"字诀，呬音 xià，入声字。念的时候，双手擎天高举，掌心向上以导引肺经；用鼻腔缓缓吸入气，用口张开，默念，以自己的耳朵听到为宜；发音短，气拉长。最好在清晨时，念 30 遍。若双手自觉酸痛，以 10 遍为度，稍事休息，再重复。

用呬字吐纳，可以在秋季，顺势增强肺脏清肃、清除废浊之物；"金气清肃"，也能使郁热下降化散，保持肺部通畅清洁。

理肺宣肺　从灸身柱谈起

汉唐时期的中医算是古典中医，著述以张仲景的《伤寒杂病论》、孙思邈的《千金方》为代表，对疾病的论述，是直指根本。孙思邈在《千金方》中有大量的篇幅论及灸法。在对治大病中，往往是灸法配合汤药，可挽狂澜于既倒，救人于危亡。

未雨绸缪，灸法可以准确、直接调整人体脏腑经络。我的一位学生在国家某机构做人类学研究，7月份为我讲述她为9岁的女儿艾灸身柱穴后，女儿体质大为改善。她用的是直接灸，用米粒大小的艾粒，虽有创伤，愈后疤痕极小，数月后会逐渐变淡，真是果敢的母女。

纸上得来终觉浅，有了亲身体验，方能觉察古人诚不欺我也！2008深秋，我为两位重病人诊治完毕，自觉疲倦，淋浴后又感风寒。当晚，顿觉胸闷气喘，咳而无痰，有低热。母亲发现我身柱穴处有异样，气脉不通，直接灸身柱穴7壮，我起身咳吐黄黏痰数口，顿觉清爽。后再服药而愈。疲倦之时，又有风寒侵袭，气壮盛者，体内气机正邪相争尤为剧烈。2003年春季SARS，感染及死亡者多是壮年，年老体弱者反而无恙。

中医治病，最劳者神气也，面临病患，多为阴邪凝滞。我佩服的近代医家中，有民国山西的赵辑庵、日本针灸家泽田健等，都是60岁左右辞世，寻其遗迹，或多为病邪所侵也。泽田健在其弟子所写传记中记叙尤详。其人修习武术，60岁体健犹如壮年，诊务忙碌，也不觉疲倦。不意在61岁时的二月中，背部生一小疔疮，起初并不介意，后竟然蔓延成痈疮，遂卧床不起，于当年四月逝世。因其气力健壮，为外邪侵袭，体内机能发动，奋起反抗，背部有疔疮发于外，毒气归于内侵害心肺，以至于毙命。

读其传记，每每兴叹！庸医，或因其昏昏，神气不用，反倒无险；明医昭昭，以神气探病邪本源，却是险途。明医未必长寿，道高一尺魔高一丈也！本固道生，医患同理。今日病邪，西医介入，手段刚猛，阳证发热、炎性等等，能控制则被控制。再现病情，多是阴证、寒邪凝滞，非用阳而不能解，而以灸法最为显效。

背部大穴、要穴，对肺经及周身影响显著，身柱最为方便有效。身柱穴属督脉，而灸身柱，影响督脉，而其作用能波及两侧旁开1.5寸的肺俞穴。该穴位在项后第3胸椎与第4胸椎之间，具有理肺气、补虚损、解疔毒、宁神志的功效。灸身柱穴，能温补元阳、调和气血，对呼吸系统的哮喘、咳嗽、肺炎、支气管炎、感冒等都有良好的防治作用，能促进青少年的发育，对失眠、头痛等等多有良效。

我提倡的是直接灸，可以用艾绒搓如米粒小团，置于身柱穴，用线香点燃。第一壮，能忍过其瞬间痛楚，有肺部胸腔疾患者，能顿觉畅然。可灸5~7壮。每壮20秒钟不到，自觉有灼痛约不足10秒。体壮者，可以灸至10壮以上，因皮表有灼伤，皮表神经的痛感降低，而气脉已通，后面几壮，痛感大为减轻，而艾灸热力能更深透。

润肺清心　止咳化痰——赵州雪花梨

《本草纲目》记载"雪梨性甘寒，微酸"，能"清心润肺、利便、止痛消炎，切片贴烫火伤，止疡不烂"。

赵州有赵州禅、赵州茶、赵州桥、赵州梨等等。赵州梨历史悠久，在北魏就成为宫廷的贡品。赵州雪花梨属于白梨，唐玄奘印度取经前，曾到赵州观音院（现柏林寺）向道深和尚学习《成实论》，传说吃过雪花梨，并盛赞其为果中珍品，梨中仙品。雪花梨，色泽金黄鲜亮，表皮细嫩，上面布满近似朱砂色的斑点，果肉纯白似雪如玉，味道甘甜细柔，核小无渣，单果一般400g左右，最大有1900g的记录。个大、体圆、皮薄、肉厚、色佳、汁多。

相传，乾隆皇帝曾于1750年（乾隆十五年）秋南巡，在柏林寺驻跸饮茶，举人米绎如献梨，乾隆多有褒奖。

雪梨的吃法，清水洗净，用刀削皮，食之清香甘洌。秋冬季节，百姓多用雪花梨洗净煮水代茶饮用，润肺止咳，风气盛行。

讲究些的吃法，可以有：

蜂蜜蒸白梨，治疗久咳咽干，方法如下：雪花梨1个，蜂蜜50克。先把白梨里面的核挖去，将蜂蜜填入，加热蒸熟。每天早晚各吃1个，连吃数日，可以生津润肺，止咳化痰。

雪梨膏。用上等雪梨5个，洗净切丝，用白布包好挤出梨汁，加调优质蜂蜜，放在锅内煎熬浓缩，光泽透明，清润甜凉，再收入瓷瓶或玻璃瓶中待用，名曰"雪花梨膏"。我主张自制，简单可行，只是需要耐心细心而已。《赵州志》有记载唐武宗李炎得怪病，口干舌燥，心热气促，小便频数，身汗阵热。后有远道而来的赵州一僧人，为之用上等雪梨取汁加百花精（蜂蜜）熬雪梨膏，服后而愈。只是唐武宗有会昌五年灭佛的活动，这赵州僧人莫非为了讨好皇帝？真是大胆！

史载："赵州御梨，大如拳，甜如蜜，脆如菱。"雪花梨也能加工为罐头、梨脯、梨干，亦可制酱、酿酒等等，当然与时令果品相比，逊色许多，且不理它。

《诗经》有"山有苞棣"的句子，是对梨的记载。唐玄宗李隆基广植梨树，在梨园表演戏剧，便有了现在的"梨园行"、"梨园界"的称谓。

梨，分布广泛，秋冬季节，可以品尝，对身体多有裨益。

姜　粥

《黄帝内经》中讲"性寒冷饮则伤肺"，进入秋季，仍有嗜好冷饮者，多是脏腑功能失衡者。胃肠的燥热，多是假象，真寒假热也！不至于说是饮鸩止渴，也颇伤身体。

冷饮伤及胃肠，夏季空调、冷气已经侵袭皮肤、关节。入秋之后，多有感觉不适。老话说："一年之内，秋不食姜；一日之内，夜不食姜。"今人不同旧人，有寒邪入内者，可适当食姜，以姜粥最为适宜。可以益胃肠，去寒邪，化痰下气。胃肠清净，以利于肺脏宣发肃降。

食材：小米 200 克、白米 50 克、生姜切丝 10 克。

熬制：锅内水适量，白米放入锅内，开大火烧滚水，再放入小米，再次烧开水，加入生姜丝，文火慢熬 45 分钟。

地黄汤和乌梅丸加减

处方：熟地黄 15 克、生地黄 15 克、乌梅 15 克、当归 15 克、人参 15 克、川花椒 5 克、干姜 30 克、制附片 10 克、炙甘草 10 克、肉桂 5 克、黄连 5 克、黄柏 5 克、五味子 10 克、锁阳 10 克、麦冬 10 克、天冬 10 克。水煎服，加水约 2000 毫升，武火煮沸，文火煎煮 120 分钟，得 500 毫升，分两次内服。7 副为一疗程，因为个体辨证，故药量平稳，以缓缓图效。

主治：反复感受外邪，咳喘日久，损伤肺气，肺金不能生肾水，肺肾两虚而咳喘；房劳伤肾，巧思伤脑，肾不滋肺养脾之久咳、哮喘。

2011 - 09 - 10

深秋初冬 祛病养生

"知其要者，一言而终，不知其要，流散无穷。"——《素问·至真要大论》

深秋初冬之际，我处南粤一隅，背山面海，山水有灵气，云蒸霞蔚，与友人畅叙祛病养生之道，今记之。

深秋话愁肠　寒秘　虚秘有良方

大肠是个传导器官，传导就是接上传下，食物经过胃和小肠的消化吸收，变为食物残渣，经大肠吸收多余水液，形成粪便，排出体外。无论寒热虚实，这人体出口下水道的问题，不只是局部的问题这么简单，而是整个脏腑系统的错乱。大肠能否正常排便，与肺、肝肾、脾胃都有密切的关系。

肺为脏，大肠为腑，两者互为表里，且肺与大肠有经脉相互络属。大肠能正常地传导，需要肺气的下达，能正常地肃降。"肾主二便"，肾为身体元气的源头。我对于便秘的临床观察，多是肾的元气亏损，以寒秘、虚秘多见，而唯有从温肾益精，方能润肠通便。对先天肾气的温通，后天的肺气也能随之巩固，更好地发挥作用。

便秘，或许尚不至于危及生命，然而，终须有亡羊补牢的前瞻。数月前，友人为某直肠肿瘤病人约诊，我答曰：不治。非病不可治，而是患者已为名所累，困境中，意见纷纭，不知所措，真假难辨。今天，国人对中医理念、方法缺乏了解，认识身体的真相很难。

我阐述观点，未雨绸缪也！

便秘等等病症，虽在胃肠末端，足胃阳明经、手大肠阳明经不能正常肃降也。经典曰："肾为胃之关。"这个胃，包括整个胃肠；关，为关键，关键的本意是门闩。便秘、腹泻都和肾关系密切。"肾主二便"，大便为其一。胃肠的问题，大肠部位的疾患，是先天之本的肾在主导。从解剖位置看肚脐四周，内圈是小肠盘踞，外圈是大肠；从经脉穴位观察，肚脐两侧，自近及远分别是肓俞穴、天枢穴、大横穴，分别属于肾经、胃经、脾经。肾经距离肚脐最近，而距肚脐最远的脾经大横穴，内部为横结肠，主治大肠疾患。有便秘，在大横穴往往有痛点。

边远地方的问题，当责之于中央。肾气，肾中阳气不足，为大肠末端直肠疾患的根结。在肚脐四周腹诊，初始，皮肤或觉温热，细细探究，皮下多有森森寒意。

便秘分热秘、实秘，这个热与实，仍是表象，都是元气、动力的不足。去热、泻下的方法，西医、中医都有快速、行之有效的方法。而多数人，随时间迁延，已是虚秘、寒秘。中老年人，尚伴有血压不稳定，心脑血管的问题。我推荐明代《景岳全书》的"济川煎"加减。

> 组成：当归 30 克、牛膝 15 克、肉苁蓉 15 克、生晒参 10 克、泽泻 10 克、升麻 6 克、枳壳 6 克。

方论：肾司二便，肾气亏虚，下元不温，五液不化，肠道失润而大便不通，法当温肾润肠。方中肉苁蓉，温肾益精，润燥滑肠；当归养血和血，辛润通便；牛膝补肾强腰，其性下降；生晒参，补气生津；枳壳宽肠下气；泽泻入肾泄浊；少加升麻以升清阳，使清升而浊降。张景岳称此方是"用通于补之剂"，故适宜于肾虚、阳虚便闭者。

功用：温肾益精、润肠通便。

主治：肾阳虚弱，精津不足证。大便秘结，小便清长，腰膝酸软，头目眩晕，舌淡苔白，脉沉迟。常用于习惯性便秘、中老年便秘、产后便秘等属于肾虚、阳虚精亏肠燥者。

用法：水 3 碗，煎至 1 碗，饭前温服。凡热邪伤津及阴虚者忌用。

醒脑温肾　灸法有秘诀

头为身体最高处，诸阳之会。头脑的疾患及种种不适，如头痛、头晕等等，多是浊阴盘踞，清阳之气不能上达所致。

秘诀，行之有效，且传授者亲力亲为，有切身感悟的方法。头部五官，耳窍为肾所主，肾开窍于此，且在头脑两侧。五官之中，口、鼻、眼睛不堪烟熏火燎，唯有耳窍可以用艾条温灸，艾灸热力借以透入头脑，有醒脑明目，祛除阴浊寒邪，温通肾阳的功效。

我临床，每遇阴寒重症，耳窍中多有黏腻、发痒的感觉。此医者身体遇病者寒邪，肾气激荡、反应于耳窍也。出诊归来，常用艾条轮流温灸两侧耳孔窍穴，艾灸热力透入脑部，能感应周身。用大艾条一根灸完约 90 分钟，周身畅通舒适。

艾灸热力，自耳窍透入体内，人个体体质有差异，脏腑、经脉的通透度不同，艾条温灸以舒适为度。

可用普通艾条，在耳朵四周，距离以自觉不烫为宜，缓缓绕动。先试着灸 10~15 分钟，能适应，再增至 30 分钟左右。灸法与用药相似，衡量体内脏腑的通透度和容量，能以畅通经脉，舒适为度。

有人鼻子闻到艾灸烟气恶心、烦躁者，皆体内有寒毒阴邪也，艾为阳物，体内阴邪不受也。甚至有欲呕吐者，其实呕吐，也能裹挟阴邪外出，实乃为积极反应也！

壮筋骨　补肝肾　美目养颜——九子地黄汤

秋收冬藏，人体与天地同步。肾藏精，主骨生髓，外荣于发。肾蕴藏能量，肾中的精气，是机体生命活动的根本。肝主筋，开窍于目，眼睛为心灵的窗户，需要肝气的疏泄和肝血的营养。眼神是不能掩盖，唯有脏腑精气充养，方能蕴含神气，自然光彩。中国中医研究院蒲辅周老中医在青年时代，曾得老家四川梓潼县名医所授"九子地黄汤"，作为内科眼病验方。我临床，以为深秋初冬，可做壮筋骨、补肝肾，清胆明目、乌发养颜的良方。

九子地黄汤，即六味地黄汤加九味种子类的药物，均为补益肝肾、清胆明目之品。

组成：熟地 30 克、山萸肉 15 克、山药 15 克、丹皮 10 克、泽泻 10 克、茯苓 10 克、制附片 10 克、五味子 10 克、枸杞子 10 克、沙苑子 10 克、决明子 10 克、青葙子 10 克、茺蔚子 10 克、菟丝子 10 克、覆盆子 10 克、车前子 10 克、灵磁石 30 克。

功用：壮筋骨、补肝肾、清胆明目、乌发养颜。

用法：水 6 碗，煎至 2 碗，每日分两次，饭前服。

鸡蛋酒防治感冒

方法：白酒 30 毫升，倒进锅内煮，蒸发掉酒精，再打入一个鸡蛋，搅散后，加一勺蜂蜜，再加开水冲淡温服。

作用：可以预防风寒感冒，或轻度感冒，有恶寒、鼻塞、流涕等，温服鸡蛋酒也可以有治疗作用。

2011－11－07

节后颐养调形神

腊尽春来，古老的习俗是张灯结彩，祭祀祖灵和鬼神，祈求来年风调雨顺，免灾去祸，安康吉祥。

五更欢笑拜新年，之后走亲串友，觥筹交错，意来情往，相敬于德，相交于情，古老的习俗，莫不在于调整身心，除陈布新，颐养形神，我姑且说些闲话，讲讲节后调养身心，在生活中保持些智慧，抛砖引玉。

老年健忘——归脾汤

百善孝为先，父母长辈如大树根基，儿女子孙为树木枝叶。为树根养护、浇灌，枝叶自然繁茂。

知医为孝，父母垂垂而老，多有健忘，言语重复，絮絮叨叨，此乃元气亏虚，神无所主也。心是主血脉，主神志的，或说心主神明，心藏神，都是讲心脏及其主导的血液、血脉是神志活动的物质基础。老年人气血不足，不能供养神志，以至于神志昏蒙，这个昏蒙又不是高热所致，此时，适宜养气养血，气血双补。我推荐"归脾汤"如下：

> "人参片 15 克、白术 15 克、炙黄芪 15 克、茯苓 15 克、龙眼肉 20 克、当归 15 克、制远志 15 克、炒酸枣仁 15 克、木香 5 克、炙甘草 5 克。"上方一剂，加生姜三片，红枣三枚，水煎服。

儿科絮语

"维熊维罴（pí），男子之祥；维虺（huī）维蛇，女子之祥"，在古老的《诗经》中，就有生育之前，占卜生男生女习俗的记载。若梦到熊罴，为生男；若梦到虺蛇则生女。农耕社会，虽然讲究男尊女卑，但男子英雄，女子淑媛，终究是父母寄托的美好希望。

对于儿童，节日间，容易饮食无度。若是过饱，脘腹胀满，有酸臭的饱嗝，可以在药店购买成药"保和丸"，按规定剂量服用，可以消食化积，去掉积滞。至于多饮冷饮，引起腹中冷痛，可以用成药"理中丸"服用，温通肠胃。

用食疗的方法，也可以对治因食肉过多，引起的食积。方法如下：白萝卜500g，切成细丝，挤出汁，炖热后内服汁液。每日1剂，分两次服用。

节后将是春气之应，我建议，注意儿童心理，《黄帝内经》中讲"赏而勿罚"等等，同样适用。多鼓励，少责骂，顺应这个生机，道法自然，是家长的智慧。

我临床对治儿科杂症，往往多兴叹。无论医生、家长，治疗外在症状，如咳嗽、发烧、腹泻、便秘，能解除症状，自然也算高明。至于有哮喘、癫痫、多动秽语综合征等等，多是有遗传体质。消除症状，要多费周折，若能更深层次考虑，多为内在肝肾元气不足，在小腹内有一团寒邪凝滞，不但形体不足，也影响神志魄力。在当下社会，口出不逊，这孩子就是个"讨债鬼"。

曾观察祖孙三代，祖辈有肿瘤患者的幼童，自身及其父母在脏腑经脉，都能感受到一些森森寒意。儿童的苗壮成长，是要化解这些阴寒邪滞，或许人生的道路会多些光明，少些坎坷。那就要看父母的智慧和机缘了。

醉乡深处有知己——葛花

葛花，为豆科植物葛的干燥花。《本草纲目》中讲其"甘，平，无毒"，可以"解酒醒脾"。

饮酒虽为古老习俗，古人酿酒，多费周折，而今工业化时代，大规模生产，无论贫富，无论城乡，饮酒之便利，品类之多，亘古未有。

酒为水谷精液所化，体湿性热，少饮则能调和气血，流畅阴阳，内助中气，捍御外邪。若过饮无度，轻则伤人脾胃，重则损人神气。酒困之人，昏晕烦乱，干呕恶心，饮食即吐，百体酸软，身热头疼，嘈杂吞酸，胸膈痞塞，口燥舌干，甚至于手足颤摇，心神恍惚，不思饮食，更有小便浑浊，大便溏泻者，都是湿热伤了形气神也。

我推荐一个解酒的方子"葛花解醒汤"。古人饮食习惯与今人有差异，30年来，经济变化，国人多荤腥，且白酒多高度，据经验，对古方做了些加减。

> 葛花解酲汤：葛花15克、砂仁10克、白豆蔻仁10克、白术6克、神曲6克、泽泻6克、人参6克、白茯苓3克、橘皮3克、木香3克、青皮3克。水煎内服，微微有汗，则酒病能去，一剂即可。不能凭此方而有恃无恐，自损天年。

古人组方，葛花为君药，佐以辛香的神曲，快气的茯苓、泽泻，佐甘温人参、白术等，以外解肌肉，内清阳明胃肠，使上下内外，化秽浊为清芳，身心泰然。

近有友人告知，酒后宿醉，第二日仍难受至极。用此方一试，服药1个小时，倍感舒畅，胸中憋闷缓解，胃胀大减。

相亲 相亲

节后，未婚男女在节假日，仍会因"父母之命、媒妁之言"而有相亲的机缘。男女的婚姻，很多有相亲的过程。婚姻，或许说是"命也、运也"。旧时男女还会"手遮羞脸面火红，心撞酥胸怀忐忑"，多是这一面之缘，就订下了婚约。

现代男女，或许不屑于父母、媒妁之言，轻视了古老的习俗。以往无论在都市，在乡间，父母、媒妁对青年男女信息的了解，也有时间、空间的把握。你的祖宗八辈，也能打听到踪影。血脉相传，有遗传也有突变，自然也有了"英雄不问出处"。

命运。命，或许就是你生命蕴含的基础能量；运也，运就是生命活动的走势。婚姻是男女的结合，如何把握这个运势呢？其实啊，父母、媒妁，无意、有意都在寻求"亲"的这个趋势。

"亲"的含义，看看其古老的解释。"同人，亲也"，出自《易·杂卦传》。《易·杂卦传》是古人读《易经》的札记，对六十四卦做了精要的解释。同人，是六十四卦中的第十三卦。乾上离下，上面是乾卦，下面是离卦，乾为天，离为火，是天火同人的卦象，火蒸蒸向上，天火相合。内卦是离日，内心光明；外卦是高天，刚健不懈。

同人卦，在六二的位置，是个阴爻，其他是五个阳爻。是一阴拥有五阳，这一个阴爻数量少、质量大，能匹配这五个阳，结构紧密。一阴支持五阳，五阳回护一阴，有坚定的向上向外发展的态势，这就是亲密、亲近的阴阳和谐。同人卦的卦象就是讲同心同德，有共同的志向和目标，能创造崭新的气象。如天下有日，光照大地，沐浴万物，万物与阳光亲如一家。这个亲，有情有爱，是万物生存的资源。

卦象虽简，今人其实也难心领神会。用一句简约的话解释内在的含义：婚姻男女，幸福和谐的准则，是寻得一个温暖的人，温和的人。温和的人，蕴含着能量，又缓缓发力。时下，都在强调眼见的具体的物质财富，而忽略人的身心蕴含，忽略与宇宙时空沟通的无形能量。清代曾国藩著作有《冰鉴》一书，对人的观察细致入微，建议一读，开卷有益。仅抄录其中口诀如下：

（一）邪正看眼鼻，真假看嘴唇；功名看气概，富贵看精神；主意看指爪，风波看脚筋；若要看调理，全在言语中。

（二）端庄厚重是贵相，谦卑含容是贵相，事有归着是富相，心存济物是富相。

相亲，古人告诉我们，就是能找到志同道合的人，能和睦、亲密相处。这样，人生的境遇可以宽广，即使遇到大河急流，也能安然度过，能自然遵循君子坦荡的德行。

男女婚姻需要相亲，在茫茫人群，工作、生活，都是在寻找"同人，亲也"的过程，都需调整神明，要有相亲的智慧和能力。

一年之计在于春。节后，就是新的一年，努力学习祖先的智慧，开启内心的神明，调整形体气血，是生活、工作不可或缺的。

2011 – 12 – 13

纯粹中医

静坐 站庄与养生
（厚朴中医学堂讲稿）

今天我们在厚朴中医学堂讲传统文化中养生的内容。静坐、站庄，一静一动。文武之道，一张一弛，静坐是文练，站庄是武练。

古人曰："静坐悟道，其觉在通。""悟"，有个竖心，要把心竖起来，是在本底的意识层面感悟，感悟这个"道"，感悟生命规律。"通"，应是"精"、"气"、"神"三方面的内容的通达。当然，三者是兼容的。"精"，可以理解为"形"，在有形的层面。"气"和"神"，在常态中为无形的层面。三者在生命活动中，是个混化的整体。

《六祖坛经》开篇讲："大师（指六祖）不语，自净心神，良久乃言。"其实这是个收摄心神的过程，进入定和静的状态，开始讲课。我们也两眼轻轻闭合，静坐一会儿。

在徐老师《字里藏医》第一辑，讲到"腠理"。"腠"宏观上，是单个细胞簇拥在一起，形成覆盖全身的表皮；微观上，是表皮细胞与细胞之间细微的缝隙。《说文》曰："理，治玉也。"指顺着玉石的自然纹路来治玉。名词的理，就是指玉石的自然纹理，裂隙所在。在人体，就是表皮间隙纹路。

古人是怎么体会到人体的毛窍腠理的呢？在治学上，古人更强调"反求诸己"，有内求的过程。比如我们刚才静坐一会儿，身体端正，呼吸慢慢匀细，心神也开始安静。这就是个调形、调息、调神的过程。李时珍在《奇经八脉考》中说："内景隧道，唯反观者能照察之。"祖先是在安静的状态下体会到身体的经络和俞穴。中华文化的底子是道家的内容，在诸子百家中，都涉及精气神的内容，神是统帅形和气的。在佛教中，重视"神"的锻炼，有的高僧功夫很高了，但他并没有去体会"气"。

"气"是中华文化重要的内容。中医学中处处都是气的字眼，我们通过"反求诸己"，是可以体会到这个"气"的，不能只理解"气"为一个哲学名词。近代武学家王芗斋在传授站庄时讲，功夫达到相当程度，自觉顶天立地，有身耸云端，精神放大之感，"身如云端宝树"。在1991年时，我常去河北拜访一个前辈，他讲他练功状态中的感受，身体无限的高大，每个毛孔都可以感受到如县城一般大（当时他住在一个县城）。把周身的毛窍腠理打开，把虚空的气收归自身，哐当，像门一样，关闭了周身的毛窍，大自然的气就归我所有了。毛窍一开一合，人体和大自然不断进行能量和信息的交换。

我们平常也在不断地和自然界进行能量和信息的交换，只是我们不能更清晰地感觉到。曹操《陌上桑》中说"绝人事，游浑元"，就是讲在练功，排除人事的干扰，体会和宇宙虚空浑元（混元）气的变化。《黄帝内经》中讲"去世离俗，积精全神，游行天地之间"，讲的也是在主动修行，在一定境界时，游行于天地之间，对天地之间，对宇宙日月星辰的分布，都会有相当的认识。为什么我们古人的天文学那么发达？历法如此精确，这都是智慧开发后，对宇宙时空的把握。

今天大家在一起讲课，是要通过一定的锻炼，达到一个基本的健康。

大道至简。静坐和站庄一样，摆好姿势，把心放下，安安静静，就行了。"心月孤圆，迥脱根尘"，可以顿入上乘法门。但多数人做不到，需要有具体的方法，使精神集中，体会身心的变化，需要一个渐进的过程。有些素质好的人，的确可以较快入门。

有个学生，叫曹天汉，是马六甲商会的主席，在2006年某个夏夜，给他讲解天地人及中医道家精气神的内容，他当时就能体会到了自身气的变化，能看到气，能看到自己周身每一个毛孔都有丝丝的气向外冒，能摸气。后来，他的女儿头疼，他用手给她摸摸，头不疼了。他能看到气，知道了其气的变化，就自觉地去应用。

为什么容易看到体内的气向外冒呢？因为人体内的气有人的整体信息，相对粗糙，用视觉容易感受到；虚空、自然界的气更细腻，虽然同时也在进入人体，在不停地交换，但不容易感受到。

2007年11月份，巴西小伙Lucas，24岁，拜我为师。后取中文名"白若谷"。解释是"洁白、纯粹，虚怀若谷"的意思。

若谷是个禀赋很好的年轻人，在巴西用葡萄牙语读了5年中医，相当于中国本科的课程。又工作过2年，挣到些钱，就到中国进修中医。他到炎黄国医馆找到我，经过一些周折，按旧礼，若谷磕头拜师。

若谷有时侍诊，多在住处完成我布置的作业。让他为我针刺，进针的手法，轻巧敏捷，但缺少内力，对身体的气机影响小，其实这是初学者的通病。

若谷练功是从站庄入手的，他入静，能定住神。开始要求1小时，一星期后，他能站到2~3个小时。有一天，他讲，昨天站庄时，身体无比高大，头顶像有一根绳子提着，心情很宁静，眼前有一望无际的绿色草坪，像回到巴西的家中。这是体内气机的变化，"气一动志"，气机可以牵动情志的变化，眼前（其实是闭着眼）的景象是虚幻的，内心的喜悦充实是真实的。我告诉若谷，要安安静静，体察体内的变化，不可

纯粹中医

执着于眼前的景象。当时尚未给他讲解头顶悬，一般是站庄时，主动作意，想有一根绳子在头顶提着，连着虚空。他是自然体会到了。

若谷来炎黄国医馆侍诊，有时来得早，便静坐，旁若无人。这是一种良好的心态，能定能静。这样禀赋的人，是很少的，"众里寻他千百度，蓦然回首，那人却在灯火阑珊处"。一个月后，若谷自觉大有收获，真实地感受到体内体外的气。对传统中医学气论的理解，是纲举目张。同学邢辉说，白若谷眼神湛然，清澈润泽，更有风采。

关于静坐，下面我们教两个手印：

（1）定印，掌心向上，一手指重叠于另一手的指掌上，两大拇指轻轻接触，指腹向掌心。左手在上叫降魔印，右手在上叫吉祥印。这个印，安神定志的作用明显。拇指要似接非接，这样气感明显，两手也要轻轻相接。

（2）无象印，两手心向上，手指微曲，放在腿上或小腹两侧。为什么叫无象印，两手向天，天空是无形无象的，手也是一样，不拘束放着，说放下，就放下，松静自然。

现在我静坐一段时间，可以用无象印，放在大腿上。头顶百会上领，下颌回收，舌抵在上颚，唇齿相接，两眼轻闭。脊柱要竖直，命门微向前靠，会阴上提，小腹回收，两腿放松，脚掌意想平铺于地。好，安静，放松。

刚才我们都很安静，有的人可能杂念反而多了，这也是标志着入静的开始。像我们的教室，在很安静时，阳光从窗外射进来，反而能观察到空气中一些细微的浮尘。这个时候，要练习这个"定"。定在一个较为安静的心境上。绝对的静是没有的，刚才一个同学还提问到胎息，讲自己以前体会到止住呼吸。即使真的这样，心脏也还在跳动啊，还会有神经的兴奋点，也不是绝对的静。要集中精神，"不怕念起，就怕觉迟"。杂念来了，要有觉悟放下，不能去攀缘。当然，这有许多方法去对治，比如，当觉得杂念不好控制，也可以睁开眼睛，眼睛是慧剑，叫慧剑斩乱魔。

我们今天讲的，强调的是松静，放松身心，安安静静。不管周天和气脉运行，可以"傻坐静等"。见过傻子吗？如果能傻傻地坐，却又是一种智慧，一般的健康身心足够了。古人讲，根本大道不是坐，但须从坐来入道。这个道，我们可以理解为生命规律。坐，很方便，有个小的空间就可以，今天我们是坐在椅子上，佛家、道家还有许多坐的姿势。比如工作之余，我们可以小坐一会儿，收摄一下心神。但要有大的作用，还是要有一定的时间，要久些，保持一个定式，身心才会有变化。我认识一个山西年轻人，他告诉我，以前他在家里练习坐，有时是在凳子上8个小时不动。当然，他是有基础的。我们起码要坐到半个小时，甚至一两个小时。我还是强调一个"傻坐静等"。这样，即使没人指导，也是安全的，不会有偏差。

在静坐中，敏感的人，有时会有幻觉。这个时候的法门是"不要理他"。《金刚经》里说"以色见我，以音声求我，是人行邪道，不能见如来"。即使在佛教的修行中，有声音和形象的出现，也是不要理会的。不管是佛来，还是魔来，都不要理，要斩除。在定中，有了杂念，能及时发现，化开杂念，就是定慧双运。

下面我们讲讲站庄，今天我们介绍一个无极庄，看似简单，其实能入门，奥妙很多。两脚并拢，两手自然下垂，百会上领，下颏回收。这时，腰部有意识地向后放松，尾闾下垂。百会向上，尾闾向下，意念中把整个脊柱抻直了，当然，要先这么想，不可能真的直。我们看人体模型，腰椎的生理弯曲是向前的，通过站庄，丹田（腰腹内）的气充足了，腰椎可以有一定的松动，开阔了丹田的领域，生命力自然就增强了。我们练习一段时间无极庄。

看这人体模型，我们要把人体理解为一团浑元气，当这一团浑元气有了滞点，开合出入不能正常进行时，就要生病了。肚脐为中心的区域，是这团浑元气的核心，在临床上，在肚脐的四周，中年之后，往往会有压痛点，有或大或小的痞块，有的如枣子大小，有的如花生大小，有的如黄豆大小，这就是病灶。越小，可能结的时间越长，越难对付。有时可以两手的手指结合起来，点按这些痞结。会痛，是又痛又快。

这里我们学习一个揉腹卧功，是少林派里《易筋经》中的内容，是武功内壮法之一。我们仰卧时，左手按在上腹正中，右手按在左手背，两手沿上、左、下、右的顺时针方向揉动。按力由轻到重，范围由小到大。慢而匀，沉而温。意注腹中，神随手转。

我们要重视以肚脐为中心的区域这团气的变化，这团气有了阻塞，偏向上，心肺会出问题；偏下，就是肝肾会出问题；中间就是脾胃。大致是这样的。介绍的这个揉腹卧功，坐着时，也可以练练，都是有好处的。

《道德经》第五章讲："天地之间，其犹橐（tuó）籥（yuè）乎？虚而不屈，动而愈出。"

"橐籥"是古代冶炼时鼓风的器具，就是风箱。橐是鼓风器，籥是送风的管。人体也是个小"橐籥"，通过一呼一吸和宇宙虚空交换能量和信息。人是精气神的三位一体，神为主宰，从形入手，主动地运用意识，促进气机有序地升降开合，吐故纳新，何乐而不为呢？

答　疑

问：我刚才站庄时，站成了一团气，这个时候该怎么想？

答：要安安静静，想自身的一团气和身体周围的虚空融为一体，如果体会得细致些，还会随呼吸有个开合变化，自自然然为好。想收功时，下个指令，要收功了。手重叠在肚脐上，安静一会儿，才睁开眼睛。

问：我刚才感到有一团气，进入我的腹部，很舒适，明显不是我自身产生的，怎么回事？

答：是个气场的作用，我们这么多人，生物场的能量有个共振，你感觉到了。

问：外国有的学者也证实有轮回，怎么理解？

答：我们还是把握好今生今世，把生活工作搞好。

问：刚才静坐，我感到很愉悦、轻松。

答：身体的气机通畅、有序，自然感觉舒畅。

最后，静坐良久。

今天，有错误之处，词不达意处，请大家批评指正，谢谢！

（2008 年 3 月 2 日下午讲于厚朴中医学堂）

2008－03－06

第四章　养生防病

后　记

我的祖辈业医，幼时，父亲常讲些医事、医案。讲到神奇处，令人悠然神往。

2012年春节，在江西南昌，最后一次拜见伯父赵光辉先生（1923～2012）。其本名白焕彩，中共抗战干部。他给我讲了些家族旧事。我祖辈的医术得之于其外祖，伯父也曾在自家药店做过三年学徒，从拉药兜子做起，已是熟悉医药。国难当头，弃医药之事，投身于抗战。1949年随解放军南下，一生从事航空教育。伯父勉励我与胞兄粹尧在京潜心行医，能医灯续焰，服务人群。

百年以来，同族及亲戚中，耕读之余，习医者众多。而今，虽已湮没于历史的尘埃，但对后辈心智的启迪却熠熠生辉。

我的故乡河北赵县，有燕赵古风，佛学、医学、武学，积淀浓厚。禅宗祖庭柏林寺始建于东汉，法缘殊胜；元代医家王好古是河北赵县人，著有《阴证略例》《医垒元戎》《此事难知》《癍论萃英》《汤液本草》；同族中，习武、习医、学佛似乎都是平常事。

我在京挂牌行医，临床之余，整理医案，发表于网络论坛。2009～2012年，为《东方养生》杂志撰写中医科普专栏。

2011年，创办明空中医学堂，从事中医针灸教学。4年间，在京举办传习班22期。2014年春，在美国德州达拉斯举办传习班1期。传习针法、灸法，共教授150余人。

学生陈能杰，2012年曾将我的文章整理成册，取名《纯粹中医》。学生王静，2015年再次整理、编纂。学然后知不足，教然后知困。中医学博大精深，常自感叹绠短汲深，书中错谬不足之处，望前辈及同仁不吝指教及斧正。

感谢北师大秦永龙先生题写书名，感谢徐文兵先生、梁冬先生作序。感谢北京炎黄中医院院长王凯铭先生、友人林飚先生多年的提携与帮助。

感谢学苑出版社副社长陈辉先生、医药卫生编辑室主任黄小龙先生的大力支持，使此书能顺利出版。

最后，感谢隐迹山林师辈的加持，感谢父母及家人的厚爱，感谢明空中医学堂全体同学的支持，感谢正安中医全体同仁的关怀！

白粹昭

2015 年 12 月 22 日夜于北京

后

记